Lammers

Emotionsfokussierte Methoden

E-BOOK INSIDE + ARBEITSMATERIAL

Mit dem untenstehenden Download-Code erhalten Sie die PDF-Version dieses Buches. (Beachten Sie bitte auch den Hinweis auf zusätzliche Arbeitsmaterialien auf S. 191.)

So laden Sie Ihr E-Book inside herunter:

(1) Öffnen Sie die Website: http://www.beltz.de/ebookinside
(2) Geben Sie den untenstehenden Download-Code ein und füllen Sie das Formular aus
(3) Nach dem Abschicken des Formulars erhalten Sie Ihren Download-Link per E-Mail.
(4) Beachten Sie bitte, dass der Code nur einmal gültig ist. Bitte speichern Sie die Datei auf Ihrem Computer

Download-Code

CW6L3RYMFY

Claas-Hinrich Lammers

Emotionsfokussierte Methoden

Techniken der Verhaltenstherapie (hrsg. von Peter Neudeck)
Mit E-Book-inside und Arbeitsmaterial

Unter Mitarbeit von Gunnar Eismann

BELTZ

Anschrift des Autors:
Prof. Dr. med. Claas-Hinrich Lammers
Asklepios Klinikum Nord – Ochsenzoll
Klinik für Psychiatrie u. Psychotherapie
Langenhorner Chaussee 560
22419 Hamburg
E-Mail: c.lammers@asklepios.com

Reihe »Techniken der Verhaltenstherapie«
Herausgeber:
Dr. Peter Neudeck
Praxis in der Salzgasse
Salzgasse 7
50667 Köln

1. Auflage 2015

Lektorat: Claudia Silbereisen, Dr. Svenja Wahl
Herstellung: Sonja Frank
Reihengestaltung: Federico Luci, Odenthal
Umschlagbild: veer/1024 894
Satz und Bindung: Beltz Bad Langensalza GmbH, Bad Langensalza
Druck: Beltz Bad Langensalza GmbH, Bad Langensalza

Printed in Germany

ISBN 978-3-621-28256-7

Inhaltsübersicht

Inhalt

Vorwort und Danksagung

Ein methodenorientiertes Buch zur emotionsfokussierten Arbeit zu schreiben, war für mich ein nicht ganz einfaches Unterfangen, denn die Inhalte und die Bedeutung der therapeutischen Arbeit mit und an Emotionen werden nicht hinreichend durch eine Darstellung der entsprechenden Techniken wiedergegeben. Dennoch sind es konkrete Techniken, welche wie sonst auch in der KVT in der emotionsfokussierten Arbeit von Bedeutung sind. Dieser Widerspruch ist im Rahmen dieses Buches nicht auflösbar und mir bleibt nur die Hoffnung, dass der Leser und die Leserin entweder bereits zuvor über diesen »technischen Tellerrand« haben hinausschauen können oder sich von diesem Buch und den in den Literaturtipps empfohlenen Texten anregen lassen, es in der praktischen psychotherapeutischen Arbeit zu tun. Die Arbeit mit und an Emotionen ist für mich immer wieder Erfahrung, auch Selbsterfahrung, und vor allem Kontakt mit einem anderen Menschen.

Ich habe mich bemüht, in Bezug auf jede Technik die WissenschaftlerInnen bzw. PsychotherapeutInnen zu zitieren, welche hierfür wegweisend waren. Sollte mir das einmal nicht gelungen sein, so bitte ich um Nachsicht.

Mein Dank geht an Gunnar Eismann, dessen Mitarbeit sowohl für mich als auch für das Buch sehr bereichernd war.

Bedanken möchte ich mich auch bei Marion Hagemann-Goebel und Annalena Reich, welche sich die Mühe machten, das Buch Korrektur zu lesen und dabei noch viele Fehler entdeckten sowie wertvolle didaktische Hinweise gaben.

Claudia Silbereisen vom Beltz Verlag danke ich für die aufmerksame Betreuung des Buches.

Meinen Eltern Wulf und Inka Lammers möchte ich danken, dass sie mir all das mitgegeben und ermöglicht haben, was unsere Patienten so häufig schmerzhaft vermissen. Und ich danke meiner Frau Annabelle Görgen-Lammers und unserer Tochter Francine für ihr Verständnis, dass ich manchmal den Blick nicht von meinem Laptop abwenden konnte. Noch mehr aber danke ich den beiden für all die positiven und manchmal auch negativen Emotionen, welche ich ohne sie nie hätte erleben dürfen und die mir so viel bedeuten.

Hamburg, im Sommer 2015 *Claas-Hinrich Lammers*

I Grundlagen

1 Emotionspsychologie und Emotionsregulation

1.1 Theorie der Emotionen

Eine Emotion ist eine akute und zeitlich begrenzte gefühlsmäßige, physiologische, behaviorale und kognitive Reaktion auf ein individuell bedeutsames Ereignis (Kleinginna & Kleinginna, 1981). Der Begriff des Gefühls, der häufig synonym für den Begriff der Emotion verwendet wird, ist nach dieser Definition nur ein Teil einer Emotion, nämlich die bewusste subjektive Erlebnisqualität. Der Begriff des Affektes wird zunehmend synonym für Emotion verwendet, wenngleich er weiterhin von verschiedener Seite unterschiedlich definiert wird.

> **!** In diesem Buch werden die Begriffe Gefühl und Emotion synonym gebraucht, da Patienten in der Regel von Gefühlen und nicht von Emotionen sprechen.

Eine Emotion besteht aus den folgenden Komponenten:
- einem somatischen Geschehen (z. B. Muskelanspannung, Erröten, Schwitzen, Beschleunigung des Atmens, Blutdrucksteigerung)
- einer Veränderung der Handlungsbereitschaft
- kognitiven Prozessen
- einem Ausdruck der Emotion (u. a. in Tonfall, Gestik und Mimik)
- einem bewusstseinsfähigen Gefühl

Basisemotionen und soziale Emotionen. Man kann die Emotionen in sog. »Basisemotionen« und »soziale bzw. selbstbewusste Emotionen« unterscheiden. Basisemotionen sind biologisch bestimmte und durch die Evolution durch natürliche Selektion gebildete Emotionen, die jeder Mensch schon in den frühen Lebensjahren entwickelt. Zu ihnen gehören nach dem Modell von Paul Ekman (1999) Trauer, Wut, Freude, Ekel, Angst und Überraschung. Diese Basisemotionen sind die Grundlage für die sozialen bzw. selbstbewussten Emotionen, die sich unter sozialen, interaktionellen Einflüssen entwickeln und als Kombination verschiedener Basisemotionen verstanden werden können. Zu ihnen gehören u. a. Schuld, Scham, Neid, Eifersucht, Peinlichkeit oder Stolz. Die sozialen, selbstbewussten Emotionen sind dadurch charakterisiert, dass sie das Bewusstsein voraussetzen, als Person von anderen Personen getrennt zu sein und von diesen beobachtet und bewertet werden zu können (Tangney & Tracey, 2012). Nicht zuletzt deswegen werden sie auch als moralische Emotionen bezeichnet.

Funktionen von Emotionen. Eine Funktion von Emotionen ist es, den Menschen zu einer raschen Einschätzung von Ereignissen und einer hilfreichen Reaktion in Bezug auf diese zu befähigen. In der Evolution war die unmittelbare emotionale Einschätzung insbesondere der Gefährlichkeit von Situationen für das Überleben von entscheidender Bedeutung, da sie über das Verhalten in lebensbedrohlichen Situationen entschied (Tooby & Cosmides, 1990). Auch abseits solcher akuten Situationen geben Emotionen dem Menschen in seinem Lebenskontext fortdauernd und unmittelbar Informationen, ob z. B. eine Situation, ein Gedanke, eine Erinnerung hilfreich bzw. zielführend sind, um ein Bedürfnis zu befriedigen oder vielmehr die Gefahr signalisiert, dass Bedürfnisse bedroht oder frustriert werden. Emotionen sind die wichtigste Quelle für Informationen über die eigenen Bedürfnisse und Motivationen und eine achtsame Wahrnehmung der eigenen Emotionen ermöglicht, eine Einsicht in die eigenen Bedürfnisse zu erlangen. Diese Einsicht kann dann die Grundlage für eine bewusste bedürfnisadaptive Verhaltenssteuerung sein, welche ein wichtiges Ziel der Psychotherapie ist.

! Im Rahmen der Psychoedukation wird dem Patienten vermittelt, dass Emotionen Informationen über seine individuellen Bedürfnisse und Ziele sind.

Alle Menschen kommen mit Grundbedürfnissen zur Welt, die sie zu lebenswichtigen Erlebnis- und Verhaltensweisen motivieren (Epstein, 1993). Hierzu gehören die Bedürfnisse nach:

- Bindung
- Orientierung und Kontrolle
- Lustgewinn/Unlustvermeidung
- Selbstwerterhöhung/-schutz

Ohne Emotionen bliebe unser Leben und Erleben bedeutungslos und ziellos. So zeigen Menschen mit einem beidseitigen Infarkt im Bereich des emotionalen Zentrums der Amygdala eine Beeinträchtigung ihres emotionalen Empfindens und in Folge gravierende Einbußen in ihrer Fähigkeit zu einer motivbasierten Wahl und zielorientierter Aktivität (Damasio, 2004). Ihnen scheint das notwendige emotionale Bedeutungserleben zu fehlen, um eine Wahl zwischen mehreren Optionen zu treffen, Ziele als erstrebenswert zu empfinden bzw. zu deren Verfolgung eine entsprechende Motivation aufzubringen. Somit bleiben auch kognitive Einsichten bedeutungslos, wenn sie nicht mit einem emotionalen Geschehen einhergehen. Erst das emotionale Erleben verleiht einem Gedanken seine Bedeutung und damit eine handlungsleitende Relevanz. Dieser Umstand spiegelt sich nicht zuletzt in der häufig gehörten Aussage von Patienten wieder: »Sie haben ja Recht, dass mir in der Situation (z. B. offene Plätze, soziale Kontakte, Kritik) letztlich nichts Schlimmes passieren kann, aber ich fühle das anders!«

Emotionen und Handlungsimpulse. Des Weiteren gehen Emotionen mit einem Handlungsimpuls einher, welcher der Erfüllung des Bedürfnisses oder dem Schutz vor dessen Frustration dienen soll. Wird z. B. bei einem Menschen durch das Erleben von Kritik das Bedürfnis nach Selbstwert frustriert, kann sich dies in den Emotionen Angst oder Scham niederschlagen. Angst bzw. Scham können mit dem Handlungsimpuls des sozialen Rückzuges einhergehen, mit welchem sich das Individuum vor weiterer Kritik zu schützen versucht. Wird ein Mensch nach einer erbrachten Leistung hingegen gelobt, dann kann er die Emotion Stolz erleben und ist in Folge motivierter, sich weiterhin anzustrengen. Man spricht deswegen von negativen und positiven Emotionen. Negative Emotionen signalisieren dem Individuum ein bedürfnisrelevantes Problem und drängen es dazu, das Erleben der jeweiligen Emotion zu beenden, indem es eine entsprechende Handlung tätigt. Im Gegensatz hierzu zeigen positive Emotionen das Erleben einer bedürfnisbefriedigenden Situation an (bzw. deren zeitnaher Möglichkeit) und drängen zu einer Weiterverfolgung der entsprechenden Aktivitäten. Mit der Dichotomie negativ–positiv ist aber nur die Erlebnisqualität der Emotion gemeint, nicht deren Bewertung. Negative Emotionen wie z. B. Angst, Einsamkeit, Traurigkeit oder Schuld haben einen hohen adaptiven Wert im Leben jedes Menschen und einen lebenswichtigen und positiven Einfluss auf sein Verhalten (Parrot, 2014). So kann man bestimmte Ziele (z. B. Respekt für erbrachte Leistungen) mit Hilfe eines gesunden Maßes an Ärger u. U. besser erreichen als mit Freude oder Interesse und die Angst vor einer Prüfung ist ein wichtiger Motivator für das Lernen.

> **!** In diesem Buch werden die negativen Emotionen auch als problematische bzw. aversive Emotionen bezeichnet.

Es wäre allerdings ein Irrtum zu glauben, dass Menschen zu jedem Zeitpunkt negative Emotionen vermeiden und positive Emotionen erleben wollen. Ist es z. B. das Ziel einer Person, keinen Fehler zu machen und alle Aufgaben perfekt zu erledigen, dann sind Emotionen wie Angst und Unsicherheit sehr wichtig, um dieses Vermeidungsziel zu erreichen (Tamir, 2009). Solange diese Personen an ihrem Vermeidungsziel festhalten, ist das Erleben von positiven Emotionen hingegen nicht zweckdienlich und eher verunsichernd. Somit wird das Vermeidungsmotiv vieler Patienten eher durch negative Emotionen unterstützt, als durch ein positives Erleben, das bei einer Vermeidungsmotivation nicht zieldienlich ist. Hingegen sind positive Emotionen hilfreich für das Erreichen von Annäherungszielen und bei vielen Patienten zu gering ausgeprägt. Solange also ein Patient an seinem Vermeidungsziel der Fehlerlosigkeit festhält (z. B. bei der zwanghaften Persönlichkeitsstörung oder der generalisierten Angststörung), wird er seine negativen Emotionen kaum bearbeiten können und wollen.

Darüber hinaus ist der emotionale Ausdruck ein wichtiger Teil der menschlichen Kommunikation, da man hierdurch den anderen Menschen direkt über die eigenen Bedürfnisse informiert. Der Versuch, sein emotionales Erleben zu verbergen, kann zu Störungen in der Interaktion mit anderen Menschen führen, da diese ihr Handeln nicht auf die Bedürfnisse des Betreffenden ausrichten können. Dies trifft z. B. zu, wenn man sein Gefühl von Traurigkeit und Einsamkeit (Bedürfnis nach Kontakt) nach der Beendigung einer Beziehung vor seinen Freunden verbirgt, wodurch diese nicht den Eindruck bekommen, dass sie sich vermehrt um einen kümmern sollten.

Im Gegensatz zu »Stimmungen«, die lang andauernd, eher diffus und häufig ohne erkennbaren Auslöser sind, ist die Zeitdauer des emotionalen Erlebens begrenzt (was eine wichtige Information für den Patienten bei der emotionsfokussierten Arbeit ist). Und während man eine Stimmung nicht hinreichend qualitativ beschreiben kann, lassen sich Emotionen differenziert benennen und haben immer spezifische Stimuli bzw. Auslöser wie z. B. Erlebnisse, Kognitionen, Erinnerungen oder andere Emotionen (Watson, 2000).

Für die Psychotherapie ist dieser Umstand von Belang, da die Identifikation des Auslösers einer Emotion einen Ansatzpunkt zu deren Veränderung ergibt (so z. B. wenn man als Stimulus für ein Schamgefühl die Kognition »Alle lachen hinter meinem Rücken über mich« identifiziert hat und korrigierend an dieser arbeiten kann). Somit zielt die Klärung einer Emotion zuvorderst auf die Frage, was genau diese Emotion ausgelöst hat. Welches Erlebnis, welcher Gedanke, welche Erinnerung, welche anderen Emotionen? Die Arbeit an Emotionen besteht immer in einer Fokussierung auf die konkrete Situation und das sinnliche Erleben.

1.2 Emotionen und Kognitionen

Die Dichotomie »Emotion versus Kognition« geht von der Vorstellung aus, dass es im Gehirn zwei Systeme der Informationsverarbeitung gibt:

- ein kognitiv-rationales System, welches explizit, analytisch, logisch und vernünftig ist, sowie
- ein emotionales System, welches implizit, holistisch und assoziativ ist.

Die expliziten Einstellungen sind bewusste, verbalisierbare Bewertungen, während die impliziten Einstellungen schnelle, automatische und unbewusste Bewertungen repräsentieren. Explizite Motive und Einstellungen sind dem Individuum bewusst und es hat die Möglichkeit, diese kognitiv zu korrigieren. Die impliziten Motive und Einstellungen hingegen sind früh erlernt worden und aufgrund ihrer emotionalen Repräsentation nicht-sprachlich repräsentiert. Lange Zeit wurde von der Kognitiven Verhaltenstherapie (KVT) die Stimulation von Emotionen durch kognitive Prozesse (insb. automatische Gedanken) in den Vordergrund gestellt. Die neuere Forschung verweist aber auf einen engen Zusammenhang zwischen diesen beiden Systemen der Informationsverarbeitung (Ochsner & Gross, 2008). Nicht zuletzt in Anbetracht der Tatsache, dass die emotionale Reaktion auf einen Stimulus wesentlicher schneller erfolgt als die kognitive Reaktion, haben Emotionen eine entscheidende Wirkung auf die kognitive Informationsverarbeitung (LeDoux, 2001). Somit unterliegen bewusste kognitive Prozesse, insbesondere bewertende Kognitionen, dem Einfluss von Emotionen, oftmals ohne dass diese dem Individuum bewusst sind (LeDoux, 2001).

> **!** Zwischen Kognitionen und Emotionen gibt es einen bidirektionalen Zusammenhang der Beeinflussung: Emotionen beeinflussen Kognitionen und Kognitionen beeinflussen Emotionen.

Emotionales Schema. Für die Psychotherapie ist der Umstand von Bedeutung, dass wichtige lebensgeschichtliche Erfahrungen häufig in Form einer spezifischen Emotion abgespeichert werden und nicht in Form einer expliziten, bewussten Erinnerung. LeDoux (2001) spricht diesbezüglich auch von einem impliziten, emotionalen Gedächtnis, das als Grundlage von emotionalen Schemata angesehen wird (Greenberg, 2006). Diese sind durch vergangene Erfahrungen konditionierte und in der Gegenwart bei entsprechenden Stimuli automatisiert ablaufende emotionale Prozesse, welche die situativen Wahrnehmungs- und kognitiven Bewertungsprozesse beeinflussen (Damasio, 2004).

Die Unterscheidung eines schnellen, emotionalen und eines langsamen, kognitiven Bewertungssystems wird von Vertretern des sog. Appraisal-Modells (Einschätzung- bzw. Bewertungsmodell) sprachlich rein kognitiv formuliert. Das Appraisal-Modell versteht unter Kognitionen nämlich nicht nur bewusste, reflexive bewertende Prozesse (sekundäres Reappraisal), sondern auch schnelle, nicht-intellektuelle, unbewusste und automatische kognitive Prozesse im Sinne des primären Appraisals (Smith & Lazarus, 1993). Das primäre Appraisal und das sekundäre Reappraisal spiegeln die erwähnte Dichotomie von emotional-erlebnisorientierten und rationalen Prozessen wider. Das primäre Appraisal wird im Rahmen der kognitiven Theorie zunehmend als automatisierte (bzw. konditionierte) emotionale Reaktion verstanden.

1.3 Emotionsregulation

Eine einheitliche Definition von Emotionsregulation liegt nicht vor. Eine eher pragmatische Definition (Gross, 2002) versteht unter Emotionsregulation alle Prozesse, die Einfluss darauf haben

- ob und wann welche Emotion auftritt,
- wie diese erlebt wird und
- wie sie ausgedrückt wird.

Die Frage, ob eine psychotherapeutische Strategie oder Technik unter dem Begriff der Emotionsregulation einzuordnen ist, wird häufig nicht eindeutig zu beantworten sein, da jede wirksame therapeutische Intervention mit einer Beeinflussung des emotionalen Erlebens einhergeht. So wird ein erfolgreiches soziales Kompetenztraining (SKT-Training) eine Reduktion von Angst bewirken und bei erfolgreicher Umsetzung im Alltag auch positive Emotionen stimulieren. Dennoch würde man beim SKT nicht von einer emotionsregulatorischen Technik sprechen. Der Begriff der Emotionsregulation bzw. der emotionsfokussierten Technik sollte deswegen nur dann verwendet werden, wenn die bewusste und direkte Beeinflussung von Emotionen im Mittelpunkt steht (s. die obige Definition der Emotionsregulation).

Formen der Emotionsregulation. Die möglichen Formen der Emotionsregulation werden wie folgt definiert (Gross, 2002):

- **Situationswahl.** So kann z. B. eine Frau den Kontakt mit ihrem Mann unterbrechen, wenn er seine Stimme in einer Auseinandersetzung erhebt, da sie in ähnlichen Situationen wegen seiner Aggressivität Angst erlebt hat.
- **Veränderung der Situation.** Angesichts eines schwierigeren Gesprächs mit dem Vorgesetzten kann man einen Kollegen dazu bitten, um seine Unsicherheit zu reduzieren.
- **Aufmerksamkeitslenkung.** Beim Erleben von Angst vor einer Prüfung kann man die Aufmerksamkeit auf die Umgebung richten (Ablenkung) oder sich auf die eigenen Fähigkeiten und die Erinnerungen an frühere Erfolge konzentrieren.
- **Kognitive Prozesse** (u. a. das sog. Reappraisal). Eine Borderline-Patientin entwirft mögliche alternative Erklärungen für die Absage des verabredeten Kinobesuchs durch eine Freundin, um ihre Verlassenheitsängste zu mindern.
- **Modulation der emotionalen Aktivität.** Mit dem narzisstisch gestörten Patienten wird zur Reduktion seiner Wutausbrüche vereinbart, dass er sich nach der Arbeit eine Auszeit nimmt, um seinen Stress z. B. durch progressive Muskelrelaxation zu reduzieren.

All diesen Formen der Emotionsregulation ist zu eigen, dass unter ihrem Einsatz die spontane emotionale Reaktion ausgesetzt bzw. verzögert wird, was dem Patienten einen bewussten Bewertungs- und Handlungsspielraum ermöglicht.

Emotionsregulatorische Kompetenzen. Vor diesem Hintergrund kann man als konkrete emotionsregulatorische Kompetenzen die folgenden Fertigkeiten nennen:

- Emotionen bewusst und differenziert wahrzunehmen
- Emotionen zu benennen
- die situativen Auslöser von Emotionen zu verstehen
- das Erleben von Emotionen zu akzeptieren und zu tolerieren
- Emotionen durch Kognitionen zu beeinflussen
- sich zur Erreichung persönlicher Ziele Situationen auszusetzen, die problematische Emotionen auslösen
- sich beim Erleben von problematischen Emotionen innerlich zu unterstützen und zu ermutigen
- die durch Emotionen zum Ausdruck gebrachten Bedürfnisse zu verstehen und einen adaptiven Umgang mit diesen zu erreichen
- Emotionen in ihrer Zeitdauer und Intensität zu beeinflussen
- alternative positive Emotionen zu aktivieren

Diese emotionsregulatorischen Kompetenzen sind auch Grundlage für das Konzept der emotionalen Intelligenz (Mayer & Salovey, 1997). Eine adaptive Emotionsregulation ermöglicht dem Individuum das Erreichen seiner Ziele bzw. Befriedigung seiner Bedürfnisse, das Ertragen der Frustration von Bedürfnissen, eine hilfreiche und stabilisierende Anpassung an seine Umgebung und eine Vermeidung körperlicher und seelischer Schmerzen.

Oftmals wird in der Verhaltenstherapie der Begriff der Emotionsregulation mit der Vorstellung von bewussten, kognitiven und behavioralen Prozessen verbunden. Dabei wird außer Acht gelassen, dass es ebenso positive emotionale Neuerfahrungen und Beziehungserfahrungen sind, welche eine Regulation von Emotionen durch Emotionen bzw. den hierdurch ermöglichten Aufbau neuer emotional-kognitiver Netzwerke ermöglichen. Diese implizite Form der Emotionsregulation muss vor dem Hintergrund der emotionsfokussierten Therapie nach Greenberg (2006) als wichtige Ergänzung für die KVT bewertet werden. Wesentliche Problememotionen wie Scham, Schuld, Einsamkeit, Ängste, Traurigkeit werden nämlich im Rahmen von invalidierenden, vernachlässigenden und traumatisierenden Beziehungen erlernt. Folglich bewirken positive Beziehungserfahrungen mit dem Therapeuten und anderen Personen eine implizite korrigierende emotionale Erfahrung (Greenberg, 2007).

1.4 Dysfunktionale Emotionsregulation und Psychopathologie

Psychisch gesunde Menschen können ihr emotionales Erleben in angemessener Art und Weise regulieren und nutzen, sodass sie sich in ihrer Umwelt bezüglich ihrer Bedürfnisse und Ziele (und auch der ihrer Mitmenschen) adaptiv verhalten können (s. Abschn. 1.3). Eine funktionale Emotionsregulation bei psychisch gesunden Menschen kann durch die folgenden Beispiele verdeutlicht werden. So können sie:

- ein Gefühl von Unsicherheit wahrnehmen, aushalten, sich mit den Ursachen der Unsicherheit und möglichen Lösungsstrategien beschäftigen, und hieraus ein adaptives Verhalten ableiten
- anlässlich eines Streites mit der Partnerin oder dem Partner ein Gefühl von Traurigkeit wahrnehmen, das Bedürfnis nach einem harmonischen Kontakt verstehen und sich entsprechend verhalten
- einen aufkommenden Ärger bei einem unfairen Angriff eines Berufskollegen aushalten, ohne sofort aggressiv zu werden, um sich dann einen angemessenen Umgang mit der Situation zu überlegen
- eine intensive Angst vor einem öffentlichen Auftritt als übertrieben und unangemessen bewerten und sich selbst beruhigen

Eine erfolgreiche bzw. adaptive Emotionsregulation hat nachweislich einen positiven Einfluss auf Gesundheit, Beziehungen und berufliche Erfolge (John & Gross, 2004). Schwierigkeiten in der adaptiven Regulation und Verarbeitung von Emotionen hingegen sind sowohl ein verursachender als auch aufrechterhaltender Faktor für psychische Erkrankungen (Barnow, 2012). Mehr als die Hälfte aller klinischen Störungen, diagnostiziert nach dem DSM-IV, ist durch die Dysregulation von Emotionen charakterisiert. Hierbei werden die emotionsregulatorischen Defizite eher als Ursache denn als Folge der psychischen Erkrankung angesehen. Zu diesen Erkrankungen gehören u. a. die Depression, die Borderline-Störung und andere Persönlichkeitsstörungen, Angsterkrankungen, Essstörungen und Abhängigkeitserkrankungen (Aldao et al., 2010).

> **!** Die Unterdrückung von Emotionen hat wenig Einfluss auf das subjektive Erleben, bewirkt eine erhöhte physiologische Aktivität und erfordert eine kontinuierliche anstrengende Selbstregulation, die wiederum kognitive Ressourcen benötigt. Hingegen führt die emotionsregulatorische Strategie der kognitiven Neubewertung zu deutlich mehr positiven Emotionen und einer Abnahme der negativen Emotionen (John & Gross, 2004).

Patienten kommen in die Psychotherapie, weil sie unter Emotionen wie Ängsten, Scham, Schuld, Einsamkeit, Traurigkeit, Unsicherheit u.a. leiden (Mahoney, 1996), und ihre Strategien zur Vermeidung des Erlebens dieser Emotionen, die sogenannten Bewältigungsstrategien, für sie negative Konsequenzen haben. Ein Großteil der psychischen Erkrankungen bzw. der psychopathologischen Symptomatik beruht auf einer solchen Dysregulation von problematischen Emotionen (Aldao et al., 2010). Man kann diesbezüglich von einem emotionsphobischen Konflikt sprechen, da der Patient einzelne oder mehrere Emotionen zu vermeiden bzw. unterdrücken versuchen.

Es ist demnach häufig weniger das unmittelbare emotionale Erleben, sondern vielmehr die Reaktion des Patienten hierauf, seine Art der Bewältigungsstrategie hierfür, welche wesentlich für die psychische Problematik ist. Während es für aversive Emotionen *adaptive* Bewältigungsstrategien gibt, wählen Patienten häufig *maladaptive, dysfunktionale* Bewältigungsstrategien, wie z.B. Selbstabwertung, Rückzug, Aggressivität, Aufgeben.

Emotionsregulatorische Defizite. Die folgenden emotionalen Dysregulationen findet man bei psychisch kranken Patienten:

- eine geringe Akzeptanz und Emotionstoleranz insb. für negative Emotionen (aber häufig auch für positive Emotionen)
- dysfunktionale Bewältigungsstrategien i.S. der Vermeidung von emotionsauslösenden Stimuli (z.B. offene Plätze bei Panikpatienten oder menschliche Nähe bei narzisstischen Patienten) und der Unterdrückung des emotionalen Erlebens (z.B. durch Ablenkung, Aggressivität, Essattacken, Ausdrucksvermeidung oder Drogen)
- emotionsgetriggertes Grübeln anstatt effizienter Problemlösung
- dysfunktionale kognitive Einstellungen bzw. Bewertungen
- Erleben von undifferenzierten Emotionen
- unzureichende Einsicht in die Bedeutung der Emotion hinsichtlich von Bedürfnissen
- Fokussierung auf negative Emotionen
- reduzierte Fähigkeit, positive Emotionen zu empfinden bzw. zu aktivieren
- reduzierte Fähigkeit, sich selbst zu beruhigen, wenn man emotional erregt ist

Emotionsregulatorische Defizite haben ihre Ursache insbesondere in Defiziten der elterlichen Fürsorge. Den adaptiven Umgang mit Emotionen lernt ein Mensch wesentlich durch die Einstellung der Eltern zu Emotionen, deren Umgang mit den eigenen Emotionen und denen ihres Kindes, ihrer Fähigkeit zur Vermittlung von emotionsfokussierten Fertigkeiten und ihrer empathisch-validierenden Beziehung zum Kind. Es ist ein wesentlicher Teil von emotionsfokussierten Techniken dieses Erfahrungsdefizit nicht zuletzt im Rahmen der therapeutischen Beziehung auszugleichen.

Vielfältige Untersuchungen haben die negativen Folgen einer dysfunktionalen Emotionsregulation bzw. dysfunktionaler Bewältigungsstrategien aufzeigen können. Hierzu seien einige Beispiele genannt:

- Ein depressiver Patient leidet an Gefühlen von Traurigkeit und Hoffnungslosigkeit und nimmt nicht mehr am sozialen Leben teil, da für ihn im Kontakt mit anderen Menschen seine negativen Emotionen deutlicher spürbar sind.
- Ein Patient mit Posttraumatischer Belastungsstörung (PTBS) erlebt nach einem Autounfall Todesängste angesichts herannahender Autos und kann deswegen in seinem Beruf als Taxifahrer nicht mehr arbeiten.
- Ein Patient mit einer Agoraphobie vermeidet viele außerhäusige Aktivitäten, weil er dort Angst bekommt. Infolge der sozialen Isolation leidet er an Einsamkeit und Depressionen.
- Eine Borderline-Patientin bekämpft ihre Scham- und Angstgefühle mit Beziehungsabbrüchen, Dissoziation oder Selbstverletzungen.
- Ein narzisstisch gestörter Patient unterdrückt seine Schamgefühle bei Konflikten mit Ärger und Wut, wodurch er gravierende berufliche Probleme hat.
- Eine selbstunsichere Patientin vermeidet die Auseinandersetzung mit ihren Gefühlen von Einsamkeit und Frustration in ihrer Ehe, was zu einer Depression führt.
- Eine bulimische Patientin unterdrückt ihre Einsamkeitsgefühle mit Essanfällen.
- Ein sozialphobischer Patient verhält sich auch im Kontakt zu seinem Therapeuten angepasst und still, um hierdurch die Aktivierung seine Minderwertigkeitsgefühle und seiner Angst vor Kritik zu vermeiden.

> **!** Patienten weisen somit häufig eine Haltung gegenüber dem eigenen emotionalen Erleben auf, die man als **emotionsphobisch** bezeichnen kann (affect phobia, McCullough et al., 2003). Das Erleben einer oder verschiedener Emotionen löst bei ihnen Angst aus bzw. sie reagieren auf das drohende Scheitern ihrer emotionsfokussierten Bewältigungsstrategien mit Angst. Nicht zuletzt deswegen steht Angst bei psychischen Erkrankungen häufig auch im Vordergrund des Erlebens der Patienten. Es ist die Angst davor, mit einem ungewünschten, aversiven emotionalen Erleben in Kontakt zu kommen. Ein klassisches Beispiel hierfür ist die Angst vor der Angst bei Patienten z. B. mit einer Panikstörung.

Emotionsregulierende Bewältigungsstrategien. Zu den dysfunktionalen Bewältigungsstrategien zur Vermeidung oder Unterdrückung von problematischen Emotionen gehören u. a.:

- kognitive Ablenkung
- Vermeidung von Gesprächsthemen
- Essanfälle
- Beziehungsabbruch
- Grübeln
- Wutausbrüche
- Selbstverletzungen
- sozialer Rückzug
- Drogeneinnahme
- Autoaggression
- Suizidalität
- Dissoziation
- Ablenkung, u. a. durch Computerspiele, Sex, Chatten
- Themenwechsel
- Schweigen oder viel Reden
- Prokrastination
- u. v. m.

Während einige emotionsregulierende Bewältigungsstrategien grundsätzlich problematisch sind (z. B. Selbstverletzung, aggressive Durchbrüche, Essanfälle), sind die Auswirkungen vieler anderer Strategien kontextabhängig. So können ein sozialer Rückzug oder eine Ablenkung in bestimmten Situationen sehr sinnvolle und adaptive Strategien im Umgang mit aversiven Emotionen sein.

! Eine Reihe von Studien konnte den möglichen Einwand wiederlegen, dass es sich bei den genannten emotionsregulatorischen Defiziten um eine Folge der psychischen Erkrankung und nicht deren Bedingungsfaktor handelt (z. B. Mennin et al., 2002). Auch spricht die positive Auswirkung der therapeutischen Arbeit an den emotionsregulatorischen Defiziten bei Patienten mit unterschiedlichen Erkrankungen gegen diese Hypothese (s. Kap. 2).

Nach der Konsistenztheorie von Grawe (2004) sind negative Emotionen das Kernelement von Vermeidungsschemata, da sie eine Gefahr oder eine Frustration von Bedürfnissen signalisieren, für die das Individuum keine hilfreichen Bewältigungsstrategien bzw. Problemlösestrategien hat. Deswegen versucht der Betreffende diese negativen Emotionen durch dysfunktionale emotionsregulatorische Strategien zu vermeiden bzw. zu bekämpfen. Hierdurch wird aber der zugrunde liegende Konflikt nicht gelöst, sondern langfristig aufrechterhalten. Die meisten Psychotherapiepatienten weisen ein oder mehrere Vermeidungs- bzw. Unterdrückungsschemata auf (dysfunktionale Bewältigungsstrategien), deren negative Folgen grundlegend für ihre Erkrankung und ihr Leiden sind. Hingegen besteht gleichzeitig ein Defizit an Annäherungsschemata, d. h. ein Mangel an Motivation und Verhalten, welches auf das Erreichen eines wünschenswerten Zustandes bzw. Erlebnisses ausgerichtet ist, also der Befriedigung von wichtigen Bedürfnissen dient. Im Mittelpunkt von Annäherungsschemata stehen naturgemäß positive Emotionen.

! Viele Patienten haben ein Überwiegen an Vermeidungszielen (mit negativen Emotionen) und gering ausgeprägte Annäherungsziele (mit überwiegend positiven Emotionen). Die positive Zieldefinition zu Beginn der Therapie, deren

Reaktivierung im Therapieverlauf sowie die fortwährende Ressourcenaktivierung dienen wesentlich der Aktivierung von Annäherungsschemata.

1.5 Charakteristika von Emotionen

1.5.1 Primäre und sekundäre Emotionen

Die im Vordergrund der psychischen Problematik stehenden Emotionen sind oftmals als Folge der Vermeidung oder Unterdrückung anderer, dem Patienten nicht immer bewussten aversiven Emotionen zu sehen. In der Emotionsfokussierten Therapie nach Leslie Greenberg (2006) werden die bewusst erlebbaren symptomatischen Emotionen deswegen überwiegend als sekundäre Emotionen aufgefasst, während es sich bei den vermiedenen und unterdrückten Emotionen um sog. primäre Emotionen handelt. Dieses Konzept hat Einfluss auf die Kognitive Verhaltenstherapie (KVT) genommen. Die Ebene der primären Emotionen wird als emotionales Schema bezeichnet, welches durch Lernerfahrungen insb. im Rahmen von Beziehungen geprägt ist. Sie stellen also eine unmittelbare, präkognitive Bewertung eines Stimulus dar, die durch prägende vergangene Lebensereignisse zu erklären ist. Das emotionale Schema mit seiner maladaptiven primären Emotion ist hierbei der negativen Grundannahme aus der KVT gleichzusetzen, welche die kognitive Ausformulierung der primären Emotion darstellt. So findet sich das Gefühl der Scham in der Grundannahme »Ich bin minderwertig und gehöre nicht zur Gemeinschaft« wieder oder die Angst in der Grundannahme »Ich bin schwach und verletzbar«. Man kann deswegen auch von einem »emotional-kognitiven Schema« sprechen. Die sekundären Emotionen werden als Teil einer dysfunktionalen Bewältigungsstrategie verstanden, die der Vermeidung bzw. Unterdrückung der primären Emotionen dienen. In der Regel sind die sekundären Emotionen deshalb der problematische und offensichtlichere Teil der Krankheitssymptomatik. Wenn dem nicht so wäre, dann würde der Patient seine problematischen Emotionen erfolgreich bewältigt haben und kein psychisches Leiden aufweisen. Als Beispiel mag eine Borderline-Patientin genannt sein, die ihre Schamgefühle (primäre Emotion) durch Ärger und Wut (sekundäre Emotionen) bekämpft.

Diese Unterscheidung von primären, sekundären Emotionen und dysfunktionalen Bewältigungsstrategien findet sich in abgewandelter Form auch im Konzept der Schematherapie wieder (Young et al., 2005).

! Die maladaptiven primären Emotionen gehören zumeist zu den sog. selbstbewussten (self-conscious) bzw. moralischen Emotionen (so wie Scham, Schuld, Einsamkeit, Angst). Diese Emotionen stellen eine Bewertung des Selbst dar und sind eine Verinnerlichung von zentralen Beziehungserfahrungen in der Lerngeschichte.

1.5.2 Adaptive und maladaptive Emotionen

Die Qualität und Intensität von Emotionen kann adaptiv oder maladaptiv sein (Gross, 2002). Die Unterscheidung zwischen einer adaptiven und einer maladaptiven Emotion bezieht sich darauf,

- ob die betreffende Emotion in der jeweiligen Situation angemessen ist, und
- ob deren Erleben als hilfreich, insbesondere in Bezug auf ihre Verhaltenskonsequenzen, bewertet werden kann.

So kann die Emotion Schuld angesichts einer berechtigten Kritik angemessen und hilfreich sein (adaptive Emotion), da sie den Betreffenden zu einer kritischen Reflexion anregt und ihn gegenüber dem Kritiker einsichtsvoll sein lässt. Reagiert aber der Betreffende auf eine berechtigte Kritik mit Scham, dann ist diese Emotion für die Situation weder angemessen noch hilfreich (maladaptive Emotion). Die Scham würde z. B. zu einem sozialen Rückzug führen, welcher die Beziehung zum Kritiker gefährden könnte, oder zu einem unterwürfigen und unkritisch entschuldigenden Verhalten.

Dabei ist hinzuzufügen, dass die in den emotional-kognitiven Schemata repräsentierten primären Emotionen zum Zeitpunkt ihrer Entstehung in der Lerngeschichte adaptiv und berechtigt waren (z. B. Scham bei abwertenden und missbräuchlichen Eltern). In der Gegenwart haben sie aber ihre Aktualität und Relevanz für die entsprechenden Situationen verloren, wenngleich sie weiterhin aktiviert werden und sich der Betreffende entsprechend verhält. Im aktuellen situativen Kontext ist dieses emotional-kognitive Schema dann als maladaptiv zu betrachten.

Jede Emotion kann sowohl adaptiv als auch maladaptiv sein. Es ist eine Frage des jeweiligen Kontextes und der individuellen Bedürfnisse, welche über die Angemessenheit oder Unangemessenheit des emotionalen Erlebens entscheiden.

Therapeutische Konsequenz. Adaptive Emotionen sollten im Erleben und im Ausdruck stimuliert werden, damit der Patient in einen direkteren Kontakt mit dem entsprechenden Bedürfniss kommt und dieses auch in seine sozialen Kontakte besser einbringen und befriedigen kann. Ein Beispiel: Ein Gefühl von Schuld angesichts eines persönlichen Fehlverhaltens gegenüber einem Freund kann der Ausdruck eines gefährdeten Bedürfnisses nach Bindung sein. Um die gewünschte Bindung wieder herzustellen, sollte die Person ihr Schuldgefühl zum Anlass nehmen, sich zu entschuldigen und ihr zu Recht kritisiertes Fehlverhalten nicht wiederholen.

Eine maladaptive Emotion hingegen ist Ausdruck eines situativ in seiner Qualität oder Intensität unangemessenen Bedürfnisses, das auch keine adaptive Handlung stimuliert, im Gegenteil den Betreffenden zu Handlungen veranlasst, welche ihm letztlich schaden. Der Patient sollte sich folglich kritisch mit einer maladaptiven Emotion und dem hierdurch zum Ausdruck kommenden Bedürfnis beschäftigen. So z. B. wenn ein Patient in einer stabilen und befriedigenden Beziehung intensive Einsamkeitsgefühle und Verlassenheitsängste erlebt, welche vor dem Hintergrund des Kontaktes mit abwertenden, beschämenden Bezugspersonen in der Kindheit zu verstehen sind, jedoch in der Gegenwart keinen nachvollziehbaren Grund haben. Basierend auf dieser Einsicht kann er sich die Unangemessenheit der Emotion vor Augen führen, sich selbst beruhigen, und kognitiv mit der auslösenden Situation beschäftigen. Hierdurch senkt er den motivationalen Druck für maladaptive Verhaltensweisen (z. B. anklammerndes Verhalten oder eifersüchtige Reaktionen) und macht den Weg frei für ein situationsangemessenes, adaptives Verhalten (z. B. der Partnerin mehr Freiraum geben, bewusst Vertrauen aufbauen).

1.5.3 Instrumentelle Emotionen

Nicht selten erlebt der Therapeut bei einem Patienten Emotionen, welche sich für ihn unecht und unangenehm anfühlen und ihn unter Druck setzen. In diesem Fall kann es sein, dass er sich mit einer instrumentellen bzw. manipulativen Emotion (und dem entsprechenden Verhalten) konfrontiert sieht. Instrumentelle Emotionen sind durch ihre im Vordergrund stehende Funktion gekennzeichnet, andere Menschen zu beeinflussen bzw. zu manipulieren, ohne die eigentlichen Motive und Handlungsziele hierbei kenntlich zu machen. Diese Emotionen werden vom Patienten für bestimmte Zwecke gezielt eingesetzt und stellen somit keinen authentischen Ausdruck von Bedürfnissen dar. Sie behindern die reziproke Kommunikation des Patienten mit seiner Umwelt und sind demnach Teil seiner Problematik.

Man erkennt instrumentelle Emotionen häufig an dem übertriebenen bzw. unechten Gefühlsausdruck des Patienten (z. B. endloses Weinen, welches der Situation vollkommen unangemessen ist), dem Empfinden der Manipulation seitens des Therapeuten und der offensichtlichen Fähigkeit des Patienten, das Erleben der Emotion und deren Ausdruck bei Aufforderung oder Notwendigkeit reduzieren bzw. beenden zu können. Eine instrumentelle Emotion sollte letztlich immer als solche herausgestellt, in ihrer Funktionalität geklärt und vom Patienten zunehmend reguliert werden und nicht durch ein komplementäres Verhalten des Therapeuten noch weiter verstärkt bzw. stimuliert werden.

Fallbeispiel

Die histrionische Patientin fing in jeder Sitzung an zu weinen, insbesondere, wenn der Therapeut die Problematik ihrer Einsamkeit zu thematisieren versuchte, aber auch bei seinen Versuchen, sie zu mehr sozialen Aktivitäten zu motivieren. Der Tränenstrom war hierbei endlos und wurde offenbar durch eine empathisch-validierende Zuwendung des Therapeuten eher verstärkt. Das gleiche Verhalten zeigte die Patientin bereits in der Depressionsgruppe, sodass der Gruppentherapeut sie zum Schutz der anderen Gruppenmitglieder zum Verlassen der Gruppe auffordern musste. Da sich der Eindruck verstärkte, dass es sich hier um eine instrumentelle

Emotion handelte, unterbrach der Therapeut den Tränenfluss wiederholt mit den Worten: »Ich würde Sie bitten, zu versuchen, mit dem Weinen aufzuhören. Ich merke, dass es ein Problem bei Ihnen gibt, das ich noch nicht richtig verstanden habe, das ich jedoch solange nicht verstehen werde, wie Sie es fortwährend durch Ihre Tränen verbergen.« Hierauf konnte die Patientin ohne Probleme ihr Weinen beenden und sich zunächst zögerlich dem Gespräch zuwenden. Es bedurfte einer langen Klärungsphase, um herauszuarbeiten, dass sie sich mit den Tränen die Zuwendung des Therapeuten (und anderer Menschen) sichern wollte (Bedürfnis nach Kontakt), welche sie durch ein entsprechendes soziales Verhalten nicht zu erlangen vermochte.

Weiterführende Literatur

Elliot, R., Watson J. C., Goldman R. N. & Greenberg L. S. (2008). Praxishandbuch der emotionsfokussierten Therapie. München: CIP.

1.6 Verhaltenstherapie und Emotionen

In der Verhaltenstherapie kann man in Bezug auf Coping-Strategien drei wesentliche therapeutische Vorgehensweisen unterscheiden:

(1) ein **bewältigungsorientiertes** Vorgehen, das sich auf die korrigierende Arbeit an Verhaltensweisen bezieht (dieses würde z. B. bei einem depressiven Patienten darin bestehen, sein passives und zurückgezogenes Verhalten durch einen Aktivitätsplan bzw. einen Plan zur Tagesstruktur zu verändern)

(2) ein **bewertungsorientiertes** Vorgehen, das sich auf die Veränderung von negativen bzw. dysfunktionalen Kognitionen bezieht (z. B. wenn man mit einem Angstpatienten an seinen Katastrophengedanken arbeitet)

(3) ein **emotionsfokussiertes** Vorgehen, das sich auf die direkte Regulation von problematischen Emotionen bezieht (bei einer BPS-Patientin könnte dies z. B. in der Arbeit an der radikalen Akzeptanz von aversiven Emotionen und den Einsatz von Stressregulationsskills bestehen)

Die Aktivierung und Verarbeitung von Emotionen ist ein wesentliches Geschehen in der Psychotherapie. So kann eine verhaltensorientierte Arbeit, die auf den Abbau eines Vermeidungsverhaltens und den Aufbau eines Annäherungsverhaltens abzielt, mit einer Aktivierung der bislang vermiedenen Emotionen einhergehen, bevor es durch die korrektive Erfahrung zu einer Zunahme an positiven Emotionen kommt. Beispiel: Beim Aufbau von sozialen Kontakten kommt es bei einem sozialphobischen Patienten zunächst zu einer Zunahme der Angst und erst im Therapieverlauf zu einer Reduktion von Einsamkeitsgefühlen und dem Erleben positiver Emotionen. Natürlich hat auch die Arbeit an dysfunktionalen Kognitionen (kognitive Disputation) einen positiven Einfluss auf problematische Emotionen (z. B. Abnahme von Angst bei erfolgreicher Reduktion von Katastrophengedanken). Die direkte emotionsbezogene Arbeit, wie sie in diesem Buch vorgestellt wird, hat deswegen bezüglich emotionaler Veränderungen kein Alleinstellungsmerkmal. Die direkte emotionsfokussierte Arbeit ist keine conditio sine qua non für eine erfolgreiche Psychotherapie. Auch lässt sich eine emotionsbezogene Arbeit nicht von den kognitiven und behavioralen Strategien isoliert betrachten und durchführen, denn dazu sind alle drei Komponenten viel zu eng miteinander verwoben und es ist eher eine therapeutisch-strategische Entscheidung, auf welcher Ebene (Verhalten, Kognition, Emotion) die Intervention ansetzen soll.

Man kann die Probleme des Patienten durch den Blick nach innen und Fokussierung seines emotionalen Erlebens durchaus intensivieren und verschlimmern, ohne dass in Folge eine Besserung einträte (Nolen-Hoeksema et al., 2008). Menschen unterscheiden sich zum Teil sehr deutlich bezüglich ihrer Art, Probleme und Konflikte nachhaltig zu lösen. Während es Menschen gibt, die ihre Probleme mit einer Fokussierung auf ihr inneres emotionales Erleben und dessen Klärung lösen, profitieren andere eher von einer Selbst-Distanzierung und darauf aufbauender Selbstreflexion (Kross & Ayduk, 2011). Somit muss beim individuellen Patienten immer wieder aufs Neue die Entscheidung getroffen werden, ob die Vermeidung seines emotionalen Erlebens und sein Wunsch nach einer eher kognitiven, problemlöseorientierten Arbeit Teil seines Problems im Sinne der Emotionsphobie ist oder eher Teil der Lösung im Sinne seiner individuellen Fähigkeiten und Ressourcen.

1.6.1 Klassische Verhaltenstherapie und Emotionen

Die Verhaltenstherapie war von Beginn eine ausgesprochen emotionsaktivierende Therapie, da die Zielrichtung der Interventionen eine Veränderung des Problemverhaltens von Patienten ist. Da aber das Problemverhalten der Patienten in der Regel eine dysfunktionale Bewältigungsstrategie für aversive Emotionen darstellt, ist eine Verhaltensänderung in eine funktionalere Richtung in der Regel emotionsstimulierend. Auch die Fokussierung auf adaptive Verhaltensänderungen geht mit einem konkreten Neuerleben insbesondere in den Beziehungen zu anderen Menschen einher und stimuliert positive Emotionen. Außerdem wird die direkte Aktivierung der Problememotionen konsequent bei der Expositionstherapie angestrebt, im Rahmen derer der Patient mit der bislang vermiedenen Problememotion, am häufigsten der Angst, in Kontakt gebracht wird. Diese Exposition führt einerseits nach mehreren Wiederholungen zu einer Abnahme der Angst i. S. der Habituation und andererseits zu einem kognitiven und emotionalen Neuerleben i. S. von neuen Erfahrungen, Bewältigungserleben und letztlich positiven Emotionen. Vermeidungsschemata werden hierdurch reduziert und Annäherungsschemata aktiviert.

Aber auch verhaltenstherapeutische Techniken wie z. B. das Rollenspiel, die Verhaltenserprobung, Entspannungsverfahren, das Problemlösetraining oder das soziale

Kompetenztraining gehen mit einer Aktivierung der problematischen Emotionen und einem positiven emotionalen Neuerleben und Korrektur dysfunktionaler Grundannahmen einher.

> ! Lange Zeit bestand in der Verhaltenstherapie eine starke Ausrichtung auf die Emotion der Angst. Das direkte Erleben von Emotionen, deren Akzeptanz und die Entwicklung einer Emotionstoleranz spielt aber auch zunehmend in der Arbeit mit anderen Emotionen wie z. B. Schuld, Scham, Einsamkeit und Traurigkeit eine Rolle.

1.6.2 Kognitive Verhaltenstherapie und Emotionen

Parallel zu Aaron Beck (1976) etablierte Albert Ellis (1962) vor mehr als 40 Jahren die Bedeutung von kognitiven Bewertungen für die emotionalen Probleme von Patienten, welche sich in dem berühmten ABC-Schema der Gefühle niederschlug: A = Activating event, B = Beliefs/Cognitions, C = Consequences (behavioral, emotional, cognitve, physiological). Diesem Modell entsprechend ist es nicht die Situation an sich, die eine belastende Emotion bewirkt, sondern die individuelle dysfunktionale bzw. irrationale Bewertung. Seitdem gehört die Arbeit an den emotionalen Problemen durch die Korrektur von dysfunktionalen Kognitionen zum Standardrepertoire der Verhaltenstherapie. Nach dieser sog. kognitiven Wende in den 70er Jahren, die die Verhaltenstherapie zur kognitiven Verhaltenstherapie (KVT) werden ließ, richtete sich das Interesse in den 80er Jahren direkter auf die emotionalen Probleme und entsprechenden Interventionen. Doch obgleich beim 15th Kongress der Association for Advancement of Behavior Therapy die 80er Jahre als »Dekade der Emotionen« in der Verhaltenstherapie ausgerufen wurden (Wilson, 1982), waren entsprechende Modelle und Techniken in der KVT bis Mitte der 90er Jahre eher rar.

Die Bewertung von situativen Reizen beruht sowohl auf Kognitionen (z. B. »Das ist unerträglich«) als auch Emotionen (z. B. Angst). Hierbei können beide Bewertungssysteme in ihrem Informationsgehalt jedoch situativ voneinander abweichen. Dieses Phänomen ist hinlänglich bekannt und manifestiert sich in dem klassischen Satz von Patienten: »Ich weiß, dass es in der Situation eigentlich keinen Grund gibt, Angst (oder eine andere Emotion) zu haben, aber sie ist trotzdem da«. Die Einsichten, dass es eine teilweise Eigenständigkeit des emotionalen Erlebens nicht zuletzt in Form sog. emotionaler Schemata gibt (s. o.) und dass auch die Aktivierung und Verarbeitung des emotionalen Erlebens ein wichtiger Bestandteil der Therapie sind, haben sich erst mit den Verfahren der sog. dritten Welle der Verhaltenstherapie und unter dem Einfluss der emotionsfokussierten Therapie nach Leslie Greenberg (2006) durchgesetzt.

Vor dem Hintergrund des Expositionsrationals bei Ängsten ist es im Nachhinein verwunderlich, dass die KVT lange Zeit in Bezug auf die Arbeit an Emotionen eher an deren Management und der Herunterregulation des emotionalen Arousals arbeitete und weniger an deren Aktivierung und Verarbeitung. Während zur Angstbehandlung immer die Reizkonfrontation gehört, welche auch eine emotionale Neuerfahrung nach erfolgreicher Habituation und eine kognitive Neubewertung ermöglicht, setzte sich die Einsicht nur langsam durch, dass eine emotionale Aktivierung und Prozessierung auch bei Emotionen wie Scham, Schuld, Einsamkeit, Traurigkeit, Verlassenheitsangst u. Ä. sinnvoll ist.

> **!** Nahezu symbolisch für diese einseitige Ausrichtung auf das Management von Emotionen i. S. deren Kontrolle und Eingrenzung durch Kognitionen und Verhalten ist der Umstand, dass zu früheren Zeiten den jungen Therapeuten von ihren Supervisoren abgeraten wurde, Taschentücher offen auf dem Tisch zu positionieren, weil diese die Patienten zum Weinen auffordern würden.

Mittlerweile benutzen jedoch viele KVT-Therapeuten emotionsfokussierende Techniken wie z. B. die 2-Stuhltechnik, Imaginationsübungen, die Aktivierung und Verarbeitung von Emotionen im Rahmen der therapeutischen Beziehung, und vor allem Achtsamkeits- und Akzeptanztechniken (Samoilov & Goldfried, 2000).

Mit dieser Entwicklung ging auch die intensivere Beschäftigung mit dem Aspekt der Bedürfnisse, deren Entwicklung bzw. Fehlentwicklung unter Frustrationen und Bedrohungen insbesondere in der frühen Lerngeschichte einher. Die Einsicht in die Bedeutung von Emotionen in Bezug auf das Verständnis individueller Bedürfnisse und deren Regulation trat dabei immer mehr in den Vordergrund. Somit befasst sich die Kognitive Verhaltenstherapie zunehmend mit emotionalen Prozessen, die u. a. durch frühe oder späte Traumatisierungen, emotionale Vernachlässigung, Frustration von zentralen interaktionellen Bedürfnissen und anderen gravierenden Umwelteinflüssen entstanden sind (insb. im Rahmen der Schematherapie, Young et al., 2005).

> **!** Angesichts dieser Entwicklung in der KVT kann man mittlerweile zu Recht von einer emotional-kognitiv-behavioralen Therapie sprechen, was im amerikanischen Sprachraum bereits ansatzweise geschieht (Goldfried, 2013).

1.6.3 Emotionsfokussierte Ansätze und die dritte Welle der Verhaltenstherapie

In der letzten Dekade wurden neue verhaltenstherapeutisch basierte Verfahren etabliert, welche als sog. dritten Welle der Verhaltenstherapie bezeichnet werden (Heidenreich & Michalak, 2013). Zu diesen neuen Verfahren, die dezidiert emotionsfokussierte Ansätze aufweisen, gehören die:

- Dialektisch-Behaviorale Therapie (DBT; Linehan, 1996)
- Schematherapie (Young et al., 2005)
- Akzeptanz- und Commitmenttherapie (ACT; Hayes et al., 2014)

- Achtsamkeitsbasierte Kognitive Therapie (mindfulness based cognitive therapy, MBCT; Segal et al., 2008)
- Compassion-Focused Therapy (Gilbert, 2013)

Bei den einzelnen therapeutischen Verfahren stehen verschiedene Aspekte der emotionsfokussierten Arbeit im Mittelpunkt:

- **Dialektisch-behaviorale Therapie.** Die DBT hat bereits in den 90er Jahren ein emotionsregulatorisches Modul entwickelt, welches zunehmend erweitert wurde und auf verschiedenen Ebenen Einfluss auf das emotionale Erleben der Borderline-Patientinnen zu nehmen versucht (Neacsiu et al., 2014). Neben einer eingehenden Psychoedukation wird in der DBT eine Reihe von Fertigkeiten im Umgang mit Emotionen vermittelt; u. a. lernen die Patientinnen, ihre destruktiven Emotionen durch Stressregulationsskills zu regulieren, um selbst- und fremdverletzende Verhaltensweisen zu reduzieren. Durch entsprechende Skills sollen schädliche Einflüsse auf das emotionale Erleben reduziert werden (u. a. somatische Erkrankungen, Ernährungsgewohnheiten, Drogenabstinenz, Schlafhygiene und sportliche Betätigungen). Des Weiteren werden die Fertigkeiten trainiert, Emotionen achtsam und akzeptierend wahrzunehmen, positive Emotionen zu stimulieren, Emotionen durch Kognitionen zu regulieren, emotionales Verhalten zu verändern u. v. m. (Bohus & Arehult, 2014). Entsprechend der Konzeptualisierung der Borderline-Störung als Störung der Emotionsregulation gehört die DBT sicherlich zu den Verfahren der dritten Welle, das sich am frühesten und intensivsten mit diesem Thema auseinandergesetzt hat.
- **Akzeptanz- und Commitment-Therapie.** Bei ACT werden sowohl Akzeptanz als auch Achtsamkeitsstrategien eingesetzt. Hierbei wird der Versuch der Kontrolle über negative Emotionen (Vermeidungsschemata) als das Hauptproblem des Patienten angesehen, da dieser in der Regel frustrane Versuch ihn daran hindert, seine positiven Ziele (Annäherungsschemata) zu verfolgen. ACT hilft dem Patienten, diese problematischen Emotionen zu akzeptieren, ohne deren explizite Veränderung anzustreben. Durch die erfolgreiche Akzeptanz aversiver Emotionen investieren die Patienten ihre Zeit und Energie nicht mehr in deren Vermeidung und Unterdrückung, sondern können sich intensiver mit einem Annäherungsverhalten hinsichtlich ihrer persönlichen Ziele beschäftigen (Commitment). Um diese Akzeptanz und die Nicht-Beeinflussung von Emotionen zu trainieren, wird insbesondere die Technik der Achtsamkeit verwendet.
- **Schematherapie.** In der Schematherapie steht ein erlebnisorientiertes, emotionsaktivierendes Vorgehen im Mittelpunkt. Insbesondere durch die therapeutische Beziehung, aber auch durch Interventionen wie Imagination und die 2-Stuhltechnik wird der Patient in einen direkten Kontakt mit seinen problematischen Emotionen gebracht, um diese dann bearbeiten zu können. Hierbei wird der Vermittlung einer korrigierenden Erfahrung durch die therapeutische Beziehungsgestaltung ein hoher Stellenwert eingeräumt. Die Schematherapie verwendet auch die Technik der Achtsamkeit und verwendet in großem Maße Inhalte und Interven-

tionen der emotionsfokussierten Therapie von Greenberg (2006), wie z. B. die empathisch-validierende therapeutische Beziehung, die Imagination und die 2-Stuhltechnik.

- **Achtsamkeitsbasierte kognitive Therapie.** In der achtsamkeitsbasierten kognitiven Therapie steht der achtsame, nicht auf Veränderung ausgerichtete Umgang mit aversiven Emotionen und den entsprechenden Kognitionen im Mittelpunkt, wodurch eine Distanzierung von diesen Bewertungen erreicht werden kann. Die MBCT ist insbesondere für die Rückfallprophylaxe von depressiven Patienten erprobt (Teasdale et al., 2000).
- **Compassion-Focused Therapie.** Dieser Ansatz bringt dem Patienten einen achtsamen und mitfühlenden Umgang mit seinen problematischen Emotionen bei. Insbesondere bei Schamgefühlen und Selbstabwertung dominiert ein Bedrohungs-Angst-System mit den entsprechenden negativen Emotionen, welches durch Selbstberuhigung, Selbstinstruktionsübungen und eine achtsam-mitfühlende Haltung emotionsregulatorisch positiv beeinflusst werden kann. Therapeutische Programme für diesen Ansatz gibt es in Form der Compassion-Focused Therapy (Gilbert, 2013) und dem Mindful Self-Compassion Program (Germer & Neff, 2013).

Zusammengefasst und vereinfacht kann man als wichtigste Neuerung dieser Verfahren der dritten Welle der Verhaltenstherapie die verstärkte Einbeziehung emotionsfokussierter Techniken und insbesondere der Achtsamkeit und Akzeptanz betrachten.

1.6.4 Spezifische Programme zur Emotionsregulation

Unabhängig der komplexen neuen Verfahren der dritten Welle der Verhaltenstherapie gibt es mittlerweile spezifische emotionsfokussierte Therapieprogramme, die weniger als eigenständige Therapien zu verstehen sind, sondern als Ergänzung von Methoden der KVT.

Training emotionaler Kompetenzen. Das Training emotionaler Kompetenzen (TEK; Berking, 2015) ist ein Algorithmus der Emotionsregulation, der zusammen mit Techniken der KVT bei verschiedensten psychischen Erkrankungen erfolgreich zur Anwendung kommen kann (s. Kap. 2). Das TEK stellt ein Training verschiedenster emotionsfokussierter Fertigkeiten dar:

- Emotionen bewusst wahrzunehmen
- Emotionen differenziert und spezifisch zu benennen
- Bedingungsfaktoren von Emotionen zu erkennen
- Emotionen zu beeinflussen (Qualität, Intensität und Dauer)
- Emotionen zu akzeptieren und zu tolerieren
- die Fähigkeit, sich mit Situationen zu konfrontieren, die negative Emotionen auslösen
- sich selbst beim Erleben negativer Emotionen mitfühlend zu unterstützen

Das TEK misst der Fähigkeit zur Akzeptanz und Toleranz von Emotionen und deren Beeinflussung hierbei die größte Wirksamkeit zu.

Emotionsregulationstherapie. Ein weiteres spezifisches Emotionsregulationsprogramm ist die Emotionsregulationstherapie von Mennin und Fresco (2014), welches ebenfalls Elemente der KVT mit emotionsfokussierten Interventionen kombiniert. Zu dieser Therapie gehören im Wesentlichen die folgenden Fertigkeiten:

- bewusstes Wahrnehmen von Emotionen und deren motivationaler Bedeutung
- Regulation von Emotionen durch Aufmerksamkeitslenkung, Akzeptanz und Toleranz, Distanzierung durch Achtsamkeit, kognitive Neubewertung
- Expositionsstrategien in Bezug auf positive Ziele und den diesbezüglichen Hindernissen
- Arbeit an motivationalen und selbstkritischen Konflikten
- aktive Verfolgung positiver Ziele

Emotional Schema Therapy. Außerdem wurde von Robert Leahy die Emotional Schema Therapy entworfen (Leahy et al., 2014). Wesentliche Teile dieser Therapie sind:

- Identifikation emotionaler Schemata
- differenzierte Wahrnehmung und Benennung von Emotionen
- Normalisierung des emotionalen Erlebens
- Wahrnehmung der zeitlichen Begrenztheit von Emotion
- Akzeptanz und Toleranz des emotionalen Erlebens
- motivationale Aspekte von Emotionen verstehen

Es ist leicht ersichtlich, dass alle drei spezifischen KVT-Verfahren zur Emotionsregulation eine sehr große Ähnlichkeit in ihrer strategischen und technischen Ausrichtung haben.

1.7 Empirische Evidenzen für emotionsfokussierte Ansätze

Der Prüfstein für therapeutische Methoden und Techniken ist ihre empirische Untersuchung, d. h. der experimentelle Nachweis ihrer Wirkung. Da es sich in diesem Buch um eine Darstellung von emotionsfokussierten Techniken und nicht einer Therapie handelt, muss zuvor betont werden, dass es für die einzelnen Techniken, mit Ausnahme der Exposition keine hinreichenden empirischen Studien zu deren Wirksamkeit gibt.

Am eindeutigsten sind die empirischen Evidenzen für die Bedeutung der emotionalen Aktivierung und Verarbeitung in der Psychotherapie für die Expositionstherapie bei einer Angsterkrankung. Drei Faktoren scheinen für die Expositionstherapie ausschlaggebend zu sein (Foa & Kozak, 1986): (1) Die Angst ist physiologisch aktiviert und wird auch vom Patienten verbalisiert, (2) diese Reaktionen werden durch eine Konfrontation mit dem angstauslösenden Stimulus nach und nach reduziert, (3) von Sitzung zu Sitzung senkt sich der Grad der stimulusbezogenen ängstlichen Reaktion zu Beginn der Sitzung. Die Intensität der ausgelösten Angst ist hierbei prädiktiv für den

Erfolg der Expositionstherapie. Als Erklärungsmodell für die Reduktion der Angst unter Expositionsbedingungen (Habituation) wird die Regulation der Angst durch die kontextgebundene Neuerfahrung veranschlagt, d. h. die Hemmung der Angstentwicklung durch gegenläufige Erinnerungen und Kognitionen (Rothbaum & Schwartz, 2002). Das Wirkprinzip der Regulation von emotionalen Prozessen durch Kognitionen findet sich in allen emotionsfokussierten psychotherapeutischen Ansätzen wieder.

Ein weiterer gut belegter Befund ist die positive Korrelation zwischen der Intensität des emotionalen Erlebens und dem Ergebnis der Psychotherapie (Crits-Christoph et al., 2013). Die emotionale Aktivierung und die Tiefe des emotionalen Erlebens ist z. B. bei der psychodynamischen Therapie (Silberschatz et al., 1986) und der KVT (Castonguay et al., 1996) ein Prädiktor für den Therapieerfolg. Es kann zu Recht angenommen werden, dass es sich hierbei um einen Wirkfaktor der Psychotherapie handelt, welcher unabhängig von der therapeutischen Schule oder Methode von Bedeutung ist (Whelton, 2004). Entscheidend ist aber hierbei nicht die Bereitschaft des Patienten zum emotionalen Erleben und Ausdruck am Anfang der Therapie, sondern die im späteren Verlauf erreichte emotionale Tiefe und Intensität. Diese kann vorübergehend mit einer Destabilisierung des Patienten einhergehen, welche jedoch offenbar wiederum ein positiver Prädiktor für den Therapieerfolg ist (Hayes & Strauss, 1998). Diese Befunde bedeuten aber nicht, dass nur eine direkte, emotionsfokussierte Arbeit erfolgreich sein kann, sondern vielmehr, dass in der Psychotherapie eine emotionale Aktivierung stattfinden muss (was z. B. auch durch Verhaltensänderungen, kognitive Neubewertungen oder Problemlösestrategien erfolgen kann).

Da emotionsregulatorische Defizite bei einer Vielzahl von psychischen Erkrankungen nachweisbar sind (Berking & Wupperman, 2012), nimmt es nicht Wunder, dass eine zunehmende Anzahl an Studien den positiven Einfluss der zusätzlichen Vermittlung von emotionsregulatorischen Fertigkeiten im Rahmen einer KVT bei Patienten mit verschiedenen psychischen Erkrankungen belegen (Berking et al., 2013; Radkovsky et al., 2014). Die Wirksamkeit der Verfahren der dritten Welle der Verhaltenstherapie, die emotionsfokussierte Techniken beinhalten, konnte ebenfalls durch viele empirische Studien belegt werden, ohne dass dieses ausschließlich auf die emotionsfokussierten Bestandteile der Therapie attribuiert werden kann (Heidenreich & Michalak, 2013).

Für die Wirksamkeit der sog. Emotionsfokussierten Therapie (Greenberg, 2006), welche wesentliche Techniken der emotionsfokussierten Arbeit beinhaltet (u. a. therapeutische Beziehung, Emotionsaktivierung und -verarbeitung, Bedürfnisanalyse, Imagination, Zwei-Stuhltechnik), gibt es eine Reihe von positiven Belegen zu ihrer empirischen Wirksamkeit (Elliott et al., 2013).

2 Indikation und Kontraindikation

2.1 Indikation

Mittlerweile gibt es für eine Vielzahl von spezifischen psychischen Erkrankungen empirische Befunde, welche einerseits die Bedeutung von problematischen, dysregulierten Emotionen für die jeweilige Erkrankung herausstellen, und andererseits die Effektivität von emotionsregulatorischen Techniken für deren Therapie belegen (Berking & Wupperman, 2012). Die Frage nach der Indikation emotionsregulatorischer Techniken kann getrennt für zwei verschiedene Einsatzbereiche beantwortet werden. Zum einen sollten emotionsregulatorische Techniken im Rahmen der störungsspezifischen KVT-Programme zum Einsatz kommen. Zum anderen beinhalten die Verfahren der dritten Welle emotionsregulatorische Techniken. Die Indikation bezüglich beider Einsatzmöglichkeiten weist angesichts der Fülle an Studien zur Emotionsregulation und deren Einbeziehung in bestehende störungsspezifische Konzepte große Überschneidungen auf. Emotionale Probleme lassen sich als störungsübergreifende, transdiagnostische Probleme verstehen und dementsprechend auch mit emotionsfokussierten Techniken behandeln (Berking et al., 2008).

Im Folgenden soll eine kurze Übersicht wesentlicher Befunde zur emotionalen Dysregulation und emotionsfokussierten Techniken bei einzelnen psychischen Erkrankungen gegeben werden. Anhand dieser Übersicht wird die transdiagnostische Bedeutung einer dysfunktionalen Emotionsregulation für psychische Erkrankungen und der sich hieraus ableitenden weitgehend identischen emotionsfokussierten Techniken deutlich.

2.1.1 Borderline-Persönlichkeitsstörung

Patienten mit einer Borderline-Persönlichkeitsstörung (BPS) weisen vorwiegend unterregulierte instabile und intensive Emotionen wie Scham, Schuld, Angst, Ärger und Wut auf (Ebner-Primer et al., 2007). Zu den dysfunktionalen Bewältigungsstrategien bzw. Folgen dieser Emotionen gehören u. a. Dissoziation, Selbstverletzung, Beziehungsabbrüche und aggressive Durchbrüche. Deswegen wird die BPS seitens der Dialektisch-Behavioralen Therapie in Form eines biopsychosozialen Modells als eine Störung der Emotionsregulation aufgefasst (Neacsiu et al., 2014). Im Rahmen dieses Modells wird eine biologische Komponente der emotionalen Labilität bzw. Sensitivität angenommen, welche mit invalidierenden und aversiven Erlebnissen in der Lerngeschichte interagiert. Hieraus entstehen in Folge neurobiologische Fehlfunktionen und unzureichende emotionsregulatorische Kompetenzen. Typische belastende Emotionen von BPS-Patienten, wie z. B. Ärger, Wut, Verzweiflung, Hass, bestimmte Formen der Angst, lassen sich hierbei als sekundäre Emotionen auffassen. Diese dienen insbesondere der Vermeidung und Unterdrückung der primären Emotionen von Scham und Verlassenheitsängsten (Rüsch et al., 2007). Die typischen Selbstverletzungen werden als ein Zeichen der emotionalen Dysregulation aufgefasst, welche zur Spannungsreduktion bei einem unterregulierten emotionalen Chaos eingesetzt werden (Gratz, 2007). Außerdem zeigen BPS-Patientinnen im Vergleich zu Normalpersonen eine größere Angst auch vor dem Erleben von adaptiven Emotionen, vermeiden deren Wahrnehmung, weisen bezüglich der eigenen Emotionen eine geringere Klarheit und Bewusstheit auf, setzen sich mit diesen Emotionen nicht auseinander, und bewerten die emotionalen Signale anderer Menschen falsch. Dies kann auch als eine emotionsphobische Grundhaltung bezeichnet werden.

Therapeutische Ansatzpunkte. Die Dialektisch-Behaviorale Therapie von Marsha Linehan (1996) weist ein Emotionsmodul auf, in dem konkrete Lerninhalte zur Psychoedukation und praktischen Emotionsregulation vermittelt werden. U. a. geht es um (1) das Verständnis und die Akzeptanz von Emotionen, (2) die Stimulation positiver Emotionen, (3) die achtsame Wahrnehmung von Emotionen, (4) die Reduktion von Gewohnheiten, welche die emotionale Vulnerabilität steigern, d. h. einen Nährboden für negative Emotionen darstellen (u. a. ungesunde Essgewohnheiten, Drogenkonsum, körperliche Erkrankungen und mangelnde Fitness) und (5) die Fähigkeit, negativen Emotionen entgegengesetzt handeln zu können. Die bekannten Stressregulationsskills sind Fertigkeiten zur Regulation von Emotionen im hohen Intensitätsbereich, welche der Inhibition von impulsiven selbst- oder fremdschädigenden Verhaltensweisen dienen. Studien weisen auf die Effektivität der Arbeit an emotionsregulatorischen Fertigkeiten bei BPS-Patientinnen hin (Neacsiu et al., 2014). Auch konnte die Wirksamkeit eines emotionsregulatorischen Gruppenmoduls zur Behandlung von Selbstverletzungen empirisch bestätigt werden (Gratz et al., 2012). Zu den hier vermittelten Techniken gehören (1) die Wahrnehmung, die Akzeptanz und das Verständnis von Emotionen, (2) die Hemmung von impulsivem Verhalten aufgrund negativer Emotionen, (3) die Beeinflussung der Intensität und Dauer von Emotionen anstatt deren Vermeidung, und (4) die Bereitschaft, das Erleben von negativen Emotionen als Teil der Verfolgung persönlicher Ziele zu akzeptieren.

In der Schematherapie von BPS-Patientinnen wird großer Wert auf die Bearbeitung von maladaptiven Emotionen im Rahmen von Schemata mittels der 2-Stuhltechnik und durch die therapeutische Beziehung (sog. begrenzte Nachbeelterung) gelegt (Arntz & van Genderen, 2010).

2.1.2 Angststörungen

Für die Entstehung von Angststörungen werden eine biologisch bedingte emotionale Vulnerabilität, lerngeschichtliche Erfahrungen einer unkontrollierbaren und bedrohlichen Umwelt sowie Stress und aversive Erfahrungen (z. B. Traumata) verantwortlich gemacht (Campbell-Sills et al., 2014). Infolgedessen richten ängstliche Menschen ihre

Aufmerksamkeit vermehrt auf negative und bedrohliche Stimuli und können sich von diesen gedanklich nicht gut lösen. Auch haben sie eine geringere Toleranz für Stress, somatische Beschwerden und aversive Emotionen. Paradoxerweise versuchen die Patienten, nachdem sie ihre Ängste durch die beschriebenen Verhaltensweisen und Kognitionen verstärkt haben, sie durch Kognitionen (z. B. Grübeln, Sich-Sorgen, Ablenkung) oder Verhaltensweisen (z. B. Rückzug, Vermeiden der angstauslösenden Situationen, Aggressivität) wiederum zu unterdrücken und zu vermeiden. Emotionsregulatorische Defizite stehen hierbei in einem ursächlichen Zusammenhang (Wirtz et al., 2013). Angstpatienten setzen darüber hinaus Sorgen und Ängste i. S. von sekundären Emotionen auch zur Vermeidung und Unterdrückung anderer problematischer Emotionen ein.

Durch die emotionsregulatorischen Defizite lernen die Patienten jedoch nicht die Auseinandersetzung mit aversiven Emotionen und den auslösenden Situationen. Außerdem wird die Angst durch die Vermeidungshaltung langfristig i. S. einer negativen Verstärkung aufrechterhalten. Studien zeigen auch einen deutlichen Zusammenhang zwischen Angstsymptomen und der unterentwickelten Fähigkeit zum Reappraisal, also der kognitiven Neubewertung problematischer Emotionen und ihrer auslösenden Situationen.

Therapeutische Ansatzpunkte. Die Angsttherapie in der KVT beinhaltet immer eine Form der Expositionstechnik (s. Becker & Margraf, 2002; Neudeck, 2015). Mehr und mehr kommen jedoch weitere emotionsregulatorische Strategien zur Anwendung wie u. a. (1) die Wahrnehmung und Differenzierung von Emotionen, (2) die Akzeptanz und Toleranz von Emotionen, (3) Achtsamkeit, (4) Bedürfnisanalyse, (5) die imaginative Arbeit und (6) kognitive Techniken (Fresco et al., 2013).

2.1.3 Depressionen

Defizite in der Emotionsregulation sind ein wichtiger Risikofaktor und eine aufrechterhaltende Bedingung der Depression (Hofman et al., 2012). So wurden bei depressiven Patienten deutliche Defizite in der Identifizierung von Emotionen und in der Selbstberuhigung beim Erleben aversiver Emotionen gefunden. Des Weiteren haben depressive Patienten Schwierigkeiten, diese Emotionen zu akzeptieren, zu tolerieren und in einem positiven Sinne zu beeinflussen. Stattdessen versuchen sie Emotionen zu unterdrücken, wozu sie u. a. Grübeln einsetzen, was als formale Denkstörung der Depression bekannt ist. Insbesondere Grübeln als dysfunktionale Emotionsregulation bedingt aber sowohl depressive Symptome als auch die Schwere depressiver Störungen und der hierbei auftretenden Angstsymptome. Das Grübeln kann deswegen als dysfunktionaler Versuch angesehen werden, die Kontrolle über die negativen Emotionen zu erlangen. Der Versuch scheitert jedoch an dem bereits oben beschriebenen Paradox emotionaler Vermeidung: Der Patient fokussiert auf die zu vermeidende negative Emotion bzw. den zu vermeidenden negativen Gedanken und erhöht damit deren subjektiven Bedeutungsgrad. Analog zur Konsolidierung von Zwangsgedanken werden hierdurch problematische Emotionen und Gedanken vermehrt ins Bewusstsein gehoben, womit sich der Teufelskreis schließt. Außerdem geht die Neigung zur Unterdrückung des emotionalen Erlebens mit einem Defizit des Reappraisals einher, also einem Defizit der kognitiven Neubewertung von Emotionen und emotionsauslösenden Situationen und einer reduzierten Fähigkeit zum Problemlösen (Barnow, 2012).

Therapeutische Ansatzpunkte. Mehrere Studien haben die Wirksamkeit des zusätzlichen Einsatzes von emotionsregulatorischen Techniken im Rahmen der KVT der Depression gezeigt (Berking et al., 2013). Eine effektive Emotionsregulation insbesondere bei Stress und negativen Emotionen ermöglicht eine Verhinderung, Reduktion oder Verkürzung von dysphorischen Zuständen, die sich wiederum positiv auf depressive Kognitionen und depressive Stimmungslagen auswirkt. Insbesondere für die Mindfulness-Based Cognitive Therapy (MBCT, dtsch. auch achtsamkeitsbasierte kognitive Verhaltenstherapie) konnte eine positive Wirkung bei der Rückfallprophylaxe gezeigt werden (Teasdale et al., 2000). Entscheidend hierfür scheint das achtsame und akzeptierende Erleben von problematischen emotionalen Zuständen zu sein, welches ein Abgleiten in negative Grübelschlaufen und damit eine depressive Entwicklung verhindert. Darüber hinaus konnte eine Studie die Wirksamkeit von Strategien der Self-Compassion-Therapie bei depressiven Patienten belegen (Dietrich et al., 2014). Die Behandlung depressiver Patienten wird auch mit dem Konzept der emotionsfokussierten Therapie erfolgreich verfolgt (Hofer et al., 2013).

2.1.4 Essstörungen

Die bekannten Symptome der Essstörungen können als dysfunktionale Regulationsversuche für aversive Emotionen aufgefasst werden (Fairburn et al., 2003). Insbesondere Heißhungerattacken bzw. Essanfällen geht das Erleben von problematischen Emotionen voraus, welche dann in unmittelbarer Folge deutlich reduziert sind. Offenbar spielt bei Patientinnen mit einer Essstörung das Schamerleben und dessen dysfunktionale Regulation eine große Rolle (Gupta et al., 2008). Weiterhin gibt es Befunde, welche eine geringere Akzeptanz und Toleranz von Emotionen, eine fehlende Einsicht und Differenzierung von Emotionen und die Neigung zur Unterdrückung von negativen Emotionen zeigen.

Therapeutische Ansatzpunkte. Von Schweiger und Sipos (2011) liegt ein Therapiemanual vor, welches Techniken zur Emotionsregulation bei Essstörungen in den Vordergrund stellt. Dessen Inhalte orientieren sich stark an der DBT von Linehan (1996) und weisen u. a. Emotionsanalysen und das Erlernen emotionsfokussierter Handlungskompetenzen auf.

2.1.5 Posttraumatische Belastungsstörung (PTBS)

Neben Defiziten in der Emotionsregulation, der fehlenden Akzeptanz und Toleranz von Emotionen, lässt sich ein Gutteil der bekannten Symptomatik der PTBS als Folge der Angst vor dem Erleben von Flashbacks bzw. eines erneuten traumatischen Erlebens verstehen (z. B. eine erhöhte Schreckhaftigkeit und Hypervigilanz). Darüber hinaus erleben sich die Patienten häufig betäubt und ohne Zugang zu ihrer Gefühlswelt. Die drohende Intensität ihrer Emotionen und ihre mangelnden Fähigkeiten zur Selbstberuhigung können dysfunktionale Bewältigungsstrategien von sozialem Rückzug bis hin zu Alkoholkonsum bedingen.
Therapeutische Ansatzpunkte. In der Traumabehandlung werden neben der bekannten Exposition zunehmend auch Techniken der Emotionsregulation eingesetzt (Steil et al., 2015). Deren Wirksamkeit erklärt sich nicht zuletzt daraus, dass die Patienten aufgrund ihrer traumatischen Erlebnisse auch bei späteren inneren und äußeren Stressereignissen mit Hilflosigkeit und Angst reagieren und somit zur Unterdrückung ihres emotionalen Erlebens neigen. Insbesondere bei komplex traumatisierten Patienten wird der Emotionsregulation auch aufgrund der symptomatischen und ätiopathogenetischen Überschneidungen mit der BPS eine gewichtige Rolle zugemessen (Bohus et al., 2011).

2.1.6 Somatoforme Störungen

Seit langer Zeit wird das Konzept der Alexithymie (die Schwierigkeit, Emotionen zu identifizieren, zu beschreiben und zum Ausdruck zu bringen) auf Patienten mit einer somatoformen Störung angewendet. Dieser Vorstellung zufolge haben die Patienten Schwierigkeiten, ihre Emotionen kognitiv zu regulieren und ein höheres Risiko körperliche Begleiterscheinungen von Emotionen fehl zu interpretieren (Taylor et al., 1997). Die Hypothese konnte mittlerweile in empirischen Untersuchungen für die Somatisierungsstörung bestätigt werden. Insbesondere die reduzierte Fähigkeit, Emotionen wahrzunehmen und zu beschreiben, korrelierte mit dem Erleben von negativen Emotionen bei diesen Patienten (Waller & Scheidt, 2004).
Therapeutische Ansatzpunkte. Spezifische Studien zur Emotionsregulation bei Somatisierungsstörungen sind nach Wissen des Autors nicht bekannt. Nur in einem vorläufigen Bericht wird eine Studie vorgestellt, welche von einer positiven Wirkung emotionsregulatorischer Kompetenzen auf somatoforme Beschwerden berichtet (Bleichardt et al., 2014).

2.1.7 Alkoholabhängigkeit

Der schädliche Gebrauch von Alkohol (und anderen Drogen) ist nicht zuletzt als dysfunktionale Bewältigungsstrategie zur Regulation von aversiven emotionalen Zuständen anzusehen. Studien hierzu belegten einen negativen Zusammenhang zwischen emotionaler Intelligenz und Alkoholmissbrauch sowie alkoholbezogenen Problemen (Coelho, 2012). Auch haben abstinente Alkoholiker größere Schwierigkeiten in der Regulation ihrer Emotionen (Baker et al., 2004).

Therapeutische Ansatzpunkte. Vor dem Hintergrund der genannten Befunde wird angenommen, dass verbesserte emotionsregulatorischen Fertigkeiten zur Reduktion von Rückfällen und anhaltender Abstinenz beitragen. Diese Hypothese konnte in einer Pilotstudie von Berking et al. (2011) bestätigt werden.

2.2 Kontraindikationen

Eine grundlegende Frage in der emotionsfokussierten Arbeit bezieht sich auf die Kontraindikation von emotionsstimulierenden Techniken (z. B. Imagination, Exposition, Emotionsstimulation im Rahmen der therapeutischen Beziehung). Wann sollte bzw. darf man das emotionale Erleben stimulieren und wann sollte man eher an dessen Regulation im Sinne eines Emotionsmanagements arbeiten? Grundlegend ist hierbei die Annahme, dass eine emotionale Erregung und ein emotionaler Ausdruck weder in der Therapie noch im normalen Leben zu *jedem* Zeitpunkt hilfreich sind. Das entscheidende Kriterium für eine Kontraindikation bzw. eine größere Vorsicht bei der Verfolgung emotionsstimulierender Interventionen ist die Frage nach der emotionalen Stabilität bzw. Instabilität des Patienten. Für eine »emotionale Instabilität« sprechen u. a. die folgenden Symptome bzw. problematischen Verhaltensweisen:

- Suizidalität
- Selbstverletzungen
- Dissoziationen
- aggressive Durchbrüche
- Impulsivität
- eine nicht tragfähige Beziehung zum Therapeuten
- akute Traumatisierung
- Flash-Backs bzw. Intrusionen
- Alkohol- oder Drogenmissbrauch
- psychotische Symptome
- Anzeichen einer schweren depressiven bzw. bipolaren Symptomatik

Unterregulation von Emotionen. Die genannten Symptome bzw. Verhaltensweisen sind Zeichen einer Unterregulation von Emotionen und am ehesten bei Patienten mit einer Persönlichkeitsstörung, einer Traumatisierung, einer Psychose, einer schweren Depression oder einem Substanzmissbrauch zu finden. Liegen eine oder mehrere dieser Zeichen der emotionalen Instabilität vor, kann eine emotionsaktivierende und -aufdeckende Vorgehensweise zu einer Verstärkung eben dieser Symptomatik führen (Mohr, 1995). Entscheidend für die Frage nach der emotionalen Stabilität oder Instabilität eines Patienten ist insbesondere seine Fähigkeit zur Handlungskontrolle unter emotionaler Belastung. Bei einem emotional instabilen Patienten besteht bei einer Emotionsstimulation die Gefahr des Verlustes seiner Steuerungsfähigkeit, welcher mit dem Erleben von Hilflosigkeit bzw. Ohnmacht, einem Kontrollverlust und in der Folge mit selbst- oder fremdschädigenden Verhaltensweisen einhergeht. Diese Problematik kann man am besten bei BPS-Patientinnen erkennen, die unter emotionaler Belastung unter Umständen mit Selbstverletzungen, Fremdaggressivität, Beziehungsabbrüchen etc. reagieren können. In diesem Fall sollte auf eine direkte Emotionsstimulation i. S. eines erlebnisorientierten Vorgehens eher verzichtet werden. Vielmehr sollte dann insbesondere zu Beginn der Therapie die Förderung von emotionsregulatorischen Kompetenzen im Mittelpunkt stehen, die eine größere Kontrolle über das emotionale Erleben ermöglichen. Bei Patienten mit unterregulierten Emotionen und selbst- oder fremdschädigenden Bewältigungsstrategien kommen am ehesten die folgenden Interventionen zur Anwendung:

- Betonung einer empathisch-validierenden therapeutischen Beziehung
- Fertigkeiten der Stressregulation
- Achtsamkeit
- Akzeptanz
- Emotionsanalysen
- eine eher kognitive und verhaltensbezogene Arbeit

Überregulation von Emotionen. Bei emotional stabilen Patienten besteht die Problematik hingegen in einer Überregulation ihrer Emotionen, also der vermeidenden und unterdrückenden Haltung in Bezug auf ihr emotionales Erleben. So kann ein stabiler Patient bei einer Stimulation seiner Verlassenheitsängste und Einsamkeitsgefühle zwar in Tränen ausbrechen und auch Verzweiflung erleben, er verliert hierbei jedoch nicht die Kontrolle über sich und sein Verhalten. Auch besteht nach Beendigung der Therapiestunde nicht die Gefahr von selbst- oder fremdschädigenden Handlungen. Mit diesen Patienten kann man an der Veränderung ihres emotionalen Erlebens durch dessen Prozessierung, d. h. die Aktivierung von Emotionen, die ansonsten eher vermieden und bekämpft werden, arbeiten. Diese werden dann in einem erlebnisorientierten Modus unter Anleitung des Therapeuten verändert (z. B. durch Imagination oder durch das emotionale Erleben im Rahmen der therapeutischen Beziehung).

Wiser und Arnow (2001) kommen zu dem nachvollziehbaren Schluss, dass es Zeiten in der Therapie gibt, in denen Emotionen stimuliert und prozessiert werden sollten, und Zeiten, in welchen das Bemühen eher auf deren Regulation und Kontrolle ausgerichtet sein sollte. Eine emotionsfokussierte Therapiesequenz bzw. emotionsfokussierte Techniken im Rahmen der KVT zielen letztlich immer auf eine Integration von Emotion, Kognition und Verhalten. Der alleinige Fokus auf das Erleben und Ausleben von intensiven Emotionen kann zwar einigen Patienten helfen, schadet aber vielen anderen Patienten (Mohr, 1995).

Es ist aber festzustellen, dass Therapeuten eher zu einer zu großen Vorsicht bezüglich der emotionalen Stimulation ihrer Patienten neigen, was für eine erfolgreiche Therapie nicht förderlich ist. Dass Patienten in der Therapie weinen, sich beim Erleben ihrer Schamgefühle in ihrem Stuhl zusammenkauern, ärgerlich werden u. v. m., ist kein Zeichen für eine fehlerhafte Intervention oder eine bedrohliche emotionale

Dekompensation und folglich auch kein Anlass, sofort regulierend und korrigierend einzugreifen. Auch muss bei diesen Patienten am Ende der Therapiestunde ihr emotionales Erleben nicht in jedem Fall herunterreguliert werden, aus Angst des Therapeuten, dass der Patient sonst Schaden nähme. Stabile Patienten sollten sich mit ihren Emotionen konfrontieren und auseinandersetzen – und dies auch außerhalb der Therapiestunde fortsetzen. Eine Studie hat sogar gezeigt, dass eine Expositionstherapie selbst bei traumatisierten Patienten mit einer Psychose wirksam ist und nicht zu einer Dekompensation der psychischen Symptomatik führt (van den Berg et al., 2015).

Zusammenfassend lässt sich festhalten, dass unter Berücksichtigung der psychischen Stabilität eines Patienten sowohl mit emotionsstimulierenden als auch emotionsregulierenden Techniken i. S. eines Emotionsmanagements gearbeitet werden sollte.

Emotionale Katharsis? Eine in diesem Zusammenhang häufig gestellte Frage ist, ob das Ausleben von Ärger und Wut i. S. einer Katharsis therapeutisch zielführend ist? Alle Studien und klinischen Erfahrungen, die sich mit dieser Frage beschäftigt haben, zeigen eindeutig, dass eine alleinige Katharsis nicht therapeutisch zielführend ist. Zwar gehen entsprechende Aktivitäten (z. B. Schreien, einen Sandsack schlagen, Gegenstände treten) mit einer unmittelbaren Erleichterung und einem Dominanzerleben einher, führen aber mittel- und langfristig zu einer Zunahme an Ärger und Wut (Bushman et al., 2001). Eine sog. emotionale Katharsis, also das Erleben und der Ausdruck von starken Emotionen (auch andere als Ärger und Wut) hat alleinig keinen therapeutischen Effekt (Kennedy-Moore & Watson, 1999). Dies ist zum einen auf die fehlende Bearbeitung der zugrunde liegenden Problematik zurückzuführen, sodass der Patient auch in Zukunft auf betreffende Konflikte nur mit Ärger und Wut reagieren kann. Zum anderen ist das Erleben des Spannungsabfalls und eines Dominanzerlebens beim unmittelbaren Wutausbruch ein positiver Verstärker für Ärger und Wut.

Ganz anders verhält es sich allerdings, wenn ein Patient eine Überregulation von Ärger aufweist, d. h. das Erleben seines Ärgers vermeidet und unterdrückt, und eher durch ein unsicheres, ängstlich-vermeidendes oder depressives Verhalten auffällt. In diesem Fall kann Ärger eine angemessene Emotion sein, welche die Frustration eines adaptiven Bedürfnisses zum Ausdruck bringt, und sollte deshalb eher stimuliert werden. Die Arbeit an der Emotionsregulation kann also nicht einseitig sein, sondern muss als eine Verbesserung der emotionalen Kompetenz mit situationsadäquater und bedürfnisgerechter Wahrnehmung und behavioraler Umsetzung verstanden werden. Der Patient sollte die Kompetenz erwerben, überrepräsentierte oder nichtadaptive Emotionalität limitierend zu regulieren, hingegen angemessene Emotionen zu stimulieren und ihnen Raum zu geben, um sie in Folge in ein situationsadäquates Verhalten zu übersetzen.

Emotionsfokussierende Arbeit mit Traurigkeit. Die Notwendigkeit einer differenzierten Bewertung und Vorgehensweise bei der emotionsfokussierten Arbeit lässt sich exemplarisch an der Emotion Traurigkeit darstellen. Obgleich das Weinen von vielen Menschen als erleichternd und positiv erlebt und bewertet wird, lässt sich daraus nicht ableiten, dass man bei Patienten das Gefühl von Traurigkeit und Weinen im Rahmen der psychotherapeutischen Arbeit immer positiv bewerten und fördern sollte. Ob Weinen als erleichternd und hilfreich empfunden wird bzw. bewertet werden kann, hängt u. a. davon ab, ob die betreffende Person hierbei Angst, Scham oder depressive Gefühle empfindet, in welchen Fällen das Weinen eher negativ erlebt werden kann (Rottenberg et al., 2008). Auch muss sich der Therapeut die Frage stellen, ob es sich hierbei um eine instrumentelle Emotion handelt, die es zu hinterfragen und zu regulieren gilt (s. Kap. 1). Verschiedene Aspekte des therapeutischen Umgangs mit Traurigkeit und Weinen sind in Tabelle 2.1 dargestellt.

Tabelle 2.1 Therapeutischer Umgang mit dem Weinen

	Funktionalität	Therapeutenintervention	Zielsetzung
Patient weint selbstlimitierend auf der Grundlage eines nachvollziehbaren Anlasses	▶ Spannungsreduktion ▶ um Verständnis werben	▶ empathisch validierend Raum geben ▶ Taschentuch anbieten ▶ langsam zur kognitiven Bearbeitung überleiten → Aussage: »Ihre Trauer ist berechtigt, ich verstehe Sie. Lassen Sie uns die Situation einmal gemeinsam anschauen.«	▶ adaptive Emotion zulassen ▶ therapeutische Beziehung stärken
Pat. weint automatisiert und stereotyp bei bestimmten Schlüsselthemen	▶ konditionierte Reaktion mit emotionaler Entkoppelung	▶ Begrenzen ▶ Situationsanalyse ▶ Kognitive Bearbeitung → Aussage: »Ich habe den Eindruck, dass Sie automatisch weinen müssen wenn ich ... anspreche. Ich glaube das macht es Ihnen unmöglich, die Sache klar zu betrachten ...«	▶ Psychoedukation hinsichtlich Maladaptivität ▶ kognitive Bearbeitung anleiten
Pat. weint ohne nachvollziehbaren Anlass mit theatralischer Ausgestaltung, steigert sich in die Emotion hinein	▶ Aufmerksamkeit gewinnen (instrumentelle Emotion)	▶ deutliche Aufforderung mit dem Weinen aufzuhören ▶ Kontingenzmanagement (Zuwendung nur wenn Patient nicht weint.) → Aussage: »Ich würde Sie bitten, mit dem Weinen aufzuhören, damit ich verstehen kann, was Ihnen fehlt oder Sie belastet.«	▶ dysfunktionales Interaktionsverhalten »löschen« ▶ zur normalisierenden Realitätsüberprüfung anleiten

Emotionsfokussierende Arbeit mit Scham. Eine Emotion, deren intensive Stimulation nicht hilfreich ist, ist die Scham. So wichtig es ist, dass die Patienten in spürbaren

Kontakt mit ihrer Scham kommen, um auf diese einen positiv regulatorischen Einfluss zu nehmen, so wenig sollten sie angewiesen werden, die Scham schlichtweg auszuhalten. Das Erleben von Scham hat einen vernichtenden Charakter und ist nicht im Sinne der Exposition aushaltbar. Außerdem gibt es, wie bei Ärger und Wut, auch bei der Scham keine klinischen Studien, die für eine Habituation dieser Emotion unter Exposition sprechen. Es ist daher angebracht auf Anzeichen von aktivierter Scham bei den Patienten gezielt zu achten, diese im Sinne der Verbalisierung von Emotionen anzusprechen und deren Bearbeitung im Rahmen einer empathisch-validierenden therapeutischen Beziehungsgestaltung durchzuführen. So wird das spontan auftretende Schamgefühl einer normalisierenden und relativierenden Bearbeitung zugänglich.

! Die immer noch propagierte Technik der sogenannten Shame-Attack, also der bewussten Provokation schamauslösender Situationen (z. B. lautes Singen in der Öffentlichkeit) sollte allenfalls bei sozialphobischen Patienten angewendet und nicht als eine generelle Intervention bei Schamgefühlen betrachtet werden.

3 Behandlungsaufbau und Vorbereitung

3.1 Emotionsfokussierte Interventionen im Gesamtkonzept der Therapie

In diesem Kapitel soll die Frage geklärt werden, wie emotionsfokussierte Techniken am sinnvollsten in die Therapie eingebaut werden können. Dabei darf nicht vergessen werden, dass es sich um eine Ansammlung von Techniken handelt, die nicht in einem zwingenden inhaltlichen Zusammenhang stehen und bei weitem nicht allesamt im Rahmen einer Therapie zur Anwendung kommen können und sollen. So beschäftigt sich die Schematherapie intensiv mit lerngeschichtlichen Entstehungssituationen für problematische Emotionen, die in Form von Bedürfnisfrustrationen in der Interaktion mit wichtigen Bezugspersonen zu suchen sind. Hingegen liegt der Fokus von ACT viel stärker auf der Verfolgung von persönlichen Zielen, während bezüglich der problematischen Emotionen allein die Achtsamkeit und Akzeptanz im Mittelpunkt steht. In störungsspezifischen Manualen der KVT wurde dagegen bislang der größte Fokus auf die Regulation von Emotionen durch Veränderung kognitiver Bewertungen gelegt. Jede emotionsfokussierte Technik kann also nur Teil eines übergreifenden Therapiekonzeptes sein und steht nicht für sich allein. Der Therapeut muss sich darüber im Klaren sein, zu welchem Zweck und welchem Ziel er eine bestimmte emotionsfokussierte Technik wählt. Diese Entscheidung kann durch die Wahl eines Verfahrens der dritten Welle der Verhaltenstherapie erleichtert werden (z. B. ACT, Schematherapie, MBCT oder DBT), welches Vorgaben bezüglich des Einsatzes von emotionsfokussierten Techniken im Rahmen des therapeutischen Gesamtkonzeptes macht.

Ferner wird die Wahl der emotionsfokussierten Techniken natürlich vor dem Hintergrund des jeweiligen Krankheitsbildes und der individuellen Problematik des Patienten getroffen werden. So muss eine Borderline-Patientin eher Techniken lernen, die ihr eine größere Kontrolle über ihr emotionales Erleben i. S. eines Emotionsmanagements vermitteln. In diesem Fall kommen u. a. Psychoedukation, Techniken der Stressregulation oder verhaltensorientierte Interventionen in Betracht. Eher emotionsstimulierende Interventionen, wie z. B. imaginative Verfahren, gestalten sich bei diesen Patientinnen dagegen schwierig und können nur bei hinreichender Stabilität der Patientin angewendet werden. Bei emotional stabilen Patienten hingegen kann es eher um die Stimulation des emotionalen Erlebens, das Entdecken und Differenzieren von primären Emotionen und deren erlebnisorientierte Prozessierung gehen. Techniken der Stressregulation hingegen müssen emotional stabile Patienten in der Regel nicht erlernen, da sie nicht von ihrem emotionalen Erleben überflutet werden und auch die Kontrolle über ihr Verhalten nicht verlieren.

3.2 Fallkonzept für emotionsfokussierte Strategien

Fernab spezieller Konzepte der therapeutischen Verfahren der sog. dritten Welle werden emotionsfokussierte Techniken in die bekannten störungsspezifischen Fallkonzepte und Manuale der kognitiven Verhaltenstherapie eingebettet. Aus der KVT sind Fallkonzepte bekannt (Beck, 2013), die u.a. auf den folgenden Faktoren aufbauen:

- gegenwärtige Probleme bzw. problematische Verhaltensweisen
- dysfunktionale Annahmen in Bezug auf die Probleme
- dysfunktionale Grundannahmen und konditionale Annahmen
- biographische Erlebnisse, die relevant für die gegenwärtigen Probleme sind
- dysfunktionale Bewältigungsstrategien

Dieses kognitive Fallkonzept sollte um emotionsfokussierte Aspekte erweitert bzw. akzentuiert werden. Die grundlegende emotionsfokussierte Annahme zur Entstehung der psychischen Symptomatik ist die eines sog. emotionsphobischen Konflikts: In dem Bemühen, das Erleben von problematischen und aversiven Emotionen zu vermeiden und zu unterdrücken, zeigen Patienten dysfunktionale Bewältigungsstrategien (Verhaltensweisen, Kognitionen, Emotionen), die aber ihr psychisches Leiden aggravieren bzw. überhaupt erst hervorrufen (so z.B. wenn sie auf Einsamkeitsgefühle mit Alkoholkonsum, Essanfällen, Suizidgedanken oder anderen selbstschädigenden Bewältigungsstrategien reagieren).

> ! Die problematischen Emotionen, welche erlebt, vermieden oder unterdrückt werden, sollten in den horizontalen und vertikalen Verhaltensanalysen, sowohl den Mikro- als auch den Makroanalysen, dargestellt werden.

Der Zusammenhang zwischen Problememotionen, dysfunktionalen Bewältigungsstrategien und negativen Konsequenzen (psychisches Leiden) kann sehr offensichtlich sein, wenn sich das Vermeidungsverhalten auf einen externen Stimulus bezieht und ein offensichtliches Problemverhalten darstellt. Zum Beispiel vermeidet ein soziophober Patient Kontakte, um seine Angst und Schamgefühle unter Kontrolle zu behalten, leidet dann aber unter Einsamkeit. Oder ein Patient mit einer Panikstörung vermeidet öffentliche Plätze und Bus und Bahn, um seine Angst nicht erleben zu müssen, entwickelt aber aufgrund des Verstärkerverlustes durch reduzierte positive Erlebnisse eine Depression. Hierbei ist das Vermeidungsverhalten ein offensichtliches Problemverhalten, das im Mittelpunkt der Störung steht und in Verhaltensanalysen sofort die Frage nach den hierdurch vermiedenen Emotionen aufkommen lässt.

Viele emotionsphobische Konflikte sind aber weniger offensichtlich, da das diesbezügliche Vermeidungsverhalten wenig auffällig ist, sich häufig nicht auf externe Stimuli bezieht und nicht im Mittelpunkt der Erkrankung steht. Bei diesen Patienten drängt sich somit die Frage nach einer vermiedenen Emotion nicht unmittelbar auf. So kann ein Patient mit einer selbstunsicheren Persönlichkeitsstörung seine Scham- und Hilflosigkeitsgefühle dadurch vermeiden, dass er sich in der Therapie angepasst verhält, alle Hausaufgaben perfekt erfüllt, und sich sehr zufrieden mit dem Therapeuten und der Therapie zeigt. Oder eine Patientin mit einer Angsterkrankung kann ihr emotionales Schema von Einsamkeit und Traurigkeit mit einem hohen Autonomiebestreben und Kontrollverhalten vermeiden. Der Therapeut sollte immer davon ausgehen, dass ein emotionsphobischer Konflikt einen wesentlichen Teil der psychischen Problematik ausmacht und häufig Grundlage bzw. Nährboden für die offensichtlicheren symptomatischen Verhaltensweisen und Beschwerden ist. Er sollte nach emotionalen Konflikten suchen, auch und insbesondere, wenn diese nicht offensichtlich sind.

> **!** Das Prinzip der negativen Verstärkung ist für die Aufrechterhaltung von emotionalen Konflikten und der Symptomatik von entscheidender Bedeutung. Angesichts der problematischen bzw. symptomatischen Verhaltensweisen eines Patienten muss immer die Frage gestellt werden, welche Stimuli bzw. Erlebnisse und welche Emotionen er hierdurch zu vermeiden versucht.

Arbeit an primären und sekundären Emotionen. Vor diesem Hintergrund kann die emotionsfokussierte therapeutische Arbeit pragmatisch auf zwei Ebenen angeordnet werden. Zum einen auf der Ebene der Arbeit an den sekundären Emotionen, unter welchen der Patient symptomatisch leidet. Hierzu gehören die Emotionen, die im Vordergrund der jeweiligen psychischen Erkrankungen stehen (insb. die Angst). Zum anderen die Ebene der Arbeit an dysfunktionalen emotional-kognitiven Schemata in Form der primären maladaptiven Emotionen.

Die zentrale Rolle der Emotion Angst ist u. a. als die Reaktion auf ein frustriertes bzw. bedrohtes Bedürfnis nach Kontrolle über das Erleben der problematischen primären Emotionen zu verstehen. Es handelt sich hierbei dann um die Angst vor der Scham, die Angst vor der Traurigkeit, die Angst vor der Hilflosigkeit, die Angst vor dem Einsamkeitsgefühl und nicht zuletzt auch um die Angst vor der Angst, wie sie z. B. bei Panikpatienten vorkommt.

Während die sekundären Emotionen eher im Mittelpunkt des Erlebens des Patienten stehen und für den Therapeuten offensichtlich sind, müssen die primären Emotionen erst in der Therapie herausgearbeitet werden. In Bezug auf problematische sekundäre Emotionen ist der Patient aufgrund der offensichtlichen Belastung häufig auch eher zu einer veränderungsorientierten Arbeit motiviert. Bezüglich der primären Emotionen hingegen muss dem Patienten zunächst überhaupt einen Zugang zu diesem problematischen emotionalen Erleben ermöglicht werden. Da er bislang dieses emotionale Erleben vermieden und bekämpft hat, u. a. in Form seiner sekundären Emotionen, wird er sich dem auch nur annähern können, wenn der Therapeut ihm eine sichere, vertrauensvolle und das emotionale Erleben fördernde Beziehung anbietet. Darüber hinaus handelt es sich bei den primären Emotionen um beziehungsbezogene Emotionen wie Einsamkeit, Traurigkeit, Scham, Angst vor Verlassen-Werden, die sich durch ungünstige frühere Beziehungserfahrungen herausgebildet haben. Diese Emotionen lassen sich nur durch korrigierende emotional getragene Beziehungserfahrungen verändern, die der Therapeut zu vermitteln in der Lage sein muss. Für die emotionsfokussierten Aspekte der Verhaltenstherapie ist also die Frage von Bedeutung, ob sich die Interventionen und Techniken auf die im Vordergrund stehenden Emotionen richten oder auf ein maladaptives emotionales Schema. Dies Konzept von emotionalen Schemata mit ihren maladaptiven primären Emotionen impliziert gewissermaßen die Symptombildung durch dysfunktionale Bewältigungsstrategien. So sinnvoll und von Bedeutung dieses Konzept für die Therapie aber auch ist, so setzt es nicht den Ansatz der symptomorientierten Interventionen in der KVT außer Kraft, welche auch eine Top-down-Veränderung von emotional-kognitiven Schemata bewirken können. So wird ein Patient mit einer sozialen Phobie, dessen soziale Angst und der damit einhergehende soziale Rückzug eine Bewältigungsstrategie für seine primären Scham- und Minderwertigkeitsgefühle ist, regelhaft von einem Training sozialer Kompetenzen profitieren. Die hierbei erzielten Erfolge, z. B. positive Beziehungen oder berufliche Erfolge, wirken nämlich in Folge auch positiv auf seine Scham- und Minderwertigkeitsgefühle.

Allerdings lässt sich im praktischen Alltag auch das Phänomen beobachten, dass z. B. Patienten mit einer Zwangsstörung unter einem KVT-Programm mit Exposition eine deutliche Besserung ihrer Symptomatik erfahren, aber weiterhin Gefühle von Scham und Schuld erleben (Clark, 2012). In solchen Fällen hat die erfolgreiche Bearbeitung der sekundären Emotion offenbar das Erleben von primären Emotionen in den Vordergrund gerückt.

Hinweise auf emotionsphobische Konflikte

Die folgenden Punkte können in der klinischen Praxis für Therapeuten hilfreich sein, um verdeckte emotionsphobische Konflikte frühzeitig zu entdecken:

- Die Therapie »läuft zu glatt«. In der psychotherapeutischen Arbeit kommt es unweigerlich zu Problemaktualisierungen, bei denen der Patient mit vermiedenen Emotionen in Kontakt kommt. Bleiben solche Aktivierungen unangenehmer Emotionen mit entsprechenden Verhaltensreaktionen des Patienten zu lange aus, kann dies an seiner Vermeidungshaltung liegen.
- Deutlich angepasstes Verhalten des Patienten z. B. bezüglich therapeutischer Hausaufgaben oder ein auffälliges Rückversicherungsverhalten mit Fragen nach der Zustimmung des Therapeuten können ein Hinweis auf die Vermeidung von Emotionen wie Angst, Einsamkeit, Scham oder Unsicherheit sein.
- Der Therapeut stellt sich im Therapieverlauf immer wieder die Frage, welche Emotionen dem Patienten vermutlich am unangenehmsten sind und wie diese ausgelöst werden können. Es sollte versucht werden, die entsprechende Emotion im sicheren Rahmen der therapeutischen Beziehung gezielt zu stimulieren (u. a. direktes Ansprechen, Imagination, Rollenspiel) und einer Bearbeitung zugänglich zu machen.

Die erwähnten Facetten eines emotionsfokussierten Fallkonzeptes sind in Abbildung 3.1 dargestellt. Ein leeres Fallkonzept findet sich als Arbeitsblatt 1 im Anhang. AB 1

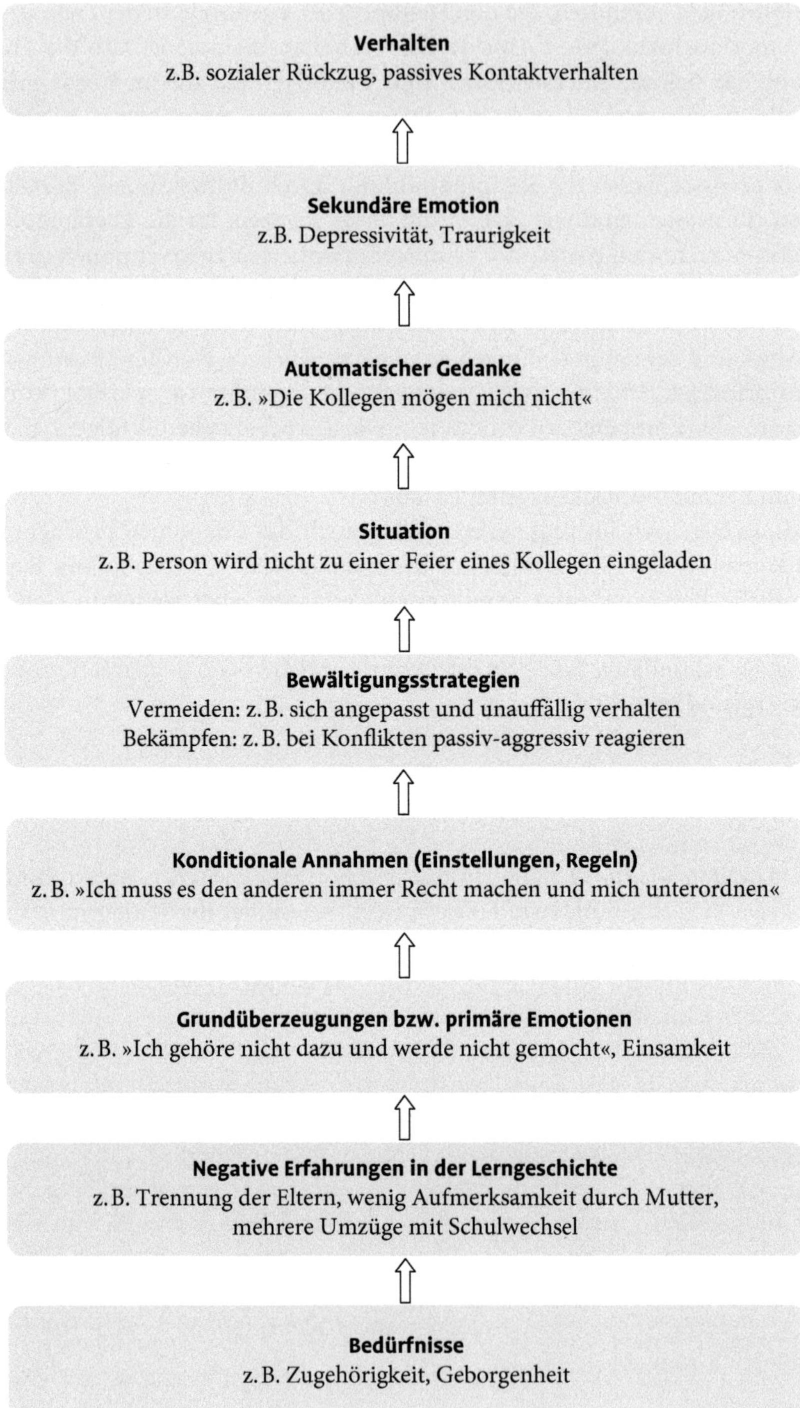

Abbildung 3.1 Fallkonzept (mit Beispiel)

3.3 Verhaltensanalyse mit Fokus auf Emotionen

Die Verhaltensanalyse zeigt wichtige Ansatzpunkte für therapeutische Interventionen und Techniken auf, weshalb sie auch bei der emotionsfokussierten Arbeit am Anfang der Therapie stehen sollte. Aus didaktischen Gründen soll an dieser Stelle zunächst eine Verhaltensanalyse vorgestellt werden, wie sie im Rahmen einer KVT üblich ist, um diese dann im Anschluss um wichtige emotionale Aspekte zu ergänzen.

Eine Verhaltensanalyse für einen sozialphobischen Patienten könnte z. B. wie folgt aussehen:

- **S**ituation: Der Patient muss zum Jahresgespräch mit seinem Vorgesetzten (externe auslösende Situation).
- **O**rganismus: Der Patient weist die negative Grundannahme »Ich bin minderwertig.« auf. Diese bedingt die konditionale Annahme »Andere Menschen sind mir überlegen und sehen meine Fehler.«, welche in die Verhaltensregel bzw. Bewältigungsstrategie mündet: »Ich muss ständig kontrollieren, dass ich nichts falsch mache, und wann immer möglich neue Aufgaben und Herausforderungen vermeiden.«
- **R**eaktion (kognitiv): »Ich bin ein Versager und werde die neuen Aufgaben eh nicht schaffen! Mein Vorgesetzter wird schlecht über mich denken!«
- **R**eaktion (emotional): Angst, starke Beunruhigung
- **R**eaktion (physiologisch): Anspannung, Unruhe, Zittern der Hände, Schweißausbruch
- **R**eaktion (motorisch): Der Patient sagt den Termin kurzfristig ab.
- Positive **K**onsequenz: Nach der Absage des Termins nimmt die Angst und Anspannung ab: negative Verstärkung.
- Negative **K**onsequenz: Der Patient hat wiederum die Erfahrung gemacht, dass er sich in einer sozialen Situation nicht behaupten konnte und seine beruflichen Probleme nehmen zu.

Emotionsfokussierte Verhaltensanalyse. Zum Zweck der emotionsfokussierten Interventionen kann für den gleichen Patienten die folgende Verhaltensanalyse formuliert werden, welche um die wesentlichen emotionalen Konflikte ergänzt wurde:

- **S**ituation: Der Patient muss zum Jahresgespräch mit seinem Vorgesetzten (externe auslösende Situation).
- **O**rganismus: Der Patient weist die negativen Grundannahmen »Ich bin minderwertig.« auf. Dieser Grundannahme entspricht die maladaptive primäre Emotion der Scham und der Angst vor dem Verlassenwerden (emotionales Schema). Diese bedingen die konditionale Annahme »Andere Menschen sind mir überlegen und sehen meine Fehler.«, welche in die Verhaltensregel bzw. Bewältigungsstrategie »Ich muss ständig kontrollieren, dass ich nichts falsch mache, und sollte Kontakte vermeiden.« mündet, welche dazu dient, nicht in Kontakt mit der Scham und der Angst zu kommen.

- **R**eaktion (primär emotional): Aktivierung der Scham und der Verlassenheitsangst durch Gedanken an das kommende Gespräch (emotionales Schema).
- **R**eaktion (kognitiv): »Was könnte ich dieses Jahr falsch gemacht haben? Was für neue Aufgaben kommen auf mich zu, denen ich nicht gewachsen bin?« Die kognitive Reaktion (Grübeln, Kontrollieren) wird als dysfunktionale Bewältigungsstrategie für die Emotionen der Scham und Angst aufgefasst.
- **R**eaktion (physiologisch): Anspannung, starke Beunruhigung
- **R**eaktion (kognitiv): »Ich bin ein Versager und werde die neuen Aufgaben eh nicht schaffen! Mein Vorgesetzter wird schlecht über mich denken!«
- **R**eaktion (sekundär emotional): Aus der kognitiven Reaktion ergeben sich die sekundären Emotionen der Angst und der Unsicherheit.
- **R**eaktion (motorisch): Der Patient sagt den Termin kurzfristig ab. Die motorische Reaktion wird als dysfunktionale Bewältigungsstrategie für die Emotionen der Angst und der Unsicherheit aufgefasst.
- Positive **K**onsequenz: Nach der Absage des Termins nimmt die Angst und die Anspannung ab: negative Verstärkung.
- Negative **K**onsequenz: Der Patient hat wiederum die Erfahrung gemacht, dass er sich in einer sozialen Situation nicht behaupten konnte und seine berufliche Probleme zunehmen. Hierdurch wird sein emotionales Schema der Scham und Verlassenheitsangst aufrechterhalten.

In dieser emotionsfokussierten Verhaltensanalyse findet sich im Wesentlichen die Unterscheidung von primären Emotionen und sekundären Emotionen wieder. Außerdem wurde ansatzweise eine Kettenanalyse in Bezug auf situative kognitive Prozesse eingebaut, deren Ausgangspunkt die kurzfristige Aktivierung der primären Emotion ist. Hierauf reagiert der Patient mit bewältigungsorientierten Kognitionen, welche jedoch bei zunehmender Anspannung in katastrophisierende automatische Gedanken übergehen, die dann die sekundäre Emotion von Angst auslösen. Die behaviorale Reaktion ist wiederum eine Bewältigungsstrategie, die auf die sekundäre Emotion gerichtet ist.

AB 1

Die Verhaltensanalyse wird zusammen mit weiteren Informationen unter Zuhilfenahme des Arbeitsblattes 1 in ein Fallkonzept eingefügt, das Grundlage der weiteren therapeutischen Interventionen und Techniken ist.

Ansatzpunkte für emotionsfokussiertes Vorgehen. Aus dieser Verhaltensanalyse ergeben sich neben vielen anderen Techniken und Interventionen u. a. die folgenden emotionsfokussierten Ansatzpunkte:

- Reduktion der dysfunktionalen Bewältigungsstrategie des Grübelns und Kontrollierens mit achtsamer Akzeptanz von Scham und Verlassenheitsängsten
- Reduktion des Problemverhaltens (Absage des Gespräches) mit Exposition der Angst
- Disputation und Korrektur emotionsauslösender Kognitionen (für Angst, Scham und Verlassenheitsängste)
- Identifikation der maladaptiven primären Emotionen und deren Bearbeitung

- Arbeit an biographischen Aspekten der primären Emotionen
- Zwei-Stuhl-Arbeit an Scham und Verlassenheitsängsten
- Erlernen von selbstberuhigenden Sätzen (i. S. der Self-Compassion-Psychotherapie)

Fallbeispiel

Der 47-jährige Patient kommt wegen seiner Belastung durch die gerade vollzogene Trennung von seiner Ehefrau zur Therapie. Er habe immer nur sehr kurze Beziehungen geführt und sich vor vier Jahren entschieden, mit der damals gerade aktuellen Freundin eine Familie zu gründen. Doch schon vor der Geburt des Sohnes vor zwei Jahren habe es zunehmend Streitigkeiten gegeben. Der Patient war über die Entwicklung zutiefst unglücklich, da er sich als beziehungsunfähig erlebte. In der Verhaltensanalyse konnten u. a. Gefühle von Ärger und Genervtheit herausgearbeitet werden, welche bei engeren Kontakten zu Frauen schnell auftraten. Er bräuchte dann immer viel Abstand und Zeit alleine, um sich wieder wohl zu fühlen. Der Ärger konnte als sekundäre Emotion identifiziert werden, die immer auftrat, wenn sich eine Nähe zu einer Frau entwickelte. Als primäre Emotionen stellten sich im Verlauf Einsamkeit, Traurigkeit und Angst i. S. eines Horror Vacui dar. Diese nicht zuletzt in ihrer Intensität maladaptiven Emotionen konnten auf traumatische Erfahrungen in seinen ersten zwei Lebensjahren zurückgeführt werden. Er wuchs damals nach der Trennung der Eltern bei seiner drogenabhängigen Mutter auf, die ihn komplett vernachlässigt hatte. Im Alter von zwei Jahren kam er zu seinem Vater, da er aufgrund der körperlichen Vernachlässigung stark untergewichtig war. Diese Beziehungserfahrung hatte ihre emotionalen Spuren bei ihm hinterlassen und die Angst war eine regelrecht Angst vor der Beziehungslosigkeit und der existentiellen Bedrohung hierdurch. Wann immer eine Frau ihm später zu nahe kann, wurden diese Emotionen aktiviert, die er nicht ertragen konnte.

3.4 Einsatz emotionsfokussierter Strategien im Therapieverlauf

Jede bekannte verhaltenstherapeutische Strategie, Intervention bzw. Technik kann um emotionsfokussierte Aspekte erweitert werden. Deswegen kann es auch nicht einen spezifischen Zeitpunkt für emotionsfokussierte Interventionen im Therapieverlauf geben. Schon in der Exploration der Problematik und spätestens bei den Verhaltensanalysen treten die problematischen Emotionen und die hiermit assoziierten Verhaltensweisen und Kognitionen zu Tage. Bereits bei der Problemklärung bietet sich also neben der Verhaltensanalyse die Durchführung einer Emotionsanalyse und Psychoedukation bezüglich des Zusammenhanges von Emotionen, Kognitionen und Verhalten an (s. Abschn. 3.3). Das Augenmerk sollte also von Beginn der Therapie an auf den Problememotionen liegen. So werden in der therapeutischen Beziehung, insbesondere bei Patienten mit einer Persönlichkeitsstörung, regelhaft deren Problememotionen aktiviert. Ein frühes und offenes Thematisieren der notwendigerweise eintretenden Aktivierung aversiver Emotionen durch die therapeutische Beziehung wirkt deswegen vertrauensbildend und stabilisierend.

Fallbeispiel

Th: »Sie haben mir berichtet, dass Sie in engen Beziehungen oft in Schwierigkeiten geraten, an denen die Beziehung dann zerbricht. Ich möchte Ihnen gegenüber ganz offen ansprechen, dass in unserer Zusammenarbeit ähnliche Probleme auftreten können.«

P: (*ärgerlich:*) »War ja klar. Und dann stoßen Sie mich weg, so wie es immer läuft. Dass kenne ich schon!«

Th: »Damit es nicht so läuft, ist es wichtig, dass wir beide wissen, dass es diese Probleme geben kann. Sie könnten z. B. einmal wütend auf mich werden, so wie jetzt gerade. Ich möchte, dass wir dann ganz offen darüber sprechen können. Meinen Sie, dass das möglich ist?«

P: »Offen ist gut. Ich denke schon.«

Ein Beziehungsangebot des Therapeuten, welches von Empathie und Validierung geprägt ist, kann hierbei die emotionale Erlebnisfähigkeit und Öffnung des Patienten fördern und eine schnellere und direktere Arbeit an interaktionellen Konflikten ermöglichen. Dabei ist auch die beständige Aktivierung von positiven Emotionen im Sinne der Ressourcenaktivierung eine wichtige Intervention.

Emotionsfokussierte Interventionen wie Emotionstoleranz und -akzeptanz, Achtsamkeit oder Stresstoleranz können bei übenden Sequenzen oder bei konkreten Verhaltensänderungen hilfreich sein. Neue Verhaltensweisen und die damit anfänglich einhergehenden emotionalen Belastungen können zunächst *in sensu* mittels der Imagination erprobt und entsprechende emotionale Veränderungen noch vor der realen Umsetzung erfahrbar gemacht werden (»Stellen Sie sich vor, wie es sich anfühlen würde, wenn Sie …«). Auch die kognitive Arbeit kann durch emotionsfokussierte Techniken ergänzt werden, um eine größere Wirksamkeit zu erreichen. So kann u. a. die KVT-Technik der kognitiven Disputation von Scham und Selbstabwertung häufig emotionsaktivierender und effizienter mit der Zwei-Stuhltechnik durchgeführt werden. Und wenn es um die Ziele des Patienten und seine frustrierten Bedürfnisse geht, ist die Arbeit an seinen maladaptiven primären Emotionen und deren Entstehungsbedingungen in der Lerngeschichte von Bedeutung. Dies sind alles Beispiele für die weitreichende Einsetzbarkeit von emotionsfokussierten Techniken in der KVT, welche mittlerweile in vielen Therapiemanualen und störungsspezifischen Ansätzen beschrieben werden.

! Jeder therapeutische Schritt in der KVT kann um emotionsfokussierte Techniken ergänzt werden.

Ergänzender Einsatz emotionsfokussierender Techniken. Die Frage nach dem Einsatz von emotionsfokussierten Techniken ist natürlich besonders dann indiziert, wenn Patienten sich mit deren praktischen Umsetzung im Alltag schwer tun und den klassischen Satz sagen: »Sie haben ja Recht, aber ich fühl das nicht so!« In der Regel treten bei dem Versuch einer kognitiv-behavioralen Veränderung des Problemverhaltens die bislang vermiedenen negativen Emotionen auf, die der Patient nicht ertragen und regulieren kann.

Die Angst vor dem Erleben problematischer Emotionen ist zudem ein häufiger Grund für das Scheitern von kognitiv-behavioralen Interventionen. Man kann also sagen, dass Performanzdefizite auf der Verhaltensebene durch Kompetenzdefizite auf der emotionalen Ebene verursacht werden. In solchen Fällen ist es wenig sinnvoll, das neue Verhalten wieder und wieder genau durchzusprechen, da das eigentliche Defizit nicht auf der Verhaltensebene liegt.

Studien um die Arbeitsgruppe von Matthias Berking (2013) haben bei den verschiedensten Krankheitsbildern gezeigt, dass die transdiagnostische Ergänzung einer KVT um emotionsfokussierte Interventionen die Wirksamkeit der Therapie steigerte. Deswegen werden emotionsregulatorische Techniken in die bestehenden KVT-Konzepte zu deren Effektivitätssteigerung eingebaut (Berking & Schwarz, 2014). Hierbei werden insbesondere die folgenden emotionsregulatorischen Kompetenzen trainiert:

- Emotionen differenziert wahrnehmen und benennen
- Emotionen tolerierend, achtsam und akzeptierend erleben
- sehr intensive Emotionen herunterregulieren
- die Bedingungsfaktoren für emotionales Erleben erkennen
- die Bedeutung von Emotionen verstehen
- Emotionen durch kognitive und behaviorale Prozesse beeinflussen
- emotionsauslösende Situationen aktiv aufsuchen
- mit sich selbst in emotional belastenden Situationen selbstberuhigend und selbstunterstützend umgehen

Fallbeispiel

Der Patient mit einer narzisstischen Persönlichkeitsstörung wollte sich intensiver um seine Kinder kümmern – doch sagte er die geplanten gemeinsamen Aktivitäten entweder kurz vorher ab oder versuchte, die Zeit mit seinen Kindern möglichst schnell und ohne großen Austausch herumzubekommen. Ausschlaggebend für sein anhaltendes Vermeidungsverhalten waren seine Gefühle von Scham und Hilflosigkeit, welche bei näherem Kontakt zu seinen Kindern (und auch anderen Menschen) auftraten. Auf das drohende Erleben dieser aversiven Emotionen reagierte er bereits im Vorfeld mit Angst und Vermeidung. In einem emotionsfokussierten Teil der Therapie wurden die Schamgefühle fokussiert und der Patient lernte wesentliche Techniken der Emotionsregulation von Scham (u. a. kognitive Distanzierung, radikale Akzeptanz, Klärung und Bearbeitung biographischer Bedingungsfaktoren, Entspannungsmethode, Selbstberuhigung). Außerdem wurde die

Scham mit der Zwei-Stuhl-Technik bearbeitet. Natürlich waren auch sehr praktische Übungen Teil der Arbeit an seinem Vermeidungsverhalten, so z. B. die Arbeit an seinen defizitären sozialen Kompetenzen (Kompetenzdefizit auf der Verhaltensebene).

Zeitpunkt der Arbeit an emotionalen Schemata. Die Arbeit an emotionalen Schemata und ihren maladaptiven primären Emotionen kann auch im Anschluss an eine erfolgreiche, eher symptomorientierte KVT indiziert sein, wenn es um die Klärung und Bearbeitung der der Störung zugrunde liegenden emotional-kognitiven Schemata geht. Bezeichnenderweise äußern nicht wenige Patienten trotz einer erfolgreichen KVT den Wunsch, ihr Problem tiefergehend zu verstehen und zu bearbeiten.

Fallbeispiel

Die 47-jährige Patientin mit einer Panikstörung zeigte unter den typischen KVT-Interventionen (u. a. Psychoedukation zum Angstkreislauf, Arbeit an Katastrophengedanken, Expositionstraining) eine gute Remission ihrer Angstsymptomatik. Allerdings war sie weiterhin verunsichert über die Entstehung ihrer Angst, da sie seit mehreren Jahren eine zunehmende ängstliche Anspannung und Traurigkeit bemerkt habe, deren Gründe ihr jedoch nicht bekannt seien. Außerdem erlebe sie im Verlauf ihrer Expositionen immer beim Nachlassen der Angst verstärkt diese Traurigkeit (Aktivierung der primären Emotion durch Exposition und Habituation der sekundären Emotion). In der folgenden emotionsfokussierten Arbeit wurde dann die Traurigkeit stimuliert und exploriert. Ergebnis dieser emotionsfokussierten Arbeit war ein in der Kindheit zutiefst frustriertes Bedürfnis nach Geborgenheit und fürsorglicher Liebe, welches in einem emotionalen Schema von Einsamkeit und Traurigkeit mündete (entsprechend der negativen Grundannahme von Verlassenheit). Das Erleben dieser Emotionen vermied die Patientin dann in ihrer Entwicklungsgeschichte zunehmend durch die Bewältigungsstrategie der Autonomie und Kontrolle. Diese Bewältigungsstrategie, die lange Zeit ihres Lebens erfolgreich war, wurde unter zunehmenden Alter immer kräfteraubender und dysfunktionaler; gleichzeitig aktivierte die Eigenständigkeit ihrer Kinder (14 und 18 Jahre) dieses emotionale Schema. Die in den letzten Jahren verstärkt auftretende ängstliche Anspannung war Ausdruck eines drohenden Kontrollverlustes über ihre Traurigkeit und Einsamkeit, welche mehr und mehr im Alltag für sie erlebbar wurden. In Folge wurde auch unter Einsatz von kognitiv-behavioralen Techniken an ihrem Bedürfnis nach Geborgenheit und Fürsorge gearbeitet, dessen Befriedigung sie bislang durch ihr überkompensierendes, autonomes und kontrollierendes Verhalten verhindert hatte.

Oft treten im Verlauf einer erfolgreichen KVT die sekundären Emotionen in den Hintergrund und machen die dahinter liegenden primären Emotionen für den Patienten erlebbar. In einem weiteren Schritt sollten nun diese primären Emotionen hinsichtlich der ihnen zugrunde liegenden adaptiven oder maladaptiven Bedürfnisse analysiert und bearbeitet werden, um neue bedürfnisgerechte Verhaltensalternativen zu erarbeiten.

3.5 Die Gestaltung der therapeutischen Beziehung

Die Konzeptualisierung der therapeutischen Beziehung als unmittelbare Intervention, z. B. im Sinne der komplementären Beziehungsgestaltung zur Befriedigung zentraler Beziehungsmotive (Grawe & Grawe-Gerber, 1999), oder als zentraler Faktor in der Aktivierung und Verarbeitung emotionaler Konflikte (Coombs et al., 2002), wurde nach und nach in die KVT integriert. Auch das seitens der tiefenpsychologischen Psychotherapie konzeptualisierte Phänomen der Übertragung, also die Problemaktualisierung in der therapeutischen Beziehung (insbesondere bei persönlichkeitsgestörten Patienten) wurde in der letzten Dekade zunehmend in die bestehenden KVT-Konzepte integriert (McCoullough, 2011). Die häufig zu hörende Auffassung, dass die frühere Verhaltenstherapie der Gestaltung der therapeutischen Beziehung angeblich keine Beachtung geschenkt und sich nur mit der Anwendung von Techniken beschäftigt habe, entspricht nachweislich nicht den Tatsachen (Zimmer, 1983)!

Die empathisch-validierende Gestaltung der therapeutischen Beziehung, wie sie insbesondere in der Emotionsfokussierten Therapie betont wird (Greenberg, 2006), ist entscheidend für die Bereitschaft und Fähigkeit des Patienten zur Aktivierung, Erleben und Verarbeitung seiner problematischen Emotionen (Beutler et al., 2000). Je mehr die Therapie auf die emotionale Stimulation und das erlebnisorientierte Vorgehen ausgerichtet ist, desto wichtiger ist die spezifische Gestaltung der therapeutischen Beziehung. Dies hat mehrere Gründe:

- Beim emotionsfokussierten Vorgehen muss der Patient seine Aufmerksamkeit auf innere Vorgänge richten, welches mit einer größeren Unsicherheit und einem größeren Kontrollverlust einhergeht, als bei der Arbeit an externen Vorgängen.
- Das Erleben der eigenen problematischen Emotionen stellt eine große Belastung dar, die der Patient bislang durch seine Bewältigungsstrategien zu vermeiden versucht hat.
- Der Patient fühlt sich beim Erleben seiner Emotion der Reaktion und dem Urteil des anwesenden Therapeuten deutlich mehr ausgeliefert als bei kognitiven und behavioralen Prozessen.
- Die problematischen emotionalen Schemata (mit z. B. Scham, Schuld, Angst, Einsamkeit) wurden in der Vergangenheit im Rahmen von konflikthaften bzw. traumatischen Beziehungen erlernt und können nur durch korrigierende Beziehungserfahrungen verlernt werden.
- Der Therapeut dient dem Patienten als Modell zum kompetenten Umgang mit Emotionen, z. B. im Rahmen einer therapeutischen Selbstoffenbarung oder einer empathisch-validierenden Haltung.

Therapeutische Beziehung. Aufgrund der genannten Probleme und Voraussetzungen bedarf es beim erlebnisorientierten Vorgehen einer spezifischen therapeutischen Beziehungsgestaltung, die es dem Patienten ermöglicht, sich dem Prozess der Wahrnehmung und Thematisierung seiner problematischen Emotionen zu stellen, an diesen zu arbeiten und durch ein erlebnisorientiertes Vorgehen emotionale Neuerfahrungen zu machen. Der Therapeut muss insbesondere in der Lage sein, dem Patienten eine sichere und akzeptierende Beziehung anzubieten, in welcher Empathie und Validierung bezüglich der emotionalen Erlebnisse des Patienten im Mittelpunkt stehen.

! Die einseitige Ausrichtung des Therapeuten auf einen empathisch-validierenden Beziehungsstil birgt aber die Gefahr, dass der Patient sich zwar verstanden und akzeptiert fühlt, aber keine weiteren, veränderungsorientierten Schritte macht. Der Therapeut muss seinen Beziehungsstil deswegen flexibel gestalten können, um zum richtigen Zeitpunkt auch direktiv und empathisch-konfrontativ sein zu können.

Darüber hinaus hat die therapeutische Beziehung alleine bereits eine potenziell positiv korrigierende Wirkung auf die emotionale Problematik des Patienten. In der Regel wertet sich der Patient ständig selbst ab, schämt sich für bestimmte Emotionen oder ängstigt sich vor diesen. Diese selbstabwertende Haltung ist darauf zurückzuführen, dass der Patient in seiner Lerngeschichte von wichtigen Bezugspersonen eine tief greifende Abwertung, Missbrauch, emotionale Vernachlässigung oder Kritik erfahren hat. Der emotionsphobische Konflikt beruht also häufig auf einem selbstabwertenden Schema. Da die therapeutische Beziehung ein Trigger für diese selbstabwertenden Emotionen ist (Übertragungssituation), kann der positive Kontakt zu einem empathisch-validierenden Therapeuten eine Beziehungserfahrung sein, die eine grundlegend korrigierende Wirkung auf selbstabwertende Prozesse hat. Dies wird u. a. als Reparenting, der limitierte Ersatz der Elternfunktion, bezeichnet und in dieser Form von der Schematherapie aufgegriffen. Eine solche Beziehungserfahrung sollte sich aber nicht alleine auf die therapeutische Beziehung beschränken, sondern Ausgangspunkt für außertherapeutische Neuerfahrungen durch Verhaltensänderungen in anderen Beziehungen sein. Dieser Transfer neu erworbener interaktioneller und emotionsregulatorischer Kompetenzen in den außertherapeutischen Alltag ist von großer Bedeutung: Ansonsten bestünde die Gefahr, dass der Patient sich nur in der Beziehung zum Therapeuten als kompetent und handlungsfähig erlebt.

Drei der wichtigsten Aspekte einer therapeutischen Beziehungsgestaltung im Rahmen der KVT, die das emotionale Erleben der Patienten und ihre Bereitschaft zu deren Veränderung fördern, sind

- Empathie
- Validierung
- therapeutische Selbstoffenbarung

In den folgenden Abschnitten sollen die wichtigsten Elemente der therapeutischen Beziehungsgestaltung näher erklärt und veranschaulicht werden.

3.5.1 Empathie

Unter Empathie versteht man die Fähigkeit zum einfühlenden Verstehen der Innenwelt eines anderen Menschen, d.h. seiner Emotionen, Gedanken, Bedürfnisse und Motive. Hierbei kann man zwischen einer emotionalen Empathie (die Innenwelt des anderen durch die eigenen Emotionen nachempfinden) und einer kognitiven Empathie (die Innenwelt des anderen mittels kognitiver Prozesse verstehen) unterscheiden. Darüber hinaus gehört zum empathischen Prozess unabdingbar dazu, dass der Therapeut dem Patienten mitteilt, was er mittels seiner Empathie von ihm verstanden zu haben glaubt, und ihn fragt, ob er sich richtig verstanden fühlt. Erst dieser Feedbackprozess ermöglicht eine wirksame Empathie.

Fallbeispiel

P: »Ich hatte mich eigentlich auf den Besuch bei meinen Eltern gefreut, aber als ich das Haus betrat, kam irgendwie ein ungutes Gefühl bei mir hoch.«

Th: »Da scheint im Vorweg eine Hoffnung bei Ihnen gewesen zu sein, die aber irgendwie verschwand, als Sie das Haus betraten.«

P: »Hmmm, irgendwie war ich auf einmal total angespannt und einfach nur leer im Kopf.«

Th: »Dieses Gefühl von Anspannung scheint eine Gefahr zu signalisieren. Was haben Sie instinktiv befürchtet?«

P: »Irgendwie eine Enttäuschung ...«

Th: »Ja, eine Enttäuschung und dann ist es verständlich, dass Sie angespannt waren. Bleiben Sie mal bei diesem Gefühl und nehmen Sie wahr, was noch in Ihnen passiert.«

P: »Hm ..., ja, da ist auch Ärger. Ja, genau, ich ärgere mich schon vorher, weil ich eigentlich weiß, was meine Mutter wieder sagen wird. Erst wird sie nur von sich reden und mir dann Vorwürfe machen, dass ich mich solange nicht gemeldet habe.«

Th: »Und so eine Erfahrung macht einen ärgerlich, das würde mir genauso gehen. Dabei scheinen Sie aber immer wieder Hoffnung zu haben und das zeigt, dass da noch ein Bedürfnis nach Kontakt da ist, nach Geborgenheit?«

P: (*mit Tränen in den Augen*) »Es ist doch meine Mutter und die müsste sich doch eigentlich für mich interessieren und mir nicht immer nur Vorwürfe machen und von sich reden ...«

Die Empathie des Therapeuten soll dem Patienten helfen, sich seinem inneren Erleben gegenüber zu öffnen und seine inneren, insbesondere emotionalen Konflikte besser zu verstehen. Sie gibt ihm den notwendigen Rahmen, die eigenen Emotionen wahrzunehmen und zu akzeptieren, sich mit diesem Erleben sicher zu fühlen und eine Stärkung seines Selbst bzw. mehr Selbstvertrauen zu erfahren. Außerdem soll die Empathie des Therapeuten dem Patienten helfen, eine positivere und akzeptierendere Sicht auf sich selbst zu entwickeln.

Praktisches Vorgehen

Für den empathischen Prozess strebt der Therapeut an, sich von seinen eigenen Gedanken, Motiven, Zielen und Wünschen frei zu machen, um sich auf das Erleben des Patienten zu konzentrieren. Hierbei versucht sich der Therapeut in die Erlebenswelt des Patienten einzufühlen und seiner Bilderwelt zu folgen. Somit besteht der grundlegende Schritt des empathischen Verstehens in einem zunächst ziellosen Erlebensprozess des Therapeuten und seine Resonanz auf dieses Erleben, das er in Form der kognitiven Empathie durch einen bewussten Verstehensprozess bereichert. Wesentlich sind hierbei das Paraphrasieren und Zusammenfassen dessen, was der Therapeut beim Patienten gerade wahrzunehmen glaubt. Hierbei sind Fragen entscheidend wie:

- Was denkt und fühlt der Patient in diesem Augenblick?
- Was für Wünsche, Bedürfnisse, Motive sind für den Patienten in dieser Situation von Bedeutung?
- Wie nimmt der Patient diese Situation wahr? Was bedeutet diese Situation für ihn?
- Was für ein Gefühl lösen die Worte, die Wortmelodie, Gestik und Mimik des Patienten bei mir aus?

Anschließend versucht der Therapeut sein Verständnis der inneren Welt des Patienten in Worten wiederzugeben. Diese Wiedergabe sollte dabei entweder die Form einer Rückfrage erfolgen oder zumindest einen fragenden Charakter haben. Hierdurch wirkt der Therapeut der Gefahr einer suggestiven Beeinflussung entgegen und gibt dem Patienten Gelegenheit, Missverständnisse auszuräumen.

Einsatz empathischer Äußerungen. Der Therapeut kann seine Empathie zu unterschiedlichen Zwecken einsetzen (Bischkopf, 2013):

- **Empathische Bestätigung.** Die empathische Äußerung des Therapeuten soll dem Patienten das Gefühl geben, dass es in Ordnung ist, so wie er zu empfinden und zu denken. Sie ist somit eine Validierung (s. Abschn. 3.5.2) (Beispiel: »Natürlich löst dieser Gedanke bei Ihnen eine tiefe Traurigkeit aus und lässt Gedanken an bessere Zeiten in der Vergangenheit hochkommen.«).
- **Empathische Vertiefung.** Hierbei soll das emotionale Erleben des Patienten vertieft bzw. intensiviert werden (Beispiel: »Das fühlt sich für Sie so an, als ob Sie ganz alleine auf der Welt sind und sich kein Mensch wirklich für Sie interessiert.«).
- **Empathische Exploration.** Durch diese Art der Empathie soll der Patient ermutigt werden, seine Aufmerksamkeit auf Aspekte seines Erlebens zu lenken, welche er bislang nicht beachtet und vermieden hat (Beispiel: »In dem Augenblick fühlen Sie sich unendlich traurig und einsam und da gibt es vielleicht noch andere Gedanken und Gefühle, die Sie bislang gar nicht richtig wahrgenommen haben?«).

- **Empathische Vermutungen.** Hierbei verleiht der Therapeut seinem eigenen Erleben angesichts des Berichtes des Patienten Ausdruck, damit dieser hierdurch bislang vermiedene Gedanken und Gefühle besser explorieren kann (Beispiel: »Wo Sie mir von Ihrer Traurigkeit erzählten, kam bei mir ein beklemmendes Gefühl von Angst auf, so als ob es gar keine Hoffnung gibt.«)

3.5.2 Validierung

Validierung bedeutet, die Realität des anderen Menschen für gültig zu erklären, dessen innere Welt vor dem Hintergrund seiner Erfahrungen und Entwicklungen und damit auch seine hieraus motivierten Handlungen anzuerkennen. Validierung ist somit eine Haltung des aktiven Verstehens und Ernstnehmens. Sie muss jedoch nicht per definitionem eine positive, gutheißende Bewertung der Erlebnis- und Verhaltensweisen des anderen Menschen bedeuten. Validierung ist vielmehr die Vermittlung einer grundsätzlichen Akzeptanz des Therapeuten für die Stimmigkeit der dysfunktionalen bzw. symptomatischen Verhaltens- und Erlebnisweisen aus der subjektiven Erlebniswelt des Patienten. Diese validierende, d. h. akzeptierende Haltung soll einer voreiligen korrigierenden Sicht auf die Probleme des Patienten entgegenwirken, welche bei diesem den Eindruck des Nicht-Verstandenwerdens entstehen lässt. Solange er sich nicht verstanden fühlt, wird er aber eher um dieses Verständnis kämpfen und für eine Veränderung nicht zugänglich sein. Eine Validierung ist in der Regel mit einem empathischen Prozess verbunden und von diesem oftmals auch nur schwer zu trennen. Deswegen wird in der Regel von einer empathisch-validierenden Haltung des Therapeuten gesprochen. Das empathische Moment betont eher das Einfühlen in die emotionale Welt des Patienten, während das validierende Moment auf das Bestätigen der inhärenten emotionalen Logik innerhalb seines Erlebens abhebt.

Fallbeispiel

Die Patientin hat sich trotz ihrer Einsamkeit und ihres Bedürfnisses nach Kontakt nicht zu einem Kaffeetrinken der Kirchengemeinde begeben, wie es als Hausaufgabe vereinbart worden war. Auf die Frage, warum sie dies vermieden hat, kommen der Patientin Tränen und sie verbleibt stumm.

Th: (*empathisch*) »Ich merke, wie traurig Sie gerade sind und ich spüre auch eine Verzweiflung und gleichzeitig eine Ängstlichkeit in mir aufsteigen. Und so wie ich Sie kenne, kann ich mir vorstellen, dass Sie bei dem Gedanken an dieses Kaffetrinken Angst davor hatten, von den dortigen Menschen abgelehnt zu werden. Trifft das Ihr Empfinden und Ihre Gedanken?«

P: Patientin nickt stumm

Th: (*empathisch*) »Und hinter dieser Angst spüre ich auch ein Gefühl von Minderwertigkeit, ja sogar Scham. Nicht dazu zu gehören, außen vor zu sein.«

P: Patientin nickt wiederum stumm.
Th: (*validierend*) »Das sind sehr quälende Gefühle, die Sie dann erleben. Und vor dem Hintergrund Ihrer traumatischen Erfahrungen in Ihrer Kindheit und Ihrer hieraus resultierenden Neigung, sehr rasch mit Scham und Angst zu reagieren, kann ich Ihre Vermeidungshaltung zunächst gut verstehen.«
P: (*erleichtert*) »Das kann ich einfach nicht, so mit Menschen mich treffen und reden.«
Th: (*empathisch-konfrontierend*) »Das fällt Ihnen mit Sicherheit sehr schwer, aber dennoch ist es genau diese Kompetenz, welche Ihnen fehlt, um aus Ihrer Einsamkeit herauszukommen. Wie könnte ein neuer Anlauf hinsichtlich des Besuches dieses Kaffeetrinkens aussehen?«

Praktisches Vorgehen
Der Therapeut versucht angesichts konkreter Erlebnis- und Verhaltensweisen den Patienten in seinem Lebenskontext zu verstehen und ihm aktiv dieses Verstehen zu vermitteln.

Fallbeispiel

Die selbstunsichere Patientin berichtet von einem Konflikt mit ihrem Ehemann, anlässlich dessen sie sich für zwei Tage in ihr Bett zurückgezogen hat.

P: »Ich wollte da nichts mehr sehen und hören. Einfach nur da liegen und versuchen zu schlafen.«
Th: (*empathisch*) »Dieser Streit hat Sie wirklich mitgenommen und wohl auch überfordert, sodass Sie nur noch die Möglichkeit des Rückzuges sahen.«
P: »Mein Mann wird sich doch nie ändern!«
Th: (*validierend*) »Das vermag ich nicht zu beurteilen. Aber dass Sie keine Möglichkeiten sehen, sich in solchen Situationen anders zu verhalten, kann ich insoweit verstehen, als dass Sie konstruktive Auseinandersetzungen in Ihrer Kindheit nie erfahren und gelernt haben. Wie sollten Sie dann auch in solchen Konfliktsituationen alternative Verhaltensweisen aktivieren können?
P: »Mich überfordert so etwas total. Und es macht mir auch Angst.«
Th: (*empathisch-konfrontierend*) »Ja, wenn man überfordert ist, dann kommt auch eher die Angst. Ihre Gefühle und Verhaltensweisen sind somit wirklich nachvollziehbar. Dennoch schaden sie Ihnen und Sie müssen daran etwas verändern, um Ihr Ziel einer größeren Stabilität in Beziehungen erreichen zu können.«

In diesem Beispiel kann man verfolgen, wie der Therapeut den Fokus zunächst auf das empathische Moment legt, dann validierend fortfährt und dann zur empathisch-konfrontierenden Haltung wechselt. Diese feinen Nuancen sind von Bedeutung, da die validierende Haltung bereits den Ansatz einer Erklärung vor dem biografischen Hintergrund enthält und hierdurch widerspruchserzeugender ist als eine rein empathische Haltung. Es macht einen Unterschied, ob man einem Menschen sagt »Ich fühle, dass Sie traurig sind« (gering zu erwartender Widerspruch) oder »Ich verstehe, dass Sie sich jetzt traurig fühlen. Bei den Erfahrungen, die Sie in der Kindheit mit Ihrem Vater gemacht haben …« (stärker zu erwartender Widerspruch). Das höchste Widerspruchspotenzial hätte vermutlich folgende Formulierung: »Das empfinden Sie in dieser Situation so, weil Sie das an die Abwertungen durch Ihren Vater erinnert!«. Der biografisch abgeleiteten Begründung wohnt immer auch eine Relativierung inne. Diese ist zwar letztendlich für eine korrigierende psychotherapeutische Arbeit notwendig, der beständige Wechsel von eher empathischer und eher validierender Betrachtungsweise erhöht jedoch die Akzeptanz durch den Patienten.

! Die Empathie und Validierung durch den Therapeuten sollte den Patienten eine Unterstützung zu einem empathisch-validierenden Umgang mit sich selbst sein, wie es von der Compassion Focused Psychotherapie konzeptualisiert wird (s. Kap. 4).

Validierungsstrategien der DBT. In der Dialektisch-behavioralen Therapie werden eine Reihe von konkreten Validierungsstrategien benannt, die aber durchaus auch empathischer Natur sind (Linehan, 1996). Hierzu gehören u. a.:

- **Aufmerksamkeit (teilnehmender Beobachter).** Der Therapeut signalisiert durch Gestik, Mimik und einzelne Worte sein aktives Zuhören (z. B. mit dem Kopf nicken, zustimmende Worte wie »OK« oder »Aha« sagen)
- **Genaue Reflexion auf derselben Ebene.** Hierbei reflektiert und kommentiert der Therapeut das vom Patienten Gesagte, ohne dass er dieses kritisiert. So könnte er z. B. sagen: »Was Sie mir gerade berichtet haben (der Patient hatte von seinen Verlassenheitsängsten erzählt), macht auf mich den Eindruck, als ob Sie so voller Angst wären, von anderen Menschen abgewiesen zu werden, dass Sie alles tun würden, um diese Erfahrung zu vermeiden.«
- **Wiedergabe nicht ausgedrückter Emotionen.** Beispiel: »So wie Sie mir von der Begegnung berichten, habe ich den Eindruck, dass Sie nicht nur traurig waren, sondern auch Enttäuschung und vielleicht sogar Verbitterung erlebt haben.«
- **Verstehbarkeit aufgrund der Lerngeschichte oder Störung.** Der Therapeut vermittelt dem Patienten, dass er die wesentlichen Erfahrungen und die sich hieraus ergebende Problematik verstanden hat. Hierzu gehören Sätze wie: »Mit Ihren Erfahrungen konnten Sie in dem Augenblick gar nicht anders reagieren.«
- **Nachvollziehbarkeit aufgrund des gegenwärtigen Kontexts.** Der Therapeut sagt Wörter bzw. Sätze wie: »Natürlich haben Sie so gedacht bzw. gefühlt.« oder »Das kann ich verstehen.« oder »In der Situation waren Ihre Gefühle zu stark, als dass Sie hätten anders handeln können.«

! Natürlich haben Patienten ein feines Gespür für die Aufrichtigkeit anderer Menschen, weshalb eine Validierung durch den Gebrauch von uniformen Sätzen (wie z. B. »Ja, das kann ich verstehen.«) ohne ein wirkliches tieferes Verständnis ihrer individuellen Entwicklung und Problematik nicht hilfreich ist. Hier ist die gesamte Persönlichkeit und radikale Echtheit des Therapeuten gefragt. Möglicherweise muss der Therapeut auch einmal zugeben, dass er etwas nicht ganz nachvollziehen kann und den Patienten bitten, ihm seine Gefühlslage zu erklären. Echtes Bemühen um Verständnis ist dabei authentischer und viel hilfreicher als ein nur vorgetäuschtes Verstehen.

3.5.3 Therapeutische Selbstoffenbarung

Ein Patient kann sich nur schwer gegenüber seinen selbstabwertenden Emotionen öffnen (Scham, Schuld, Angst, Einsamkeit etc.), wenn er sich mit einem scheinbar perfekten Therapeuten konfrontiert sieht. Das Erleben und Zeigen von Emotionen ist häufig mit einem Gefühl von Peinlichkeit und Scham verbunden, was mit der Befürchtung einhergeht, für das eigene innere Erleben kritisiert und abgelehnt zu werden. Die therapeutische Selbstoffenbarung (bzw. Selbstenthüllung) des Therapeuten, ein Aspekt der Kongruenz und Authentizität aus der Gesprächspsychotherapie (Eckert et al., 2012), ist deswegen eine nicht zu unterschätzende therapeutische Haltung. Im Rahmen der Selbstoffenbarung berichtet der Therapeut über seine Gefühle, seine Erfahrungen und legt eigene Schwächen, Probleme usw. offen. Hierbei achtet er darauf, dass er aber auch seine persönlichen Lösungen und adaptiven Umgangsweisen mit Problemen offen legt, damit der Patient ihn als Modell erleben kann. Auf dieser Grundlage kann der Patient sich sicher sein, dass der Therapeut keine versteckten Absichten verfolgt, vielmehr ihm gegenüber ehrlich und authentisch ist. Außerdem wirkt es einer wirklichkeitsfernen Idealisierung des Therapeuten mit unrealistischen Erwartungshaltungen, aber auch einen überhöhten Erwartungsdruck an sich selbst, der Schamgefühle befördern kann, entgegen. Dies lässt den Patienten seine emotionalen Konflikte akzeptierender und normalisierender betrachten und in Folge kann er sich gegenüber seinen Gefühlen und gegenüber dem Therapeuten besser öffnen und sein problematisches Vermeidungsverhalten abbauen. Der Therapeut ist also als Person transparent, er zeigt sich als Mensch, und vermittelt seine Kongruenz und Echtheit. Kongruenz ist hierbei der Zugang des Therapeuten zu seinem eigenen Erleben und seinem Selbst, während Echtheit sein transparentes und authentisches Verhalten umfasst.

Fallbeispiel

P: »Als ich aber mit meiner Frau über mein Problem reden wollte, da wurde ich total unsicher und habe dann eine panische Angst gespürt. Deswegen habe ich gleich wieder dichtgemacht und bin in meine Abwehrhaltung gegangen.«

Th: »Wo Sie mir das erzählen, spüre ich auch in mir eine Anspannung, die verbunden ist mit dem Gedanken: Werde ich von meiner Frau noch weiter geschätzt und akzeptiert, wenn ich ihr offen gegenüber trete?«

P: »Ja, von ihr wieder kritisiert zu werden, das würde ich nicht aushalten.«

Th: »Ich denke, dass das Gefühl von Unsicherheit vollkommen normal ist, wenn man sich einem Menschen gegenüber öffnet. Und Sie haben leider die Erfahrung gemacht, dass Ihre Frau nicht unbedingt positiv reagiert, wenn Sie sich öffnen und bedürftig zeigen.«

P: »Andere Männer scheinen das echt besser hinzubekommen.«

Th: »Vielleicht, aber ich kenne ehrlich gesagt keinen Mann aus meinen Bekannten- und Freundeskreis, der hiermit kein Problem hätte. Und ich würde meiner Partnerin auch nicht von Problemen erzählen, wenn ich die Befürchtung hätte, sie würde mich dafür kritisieren.«

P: »Echt? Sie glauben gar nicht, wie gut das tut, so etwas zu hören. Ich habe immer den Gedanken, dass meine Gefühle verkehrt sind und ich einfach nur zu schwach bin, um mich dem zu stellen.«

Th: »Ja, es ist erleichternd zu merken, dass man nicht alleine ist. Ich frage mich jetzt, welchen Umgang Sie mit diesen Gefühlen und diesem Bedürfnis lernen müssten, damit Sie irgendwann den Schritt gehen können, mit Ihrer Frau offen zu sprechen?«

Die therapeutische Selbstoffenbarung kann aber nur dann hilfreich sein, wenn der Therapeut selbst gelernt hat, seine Emotionen zu erleben, zu tolerieren, die dahinter stehenden Bedürfnisse zu verstehen, und einen adaptiven und sinnvollen Umgang mit ihnen gefunden hat. Die Selbstoffenbarung muss für den Patienten einen Modellcharakter haben, d. h., dass der Therapeut sollte nur über solche Erlebnisse, Probleme und Schwächen Auskunft geben, für welche er in seinem eigenen Leben einen hilfreichen Umgang bzw. eine Lösung gefunden hat.

Weiterführende Literatur

Greenberg, L. (2006). Emotionsfokussierte Therapie. Tübingen: DGVT

Lammers, C. H. (2011). Emotionsbezogene Psychotherapie (2. Aufl.). Stuttgart: Schattauer

II Praktische Techniken der emotionsfokussierten Arbeit

In diesem Teil des Buches sollen konkrete Techniken und Interventionen zur emotionsfokussierten psychotherapeutischen Arbeit dargestellt werden. Die vermittelten Techniken stehen dabei nicht im Rahmen eines psychotherapeutischen Gesamtkonzepts. Vielmehr soll das Buch eine Hilfestellung geben, den Umgang mit problematischen Emotionen mittels spezifischer Techniken unabhängig von bestimmten Verfahren oder therapeutischen Manualen in den Fokus der Therapie zu nehmen. Sämtliche Techniken und Interventionen werden in ihren wesentlichen Aspekten dargestellt, jedoch aus Platzgründen nicht in aller Ausführlichkeit und Tiefe. Aus diesem Grunde gibt es am Ende der Darstellung jeweils Hinweise auf die entsprechende Literatur, die zur Vertiefung der entsprechenden Technik geeignet ist.

! Grundlage der Therapie und aller Interventionen ist das Fallkonzept, so wie es in Kapitel 3 und in Arbeitsblatt 1 dargestellt wurde. Einzelne Teile des Fallkonzeptes müssen natürlich im Laufe der Therapie erst erarbeitet werden.

Zur besseren Einordnung der im Folgenden genannten Techniken in Bezug auf ihre Funktionen bzw. Möglichkeiten, sollen noch einmal die wesentlichen Aspekte der emotionsfokussierten Arbeit benannt werden. Der Patient sollte:

- Emotionen differenziert wahrnehmen
- ohne Vermeidungsverhalten, achtsam und akzeptierend seine Emotionen erleben
- Emotionen in Bezug auf ihren Informationsgehalt (Bedürfnisse, Motivationen, Ziele) und den biographischen Kontext hin verstehen lernen
- adaptive Emotionen in entsprechendes Verhalten umsetzen
- maladaptive Emotionen regulieren und verändern
- adaptive Emotionen aktivieren, prozessieren und neue emotionale Erfahrungen machen
- neue, zielgerichtete Verhaltensweisen entwickeln, welche seinen adaptiven emotionalen Bedürfnissen entsprechen

Es sei an dieser Stelle empfohlen, sich bei der Lektüre einer konkreten Technik immer wieder diese Grundprinzipien des emotionsfokussierten Vorgehens vor Augen zu führen, um sich die Anwendungsbereiche der einzelnen Techniken und auch deren Überschneidungen zu vergegenwärtigen.

4 Emotionsalgorithmus bzw. Emotionsplan

Wesentliche emotionsfokussierte Interventionen, die in diesem Teil des Buches dargestellt werden, können in einen Algorithmus der Emotionsregulation zusammengefasst werden, wie er u. a. von Greenberg (2006) und Berking (2006) konzeptualisiert wird. Zur leichteren Verständlichkeit sollte gegenüber dem Patienten das Wort Algorithmus durch Plan ersetzt werden und somit von einem »Emotionsplan« gesprochen werden. Dieser Emotionsplan besteht aus einem Ablauf an Techniken, die aufeinander aufbauen und beim Erleben einer Problememotion in der genannten Reihenfolge durchgeführt werden sollten:

(1) Stressregulation bzw. Entspannung
(2) bewertungsfreie, achtsame Wahrnehmung der Emotion/Emotionstoleranz
(3) (radikale) Akzeptanz und Emotionstoleranz
(4) Emotionsanalyse
(5) kognitive Neubewertung und Verhaltensänderung

Der hier vorgestellte Ablaufplan der Emotionsregulation dient somit der strukturierten, situativen Bearbeitung bzw. Regulation von problematischen Emotionen in konkreten Problemsituationen. Zuvor muss der Patient aber die einzelnen Teile getrennt voneinander erlernen und einüben, um diese dann im Rahmen des Emotionsplans effektiv einsetzen zu können. So kann beispielsweise die Technik der Akzeptanz oder der Emotionsanalyse nicht innerhalb einer Therapiestunde vermittelt und erlernt werden.

Beispielaussage des Therapeuten

»Wir haben in den vergangenen Stunden gemeinsam herausgefunden, welche problematischen Gefühle in Ihren Problemsituationen auftreten. Wir haben auch über Ihre Gedanken gesprochen, die mit diesen Gefühlen zusammenhängen, sowie darüber, was Sie tun, um die unangenehmen Gefühle loszuwerden oder gar nicht erst aufkommen zu lassen. Sie haben gelernt, dass es besser ist, sich diesen Gefühlen zu stellen und sie wahrzunehmen, als zu versuchen, diese zu vermeiden und zu unterdrücken. Ich möchte Ihnen nun eine bestimmte Abfolge von Techniken vorstellen, die Ihnen helfen können, besser mit solchen Gefühlen in dem Augenblick umzugehen, wenn diese unmittelbar auftreten. Da es sich um eine geplante zeitliche Abfolge von Techniken handelt, nennen wir dies einen Emotionsplan.«

! Die Bedeutung der initialen Entspannungssequenz für den weiteren Verlauf des Emotionsplans kann nicht überschätzt werden, denn unter hohem Stress erleben die Patienten einen Handlungsdruck, der die Wiederholung ihrer dysfunktionalen Bewältigungsstrategien sehr wahrscheinlich macht. Erst eine gelungene Entspannungssequenz ermöglicht ihnen häufig eine wirksame Reduktion des Handlungsdrucks und gibt ihnen einen Freiraum zur achtsamen und akzeptierenden Haltung.

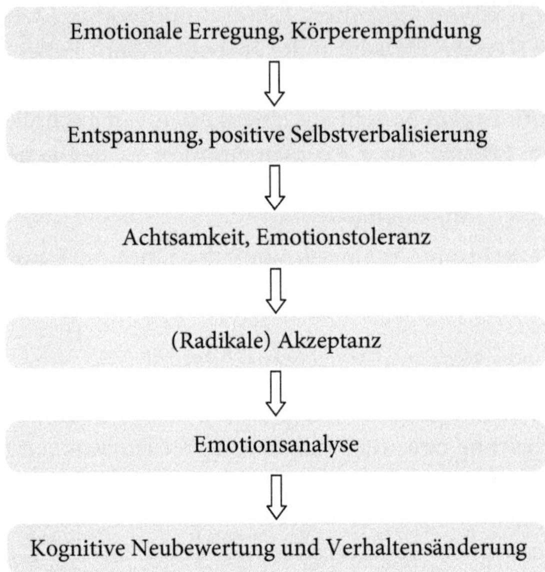

AB 2

Abbildung 4.1 Emotionsplan (s. auch AB 2 im Anhang)

Die einzelnen Techniken des Emotionsplans werden im weiteren Verlauf dieses Buches ausführlich dargestellt.

Praktisches Vorgehen

Zunächst werden die einzelnen Techniken des Emotionsplans in mehreren Therapiesitzungen getrennt voneinander thematisiert, konkrete Fertigkeiten erarbeitet und eingeübt. Die Betonung der Einübung der neuen Techniken ergibt sich nicht zuletzt aus dem Umstand, dass bei einer Aktivierung von intensiven problematischen Emotionen nur gut eingeübte und nahezu automatisch abrufbare Techniken angewendet werden können. Erst nachdem dies erfolgt ist, wird der Ablauf des Emotionsplans am Flipchart erarbeitet und mit den individuellen Inhalten und Techniken versehen. Da es einer beständigen Übung des Emotionsplanes bedarf, damit die Patienten diesen auch eigenständig durchführen können, sollte er in den Therapiestunden insbesondere beim unmittelbaren Erleben der Problememotionen am Flipchart, mit dem Arbeitsblatt oder unter Anleitung des Therapeuten durchgeführt werden. Mithilfe von Arbeitsblatt 2 (s. Anhang) versuchen die Patienten dann im Alltag diesen Ablauf der Emotionsregulation anzuwenden und in Folge zu automatisieren.

AB 2

! Es kann sehr hilfreich sein, wenn die Patienten sich für jeden Punkt des Emotionsplans einen einfachen Satz bzw. eine Selbstinstruktion zurechtlegen. So z. B. den Satz: »Da muss ich durch!« für die Akzeptanz oder »Versuche es zu verstehen.« für die Emotionsanalyse.

Beispiel-Hausaufgabe

Der Patient soll die Schritte des Emotionsplans immer wieder übend unter Entspannung und beim Auftreten seiner Problememotion durchgehen.

Weiterführende Literatur

Berking, M. (2015). Training emotionaler Kompetenzen (3. Aufl). Heidelberg: Springer.

Als Patientenratgeber empfiehlt sich: Knuf, A. (2013). Ruhe Ihr Quälgeister: Wie wir den Kampf gegen unsere Gefühle beenden können. Arkana: München.

5 Emotionsanalyse

Die meisten Patienten haben keine hinreichende Einsicht in ihr emotionales Erleben, wissen z. B. nicht, wie sie ihre Emotionen benennen sollen, wodurch diese ausgelöst werden und was sie bedeuten. Dieses Nicht-Wissen trägt erheblich zu ihrer Verunsicherung und der Erfahrung eines Kontrollverlustes beim emotionalen Erleben bei und löst Angst aus. Folglich versuchen sie, ihr emotionales Erleben zu vermeiden und zu unterdrücken und können deswegen ihre Emotionen nicht differenziert wahrnehmen und zielorientiert beeinflussen. Aus diesem Grunde muss als Standardinstrument der emotionsfokussierten Techniken in der KVT die Emotionsanalyse angesehen werden. Eine Emotionsanalyse kommt namentlich in dem Training emotionaler Kompetenzen von Berking (2015) und der Emotionsfokussierten Therapie (Greenberg, 2006) vor. Mithilfe der Emotionsanalyse lernt der Patient eine bewusste, strukturierte und zielorientierte Auseinandersetzung mit seinen Emotionen.

Fallbeispiel

Th: »Können Sie sich erklären, warum Sie sich auf einmal an dem Abend zurückgezogen haben und allein sein wollten?«

P: »Ich weiß nicht. Irgendwie war mir dann alles zu viel und ich fühlte mich einfach nicht danach, andere Menschen zu sehen.«

Th: »Und was genau ist dieses Gefühl? Wie würden Sie es benennen?«

P: »Das ist so ein doofes Gefühl, irgendwie war dann alles sinnlos und ich mochte dann nicht mehr reden.«

Th: »Und was für ein Erlebnis löst dieses Gefühl bei Ihnen aus? Hat das etwas mit Ihren Gedanken zu tun, mit plötzlich auftretenden Erinnerungen oder mit den Reaktionen anderer Menschen?«

P: »Das weiß ich nicht ... ich kann das gar nicht genau sagen. Ich habe mich auch noch nie so intensiv damit beschäftigen wollen, da das doch eh nichts bringt!«

Wo also zuvor der Patient mehr oder minder verständnislos seinem emotionalen Erleben gegenüberstand, kann er mithilfe der Emotionsanalyse die Grundlage eines tieferen Verständnisses und eines veränderten Umgangs hiermit legen. Die einzelnen Punkte dieser Analyse sind wie folgt:

(1) Name der Emotion und deren Intensität (0–100)
(2) Stimulus (Wer? Was? Wann? Wo?)
(3) Relevante kognitive Prozesse
(4) Körperwahrnehmung und körperliche Veränderung

(5) Situatives Verhalten bzw. Handlungsimpuls
(6) Bedürfnis bzw. motivationale Bedeutung
(7) Adaptivität oder Maladaptivität der Emotion
(8) Primäre, sekundäre oder instrumentelle Emotion
(9) Angemessener, hilfreicher Umgang mit dieser Emotion

Beispiele für auf der Emotionsanalyse aufbauende emotionsfokussierte Techniken

Wie leicht ersichtlich ist, leiten sich aus einer Emotionsanalyse diverse emotionsfokussierte Techniken ab (Beispiele):

- Die Emotionsanalyse ist prototypisch für die Hinwendung der Aufmerksamkeit zum emotionalen Erleben und dessen kognitiver Erfassung und allein aus diesem Grunde per se emotionsregulatorisch wirksam. Schon die genaue Benennung einer Emotion durch den passenden Begriff kann die Intensität des emotionalen Erlebens reduzieren und vermittelt dem Patienten ein Kontrollerleben.
- Die Emotionsanalyse hilft dem Patienten sich nicht vermeidend oder unterdrückend von dem Erleben und der Verarbeitung der als problematisch empfundenen Emotion abzuwenden.
- Die Erfassung von Körperempfindungen kann als Frühwarnzeichen der Emotion dienen und gleichzeitig auch als Fokus für deren achtsame Wahrnehmung.
- Die Erfassung der emotionsauslösenden bzw. -verstärkenden Kognitionen ist die Grundlage für eine kognitive Arbeit.
- Die Frage nach der Adaptivität oder Maladaptivität der Emotion ist richtungsweisend für die metaemotionale Einstellung des Patienten und die anzustrebenden Verhaltensänderungen.
- Die Einsicht in die zugrundeliegenden Bedürfnisse ist die Grundlage für ein umfassenderes Verständnis der eigenen Motivation.
- Der Handlungsimpuls ist Teil der emotionalen Problematik und wird durch ein adaptives, emotionskorrigierendes Verhalten ersetzt.

Beispielaussage des Therapeuten

»Häufig fällt es Patienten schwer, ihre Emotionen genau zu verstehen: Wie heißt meine Emotion? Warum tritt sie gerade in der Situation auf? Welche Gedanken haben zu ihrem Auftreten beigetragen? Welches Bedürfnis äußert sich durch meine Emotion? Ist sie angemessen oder nicht? Um an ihrem Problem effektiv zu arbeiten, müssen Sie Experte für Ihr emotionales Erleben werden. Hierbei soll Ihnen die Emotionsanalyse helfen, bei der Sie Ihre Emotionen Punkt für Punkt untersuchen und verstehen lernen können.«

Praktisches Vorgehen

In der Therapie sollten die Punkte der Emotionsanalyse, soweit notwendig, einzeln thematisiert werden, was bereits mit einer Psychoedukation zur Struktur und Funktion von Emotionen verbunden sein kann. Schließlich wird dann exemplarisch eine

Emotionsanalyse anhand einer konkreten Problemsituation erarbeitet. Ein zu schnelles Drängen auf Veränderung in Folge einer einzelnen Emotionsanalyse überfordert aber den Patienten. Bei der Arbeit mit Emotionen gilt der Grundsatz, dass die Arbeit an der Verbesserung der Emotionswahrnehmung, -differenzierung und -verbalisierung den konkreten kognitiven und behavioralen Änderungen vorausgehen sollte. Erst nach mehreren Analysen sollten einzelne Aspekte der Emotionsanalyse herausgegriffen werden, um konkrete Veränderungen zu thematisieren. So können die emotionsauslösenden bzw. -aufrechterhaltenden Kognitionen einer Disputation unterworfen werden und realistische bzw. hilfreiche Kognitionen trainiert werden. Oder es kann an der Akzeptanz oder auch Korrektur von Bedürfnissen gearbeitet werden. Jeder einzelne Punkt der Emotionsanalyse kann Ansatzpunkt für eine therapeutische Intervention bzw. Technik sein, wie sie im Verlauf der weiteren Kapitel ausführlich zur Darstellung kommen werden. Erst wenn der Patient sicher im Umgang mit der Emotionsanalyse geworden ist und diese auch mehrfach als Hausaufgabe erfolgreich durchgeführt hat, sollte diese Technik ins Selbstmanagement übergehen.

AB 3

Zur strukturierten Arbeit an der Emotionsanalyse bietet sich Arbeitsblatt 3 an (s. Anhang).

! Die Gefühlsintensität zwischen 0–100 wird nicht nur zur Entscheidung verwendet, ob der Patient Skills anwenden (>70 %) oder sich direkt mit der Emotion auseinandersetzen sollte. Vielmehr wird anhand der Skalierung auch die katastrophisierende Bewertung der Emotion disputiert. Viele Patienten reagieren nämlich mit einer übertriebenen Einschätzung der Intensität auf ihr emotionales Erleben und bauen hierauf ihre anhaltende Vermeidungshaltung auf. Eine realistische Korrektur dieser Einschätzung trägt wesentlich zur Entkatastrophisierung bei.

Fallbeispiel

In der Sitzung reagierte die Patientin ärgerlich-aggressiv auf die Frage des Therapeuten nach ihrer Hausaufgabe. Bezüglich des Ärgers konnte sie unter Mithilfe des Therapeuten am Flipchart die folgende Emotionsanalyse erarbeiten:

(1) Gefühl: Ärger Intensität (0-100): 80
(2) Auslösendes Ereignis für mein Gefühl: (Wer, was, wann, wo?)
»Mein Therapeut hat nach den Hausaufgaben gefragt.«
(3) Mit welchen Gedanken habe ich das Gefühl hervorgerufen bzw. beeinflusst?
»Den interessiert nur, dass ich funktioniere!«, »Ich sage bestimmt wieder etwas Falsches.«
(4) Körperwahrnehmung und körperliche Veränderung?
Hitzegefühl im Brustkorb und Anspannung in den Armen

(5) Was habe ich in der Situation getan bzw. was für einen Handlungsimpuls hatte ich?

»Ich habe abweisend und etwas pampig reagiert, indem ich sagte: Was anderes interessiert Sie wohl auch nicht, als dass ich Ihr Programm hier abarbeite.«

(6) Was für ein Bedürfnis drückt sich durch die Emotion aus?

»Ärger bedeutet für mich, dass ich wieder Kontrolle habe (wenn ich unsicher, ängstlich usw. bin).«

(7) Ist diese Emotion adaptiv oder maladaptiv?

»Eher maladaptiv, denn die Frage des Therapeuten war ja berechtigt, denn ich hatte mich ja in der letzten Stunde bereit erklärt, diese Hausaufgaben zu machen.«

(8) Handelt es sich um eine primäre, sekundäre oder eine instrumentelle Emotion?

»Eine sekundäre Emotion. Primär hatte ich Angst und fühlte mich unsicher. Die Emotion hatte auch eine instrumentelle Komponente, denn durch Ärger versuche ich, mein Gegenüber einzuschüchtern, damit er in diesem Fall aufhört, Forderungen an mich zu stellen.«

(9) Was wäre ein angemessener, hilfreicher Umgang mit dieser Emotion gewesen?

»Ich hätte mich zuerst selbst beruhigen müssen, um dann mit dem Therapeuten offen über meine Befürchtungen zu sprechen.«

Beispiel-Hausaufgabe

Nachdem der Patient die Emotionsanalyse in den therapeutischen Sitzungen hinreichend erlernt hat, sollte er diese beim Erleben seiner Problemsituationen bzw. der Problememotionen außerhalb der Sitzungen so zeitnah wie möglich durchführen (AB 3). Diese Emotionsanalysen bringt er dann in die nächste Therapiestunde mit, um deren Ergebnisse mit dem Therapeuten zu disputieren.

Die Emotionsanalyse ist eines der wichtigsten Instrumente, die die Patienten zur emotionsfokussierten Arbeit an die Hand bekommen, und kann nicht häufig genug angewendet werden.

6 Metaemotionale Arbeit

Die Einstellungen eines Patienten zu seinen Emotionen und seinem situativen emotionalen Erleben sind oftmals entscheidend für den adaptiven oder maladaptiven Umgang mit diesen. So können z. B. angemessene metaemotionale Einstellungen hilfreich sein, um nach einer nicht bestandenen Prüfung die aufkommenden Gefühle von Traurigkeit, Enttäuschung und Peinlichkeit zu normalisieren (»Es ist in Ordnung, so zu fühlen und anderen würde es ähnlich gehen.«). Des Weiteren können diese Gefühle zwar als belastend, jedoch erträglich bewerten werden (»Ich kann solche Gefühle aushalten.«). Aus diesen normalisierenden Überlegungen heraus wird die Unsicherheit bezüglich der problematisch erlebten Gefühle und deren Verbalisierung reduziert und es kann für sinnvoll befunden werden, einer guten Freundin von dem Ereignis und der emotionalen Reaktion erzählen (»Es ist hilfreich, einem vertrauten Menschen über meine Gefühle zu berichten.«). Diese Öffnung gegenüber einem anderen Menschen wird in der Regel mit Verständnis, Trost und Aufmunterung beantwortet. Eine angemessene Bewertung der eigenen Emotionen ermöglicht erst einen flexiblen und kompetenten Umgang mit diesen. Wenn man hingegen diese Gefühle als unnormal und unerträglich bewertet (»Ich will diese Gefühle nicht haben.« oder »Ich kann diese Gefühle nicht aushalten.«), sich für deren Erleben schämt und sich als schwach und hilflos erlebt (»Gefühle sind ein Zeichen von Schwäche.« oder »Keiner darf merken, wie ich mich fühle.«), und keinem Menschen von dem Ereignis oder dem emotionalen Erleben berichtet, dann kann dies eine große Belastung darstellen. Man kann diesbezüglich auch von Symptomstress (oder besser: Emotionsstress) sprechen, also von einem problematischen Verhalten im Umgang mit einem Problem bzw. einer Emotion. Problematische metaemotionale Einstellungen führen häufig zum Einsatz von dysfunktionalen emotionsregulatorischen Bewältigungsstrategien bei den verschiedensten Patienten (Campbell et al., 2006).

Die korrigierende Arbeit an dysfunktionalen metaemotionalen Einstellungen lässt sich in einzelne Aspekte unterteilen.

6.1 Psychoedukation

Man kann in der Psychotherapie davon ausgehen, dass die Patienten nur ein rudimentäres Wissen über Emotionen haben. So wissen sie z. B. nicht, welche Bedeutung Emotionen haben (Ausdruck von Bedürfnissen), wodurch diese stimuliert werden (Kognitionen, Sinneseindrücke, andere Emotionen, Körperempfindungen, Erinnerungen) oder wie der Name ihres Gefühls ist. Auch haben Patienten in der Regel verkehrte und nicht selten schädliche Vorstellungen von Emotionen, so z. B. dass Emotionen immer richtig sind oder nie wieder aufhören, wenn sie einmal aktiviert wurden, dass sie ohne Emotionen besser leben würden oder dass die Psychotherapie ihnen helfen sollte, ihr emotionales Erleben zu reduzieren. Diese Unwissenheit und die Fehlannahmen haben einen negativen Einfluss auf den Umgang mit dem eigenen emotionalen Erleben und sind deswegen Gegenstand der Psychoedukation. Deswegen ist eine Psychoedukation in Bezug auf Emotionen wichtig, da sie dem Patienten wesentliche korrigierende Informationen vermittelt und ihm eine Orientierung hinsichtlich der Bedeutung von Emotionen für sein psychisches Leiden und die psychotherapeutische Arbeit gibt.

> **!** In der Therapie sollte der Patient routinemäßig gefragt werden, welche bzw. wie viele Emotionen er kennt und welches seiner Meinung nach die Funktionen von Emotionen sind. Oft zeigt sich erst dann, dass nur ein rudimentäres Wissen der Eigenschaften, Bedeutungen und Bedingungsfaktoren seines emotionalen Erlebens bei ihm vorhanden ist.

Die Psychoedukation sollte die wesentlichen Aspekte der Psychologie von Emotionen (s. auch Kap. 1) in möglichst anschaulicher Form und mit praktischen Beispielen aus dem Leben des Patienten vermitteln.

Praktisches Vorgehen

Die Psychoedukation sollte Gegenstand einer oder mehrerer therapeutischen Sitzungen sein und die folgenden Aspekte der Emotionspsychologie thematisieren.

Bedeutung von Emotionen

- Emotionen sind Grundlage unseres Lebens und Überlebens. Ein Leben ohne Emotionen ist nicht möglich. Sie sind unmittelbare Bewertungen unseres inneren und äußeren Erlebens. Emotionen initiieren und steuern maßgeblich unser Erleben und unser Verhalten. Ohne Emotionen hätten Menschen weder den Antrieb noch eine Zielrichtung für ihr Verhalten.
- Durch Emotionen werden in konkreten Situationen Bedürfnisse oder die Frustration von Bedürfnissen zum Ausdruck gebracht. Emotionen sind somit wichtige Informationen für das Individuum. Wer seine eigenen Emotionen unterdrückt und vermeidet, hat folglich einen schlechten Zugang zu seinen Bedürfnissen und seinen Motiven.
- Das Erleben von Emotionen verleiht unserem Leben Bedeutung, Tiefe und Lebendigkeit. Hierzu gehören gleichermaßen positive wie negative Emotionen. Wenn man keinen hinreichenden Zugang zu seinen Emotionen hat, gerät der Betreffende in einen Zustand, welchen er wohlmöglich als Sinnlosigkeit erlebt.
- Durch unseren emotionalen Ausdruck bzw. Verhalten geben wir anderen Menschen einen Einblick in unsere Bedürfnisse und Ziele. Wenn man sein emotionales Erleben nach außen hin zu verbergen versucht, dann entzieht man dem jeweiligen Gegenüber wichtige Information über die eigenen Bedürfnisse

und Motive. Somit bekommen andere Menschen z. B. nicht mit, dass man traurig ist, und können einen auch nicht trösten. Oder man bringt seinen Ärger nicht zum Ausdruck und deswegen können die anderen nicht begreifen, dass sie unsere persönliche Grenze überschritten haben.

Charakteristika von Emotionen

- Emotionen werden durch konkrete Stimuli hervorgerufen. Viele Patienten glauben, dass Emotionen ohne Anlass entstünden, sodass sie deren Erleben hilflos ausgeliefert seien. Im Gegensatz zu Stimmungen haben Emotionen aber immer einen konkreten situativen Auslöser, über dessen Kenntnis und Modifikation man Einfluss auf sein emotionales Erleben nehmen kann. Zu den Auslösern für Emotionen gehören nicht nur Sinneseindrücke bzw. Erlebnisse, Gedanken, Erinnerungen, Körperempfindungen, sondern auch andere Emotionen (Scham kann z. B. der Auslöser von Ärger und Wut sein i. S. des Zusammenhangs von primärer und sekundärer Emotion).
- Das Erleben von Emotionen ist zeitlich begrenzt. Eine häufige Befürchtung von Patienten ist, dass ihre Problememotion nach deren Aktivierung nicht mehr aufhören wird. Im Gegensatz zu Stimmungen ist das Erleben von Emotionen aber grundsätzlich zeitlich begrenzt, sodass sie davon ausgehen können, dass die Intensität ihres emotionalen Erlebens im Verlaufe kurzer Zeit deutlich abnehmen wird. Die Erwartung einer dauerhaften Überflutung mit problematischen Emotionen ist somit nicht realistisch.
- Die individuellen Emotionen sind nicht per se »richtig«, sondern es gibt maladaptive Emotionen, deren Aussagen über uns oder unsere Umwelt nicht richtig sind (z. B. Panik auf offenen Plätzen oder tiefe Scham bei einem alltäglichen Misserfolg). Auch können Emotionen eine zu starke Intensität haben, sodass sie hierdurch maladaptiv sind. Somit drücken Emotionen nicht grundsätzlich »das wahre Selbst« aus, sondern können im Gegenteil eine Fehleinschätzung der eigenen Person und der gegenwärtigen Situation darstellen. Hintergrund dieser emotionalen Fehleinschätzung ist die Konditionierung von Emotionen durch relevante Lebenssituationen in der Vergangenheit (z. B. Traumatisierung, Vernachlässigung, Abwertungen, Bedrohungen), welche in Form eines emotionalen Schemas in der Gegenwart weiterhin aktiv sind. Für den Patienten ist dabei die Information wichtig, dass zum Zeitpunkt der Entstehung des emotionalen Schemas in seiner Lerngeschichte seine gegenwärtige maladaptive Emotion durchaus adaptiv war. Auf der anderen Seite ist die Psychoedukation bezüglich des Wahrheitsgehaltes von Emotionen auch für den Patienten wichtig, der der Meinung ist, dass seine Emotionen immer »falsch« seien. Adaptive Emotionen (welche sowohl positive als auch negative Emotionen sein können!) geben den Bedürfnissen des Menschen Ausdruck und sind eine wesentliche Information über sich selbst.

- Die Regulation von Emotionen erlernt ein Mensch im Laufe seiner Entwicklung ganz wesentlich durch die Reaktion der Bezugspersonen auf seinen emotionalen Ausdruck. So wird eine Mutter oder ein Vater auf das ängstliche Kind zunächst mit einer Umarmung und tröstenden Worten reagieren (Sicherheit, Beruhigung, Akzeptanz), sich dann genau die Ursache der Angst erklären lassen (Emotionsanalyse), hierfür ein Mitgefühl (Empathie) und ein angemessenes Verständnis zeigen (Validierung), um dann dem Kind beim Umgang mit seiner Angst beratend und helfend zur Seite zu stehen (evtl. Veränderung von Gedanken und Verhalten). Erfährt das Kind für sein emotionales Erleben nicht eine solche Zuwendung und Unterstützung, dann kann es nicht in angemessener Form emotionsregulatorische Fähigkeiten erlernen. Dieses Kompetenzdefizit wird zu einem gewissen Maß im Rahmen der Psychotherapie bearbeitet.

Weitere wichtige Aspekte der Emotionspsychologie werden dann ggfs. im Rahmen spezifischer Interventionen thematisiert (so z. B. der Unterschied von primären und sekundären Emotionen).

Beispiel-Hausaufgabe

Mithilfe von Arbeitsblatt 4 Psychoedukation kann der Patient sich exemplarisch den Zusammenhang von Situationen, Emotionen, Bedürfnissen und Handlungen erarbeiten.

AB 4

6.2 Dysfunktionale metaemotionale Annahmen

Um die Bedeutung dieser eingehenden Psychoedukation zu verdeutlichen, seien an dieser Stelle die häufigsten dysfunktionalen metaemotionalen Annahmen genannt:

- Ohne Emotionen lebt man besser bzw. man braucht keine Emotionen zum Leben.
- Emotionen haben keine tiefere Bedeutung und sind nicht verstehbar.
- Was ich fühle, ist immer richtig.
- Was ich fühle, ist immer falsch.
- Wenn ich meine Gefühle zeige, werde ich abgelehnt.
- Emotionen können ohne Anlass auftreten.
- Das Erleben und der Ausdruck von Emotionen machen schwach bzw. man kann diese nicht aushalten.
- Emotionen sollten immer ausgelebt werden und bedürfen der freien Entfaltung.
- Andere Menschen bzw. alleinig äußere Stimuli sind verantwortlich für meine Emotionen.
- Wenn man Gefühle zeigt, wird man verletzt.
- Gefühle kann man nicht verändern, sondern nur vermeiden oder unterdrücken.

- Wenn man problematische Gefühle zulässt, dann werden sie immer schlimmer und gehen nie wieder weg.
- Negative Emotionen sind immer schlecht.
- Über seine negativen Gefühle sollte man nicht sprechen, um andere nicht zu belästigen.
- u. v. a.

Dieses Unverständnis für Emotionen ist eine nicht zu unterschätzende Problematik, weil hierdurch die ablehnende Haltung des Patienten gegenüber seinem emotionalen Erleben verstärkt wird. Darüber hinaus ist eine konkrete emotionsfokussierte therapeutische Arbeit schwer vorstellbar, wenn der Patient weiterhin an seinen dysfunktionalen metaemotionalen Annahmen festhält.

Praktisches Vorgehen

Dem Patienten wird das metaemotionale Modell erklärt, um dann nach seinen individuellen dysfunktionalen Einstellungen, Bewertungen und Erlebnisweisen in Bezug auf seine Emotionen zu suchen. Diese werden am Flipchart schriftlich fixiert. Dann werden seine dysfunktionalen metaemotionalen Einstellungen unter Zuhilfenahme der Fakten der Emotionspsychologie disputiert und korrigiert. Die korrigierten Einstellungen werden neben die dysfunktionalen metaemotionalen Einstellungen auf dem Flipchart notiert.

Fallbeispiel

Th: »Wir haben ja bereits erarbeitet, dass Sie in vielen Situationen mit anderen Menschen Gefühle von Angst, Unsicherheit und Hilflosigkeit haben. Wie bewerten Sie diese Gefühle?«

P: »Ich hasse diese Gefühle! Diese Angst und diese Unsicherheit begleiten mich schon mein Leben lang und haben mir schon so viele Steine in den Weg gelegt. Ich wünschte mir, diese Gefühle seien einfach nicht mehr da.«

Th: »Hm, ich merke, wie sehr Sie durch diese Gefühle belastet sind. Halten wir mal fest, wie Sie diese Gefühle bewerten. Zum einen habe ich verstanden, dass Sie diese Gefühle ablehnen, sogar hassen. Und zum anderen, dass Sie sich wünschen, dass diese Gefühle nicht mehr da sind.

P: »Ich weiß, das ist nicht realistisch, aber es wäre so schön!«

Th: »Ich habe aber noch nicht genau verstanden, warum Sie diese Gefühle so ablehnen? Was genau denken Sie in Bezug auf die Emotionen? Welcher Gedanke löst diese Ablehnung aus?«

P: »Diese Gefühle machen mich schwach und angreifbar. Wenn andere Menschen bemerken, wie unsicher und ängstlich ich bin, dann nehmen sie mich nicht mehr ernst. Außerdem bin ich offenbar der Einzige, der solche Gefühle in normalen Situationen hat. Und ich will nicht unnormal sein!«

Th: »Dann denken Sie in Bezug auf diese Gefühle offenbar, dass andere Menschen Sie diesbezüglich geringschätzen würden und diese auch noch unnormal sind?«

P: »Ja, genau, unnormal! Das macht doch keinen Sinn, sich so zu fühlen, oder? Warum habe ich solche Gefühle? Das geht einfach nicht in meinen Kopf rein!«

Th: »Aha, da ist also auch der Gedanke, dass diese Gefühle sinnlos seien, ja?«

P: »Ich weiß nicht, wozu diese Gefühle gut sein sollten.«

Th: »OK, da sind also eine Reihe von kritischen und negativen Gedanken zu Ihren Emotionen. Nun haben wir ja bereits über die Problematik der Bewertung von Emotionen gesprochen. Ich frage mich nun, ob nicht genau diese Wahrnehmung und Bewertung Ihrer Gefühle einen großen Anteil an Ihrem Problem haben? Wenn ich in Situationen, in denen ich mich unsicher und ängstlich fühle, solche Gedanken wie Sie hätte, würde es mir deutlich schlechter gehen und ich würde wahrscheinlich mutlos werden und nur noch zusehen, wie ich irgendwie flüchten kann.«

P: »Aber wenn die Gefühle kommen, dann sind einfach diese Gedanken da!«

Th: »Genau, das passiert ganz automatisch. Deswegen möchte ich mit Ihnen an einer angemessenen und hilfreichen Betrachtung und Bewertung Ihrer Gefühle arbeiten, welche Sie dann im Alltag in den entsprechenden Situationen erproben können. Wollen wir mit der Bewertung, dass Angst und Unsicherheit zu empfinden, Sie schwach und angreifbar machen, beginnen? Ich denke, es wäre schon viel gewonnen, wenn Sie sich darüber klar würden, dass Sie solche Gefühle haben dürfen, und dass andere Menschen dies in der Regel nicht ausnutzen!«

6.3 Erarbeitung eines emotionalen Vokabulars

Allein die verbale Erfassung von Emotionen, d. h. deren Ausdruck in Emotionsbegriffen (»Ich verspüre Einsamkeit und Traurigkeit.«), Kognitionen (»Ich vermisse Kontakt zu anderen Menschen.«) und Verhaltensdispositionen (z. B. »Ich würde am liebsten jetzt mit einer guten Freundin zusammen sein.«) ist bereits emotionsregulatorisch wirksam (Constaninou et al., 2014). Da der Patient sein emotionales Erleben vermeiden möchte, wird er sich auch kaum mit deren genauen Beschreibung und begrifflichen Erfassung beschäftigen wollen. In der Regel hat er auch kein differenziertes Vokabular zur Beschreibung seiner Emotionen, sondern kann diese und die sich hieraus ergebenden Kognitionen und Verhaltenstendenzen häufig nur vage und schwammig umschreiben. Angesprochen auf sein emotionales Erleben hört man Sätze wie:

- »Das ist ein echt komisches Gefühl ... da denke ich immer, dass ich das nicht will ... irgendwie komme ich da aber immer wieder rein ...«

- »Keine Ahnung, irgendwie ist das belastend … so eine Art von dunkler Wolke …«
- »Ich kann das nicht benennen, obwohl ich weiß, dass da irgendetwas in mir ist, aber wie das heißt? Keine Ahnung!«

Eine differenzierte Beschreibung von Emotion ist jedoch unumgänglich, um deren Qualität und somit auch deren motivationale Bedeutung zu verstehen. So macht es z. B. einen großen Unterschied, ob ein Patient sein ungutes Gefühl als Schuld oder hingegen als Scham benennt, da sich beide in ihrer Bedeutung und Bewertung deutlich unterscheiden (jedoch häufig von Patienten miteinander verwechselt werden!). Während nämlich Schamgefühle eine globale Abwertung der eigenen Person bedeuten (»Ich bin schlecht, wertlos und gehöre nicht zur Gemeinschaft.«) und folglich regelhaft maladaptiv sind, bringen Schuldgefühle eher ein Fehlverhalten zum Ausdruck (»Dass ich gestern meiner Schwester nicht beim Umzug geholfen habe, war nicht in Ordnung von mir.«), welches die Person jedoch intakt lässt. Ein Schamgefühl sollte also korrigiert werden, während Schuldgefühle häufig adaptiv sind und in ein entsprechendes Verhalten münden sollten.

Des Weiteren lässt sich häufig das Phänomen beobachten, dass ein Patient mit der Beschreibung von Kognitionen reagiert, wenn man ihn nach seinen Emotionen fragt:

- »Na ja, dann merke ich, wie wenig der andere mich mag.«
- »Wie ich mich dabei fühle? Ich denke dann an meinen Vater, der immer von Leistung und Perfektion geredet hat.«
- »Ich habe das Gefühl, dass ich das nie schaffen werde.«

Praktisches Vorgehen

Zu Beginn wird die Bedeutung eines aktiven emotionalen Vokabulars sowohl als basale Emotionsregulation sui generis als auch für alle weiteren emotionsfokussierten Techniken erklärt.

Beispiel-Hausaufgabe

Der Patient könnte als Hausaufgabe bekommen, eine Liste an emotionalen Wörtern bzw. Emotionen zu erstellen.

Alternativ sammelt man gemeinsam die wichtigsten Emotionen des Menschen am Flipchart. Hierzu gehören Emotionen wie Angst, Traurigkeit, Einsamkeit, Interesse, Freude, Überraschung, Schuld, Scham, Ärger. Man muss sich hierbei nicht unbedingt an theoretischen Konzepten zu den sog. Grundemotionen orientieren, sondern an der Relevanz bestimmter Emotionen für das alltägliche Erleben und für die Problematik des Patienten. Hierzu kann man auch den sog. Gefühlsstern (Abb. 6.1) und eine Emotionsliste (Abb. 6.2) benutzen. Der Gefühlsstern zeigt die wichtigsten Emotionen und deren mögliche Einordnung auf unterschiedlichen Dimensionen (Stavemann, 2014). Anhand des Gefühlssterns, dessen Begriffe natürlich dem Sprachgebrauch des Patienten angepasst werden können, lassen sich sehr gut die dimensionalen Abstufungen des emotionalen Erlebens anschaulich machen. Dies kann eine wichtige In-

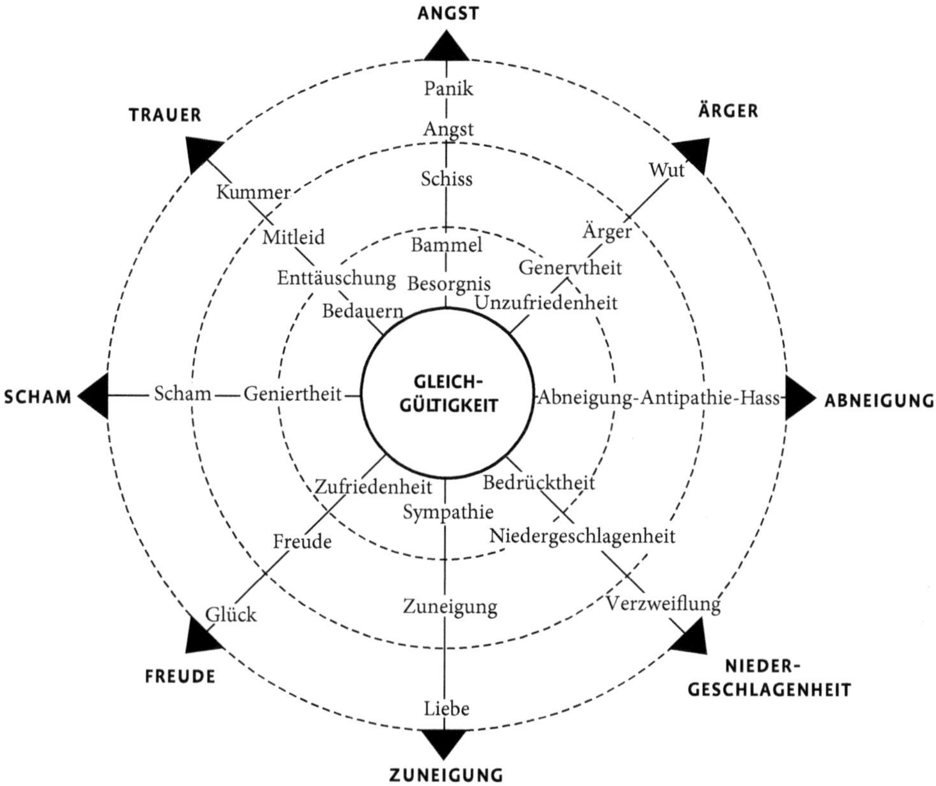

Abbildung 6.1 Der Gefühlsstern (nach Stavemann, 2014)

tervention bei einem Patienten sein, der zu einer katastrophisierenden Wahrnehmung und Darstellung seines emotionalen Erlebens neigt und keine Abstufungen kennt.

Die Emotionsliste hingegen stellt eine Sammlung von Emotionsbegriffen dar. Diese Emotionsliste wie auch den Gefühlsstern kann der Patient im Rahmen von Verhaltensanalysen, ABC-Schemata, Emotionsanalysen und in allen anderen Situationen zu Hilfe nehmen, in welchen er eine konkrete Begrifflichkeit für seine Emotionen sucht.

Fallbeispiel

Das Problemverhalten des narzisstisch gestörten Patienten bestand unter anderem in seiner Unfähigkeit, Nähe zu anderen Personen und insbesondere zu seiner Freundin auszuhalten. Wenn seine Freundin ihn umarmen wollte, wich er zurück, schob sie beiseite und machte einen witzigen Spruch. Welche Gefühle jedoch in diesen Situationen der Nähe auftraten, konnte er nicht angeben. Deswegen wurde dem Patienten eine Emotionsliste mit der Bitte ausgehändigt, sich nach der nächsten entsprechenden Situation Zeit zu nehmen und die Emotionen zu unterstreichen, von welchen er glaubte, dass er sie gerade empfunden habe. In der nächsten Stunde präsentierte er das Ergebnis dieser Aufgabe, welches in den folgenden

Emotionen bestand: Ärger, Hilflosigkeit, Einsamkeit und Traurigkeit. Anhand dieser Emotionen konnte anschließend die Problematik seiner doppelten Selbstwertregulation herausgearbeitet werden, die in einem vulnerablen Selbst (Hilflosigkeit, Einsamkeit, Traurigkeit) und in dysfunktionalen Bewältigungsstrategien hierfür (Ärger und abwehrendes Verhalten) bestand (s. hierzu auch Lammers, 2014).

6.4 Biographische Arbeit an metaemotionalen Einstellungen

Zur Veränderung von dysfunktionalen metaemotionalen Einstellungen ist es für den Patienten hilfreich, deren biografische Entstehungsbedingungen zu verstehen. Der Erwerb von emotionsregulatorischen Kompetenzen und metaemotionalen Einstellungen wird wesentlich von den nächsten Bezugspersonen des Kindes geprägt. Schritt für Schritt lernt das Kind am Modell seiner Bezugspersonen und deren Reaktion auf seine Emotionen basale emotionsregulatorische Techniken. So kann ein Kind, das vermehrt negative Emotionen wie Ärger zeigt, bei den Eltern ein strengeres Kontakt- und Erziehungsverhalten bewirken, was sich wiederum negativ auf die emotionsregulatorische Entwicklung des Kindes auswirkt. Erfährt ein solches Kind hingegen von seinen Eltern eine zunächst radikal akzeptierende Haltung bezüglich seines Ärgers, deren beruhigenden Einfluss und eine genaue Auseinandersetzung mit dieser Emotion, deren Auslöser und alternativen Reaktionsformen, dann erwirbt das Kind hierdurch positive emotionsregulatorische Kompetenzen. In Bezug auf metaemotionale

Abneigung Abscheu Ärger Amüsiertheit Angst Anteilnahme **B**edauern Bedrückung
Begehren Begeisterung Belustigung Beschwingtheit Besorgnis Betrübtheit
Beunruhigung Bewunderung **D**ankbarkeit **E**hrfurcht Eifersucht Einsamkeit Ekel
Entmutigung Entsetzen Enttäuschung Ergriffenheit Erleichterung Erniedrigung
Erregung Euphorie **F**reude Fröhlichkeit Frustration Furcht **G**ereiztheit Glück Grant
Groll **H**ass Heimweh Heiterkeit Hilflosigkeit Hoffnung Hoffnungslosigkeit **I**rritation
Kälte Kampflust Kummer **L**angeweile Leere Leidenschaft Liebe Lust **M**issfallen
Missstimmung Misstrauen Mitgefühl Mitleid **N**eid Neugierde
Niedergeschlagenheit **O**hnmacht **P**anik **R**atlosigkeit Reue Rührung **S**chadenfreude
Scham Schmerz Schreck Schuld Schwermut Sehnsucht Sorge Spannung Staunen
Stolz **T**rauer Traurigkeit Triumph Trotz **Ü**berdruss Übermut Überraschung
Ungeduld Unlust Unruhe Unsicherheit **V**erachtung Verdruss Verehrung Vergnügen
Verlangen Verlassenheit Verlegenheit Vermissen Verstimmtheit Vertrauen
Verwunderung Verzweiflung **W**ärme Wehmut Widerwille Wohlempfinden
Wohlwollen Wut **Z**ärtlichkeit Zorn Zufriedenheit Zuneigung Zutrauen

Abbildung 6.2 Die Emotionsliste (nach Lammers, 2011)

Einstellungen kann das Erlebnis eines Kindes, dass es durch enge Bezugspersonen ständig für seine Gefühlsäußerungen bestraft oder ignoriert wird, die überdauernde Einstellung befördern, dass Gefühle nicht wichtig oder sogar gefährlich sind. Wenn hingegen Bezugspersonen auf die Ängste eines Kindes mit übertriebenen Sorgen und Sicherheitsverhalten reagieren, dann wird es infolge dessen die Bedeutung und den alarmierenden Signalcharakter seiner Ängste vielleicht überbewerten und mit Vermeidungsverhalten auf alltägliche Problemsituationen reagieren.

Die Einsicht in die Entstehungsbedingungen der metaemotionalen Einstellungen lässt den Patienten erfahren, dass es sich hierbei wohlmöglich um eine dysfunktionale Bewertung handelt, die keiner Realität entsprechen muss.

Fallbeispiel

Th: »Wie haben Sie Ihren Geburtstag letzte Woche verbracht?«

P: »Ich mag keine Geburtstage feiern und habe auch niemanden eingeladen. Mich haben dennoch zwei Freunde angerufen, was ich nicht erwartet hatte. Aber darüber habe ich mich auch nur kurz gefreut, denn wer weiß, ob die nächstes Jahr auch anrufen werden.«

Th: »Sie haben also Ihre Freude sofort mit dem Gedanken unterdrückt, dass Sie sich auf diese Freunde nicht verlassen können?«

P: »Ja, das ist aber immer so bei mir. Irgendwie macht es mich unsicher, mich zu freuen.«

Th: »Wie bewerten Sie denn grundsätzlich ein Gefühl von Freude?«

P: »Dem darf man nicht trauen, denn man weiß nie, ob es auch so weitergeht. Lieber freut man sich nicht und wird dann auch nicht enttäuscht.«

Th: »Haben Sie eine Ahnung, woher diese Einstellung von Ihnen zur Freude kommt? Warum müssen Sie dieses doch schöne Gefühl sofort wieder unterdrücken?«

P: »Was ich erinnere, ist ein Satz von meiner Mutter, den sie uns Kindern immer sagte, wenn wir laut lachten: Wer viel lacht, der weint auch viel! Und eigentlich waren wir dann immer gleich still.«

Th: »Das klingt schon beinahe beängstigend und bedrohlich, was Ihre Mutter da sagte. Warum glauben Sie, hat sie ihren Kindern dies gesagt?«

P: »Im Leben meiner Mutter ging es nach der Trennung von meinem Vater rauf und runter. Immer wieder gab es einen neuen Mann in ihrem Leben, der sich aber schon bald wieder von ihr trennte. Und mit uns Kindern war sie total überfordert. Ich glaube, dass dieser Satz eigentlich eher auf meine Mutter zutrifft; so erlebe ich sie zumindest im Nachhinein. Ein ständiges Auf und Ab.«

Praktisches Vorgehen
Für die biographische Arbeit ist es entscheidend, dass der Patient die Bedeutung von engen Bezugspersonen für den Erwerb von emotionsregulatorischen Kompetenzen bzw. der Entstehung von emotionsregulatorischen Defiziten ermessen kann. Hierzu sollte der Therapeut im Vorwege die wichtigsten Informationen geben.

Beispielaussage des Therapeuten

»Als Kleinkind ist der Mensch seinen Gefühlen ausgeliefert, d.h., er kann diese noch nicht eigenständig regulieren. Vielmehr bringt er sie unmittelbar zum Ausdruck, damit seine Umgebung das zugrundeliegende Bedürfnis befriedigen kann. Dies sind die ersten Erfahrungen des Kindes mit seinen Emotionen und wenn diese positiv sind, dann lernt das Kind, dass seine Gefühle wichtig und richtig sind und es diese auch aushalten kann. So z.B. wenn die Mutter beim Schreien des Kindes, das sich in seinem Bett einsam fühlt, zu ihm geht und es in den Arm nimmt. Im späteren Verlauf lernt das Kind Emotionsregulation auch durch den Umgang seiner Bezugspersonen mit seinen Emotionen im Gespräch. Werden seine Gefühle ernst genommen und akzeptiert? Beschäftigen sich seine Eltern mit den Auslösern und helfen sie ihm, seine Gefühle zu verstehen? Und geben sie ihm Hilfestellungen für mögliche nützliche Bewertungen und Umgangsweisen mit seinen Gefühlen? Die emotionsregulatorischen Kompetenzen und die metaemotionalen Einstellungen der Eltern sind von entscheidender Bedeutung für den Erwerb entsprechender Fähigkeiten für das Kind.«

Emotionale Brücke. Der Therapeut fokussiert den Patienten auf die Problememotion und die damit assoziierte metaemotionale Einstellung und bittet ihn, nach Situationen in seiner Vergangenheit zu suchen, die für das Entstehen und seine Einstellung zu dieser Emotion entscheidend waren. Wenn der Patient diese Suche unter dem aktivierten Empfinden der Emotion tätigt, dann spricht man von einer »emotionalen Brücke«. Die Emotion aktiviert hierbei die impliziten Erinnerungsnetzwerke und ermöglicht somit die Erinnerungen an konkrete vergangene Situationen.

Am Ende dieser Arbeit soll nicht nur die Einsicht in die Entstehungsbedingungen von dysfunktionalen metaemotionalen Kognitionen stehen, sondern auch deren Korrektur i.S. einer Neubewertung. Diese geht fließend in andere Techniken wie z.B. die Akzeptanz, die Achtsamkeit, die Bedürfnisanalyse oder die Stressregulation über.

Weiterführende Literatur

Lammers, C. H. (2011). Emotionsbezogene Psychotherapie (2. Aufl.). Stuttgart: Schattauer.

7 Stressregulation

Stress und intensive Emotionen bedingen sich gegenseitig. Ein hohes Stressniveau bzw. eine intensive starke Stressreaktion können schädliche Auswirkungen auf die Emotionsregulation haben:

- eine Erhöhung der Intensität von Emotionen
- die Reduktion der kognitiven Regulationsfähigkeit
- einen hohen Handlungsdrang bis hin zur Impulsivität, welcher keine Zeit zur Auseinandersetzung mit der Emotion lässt
- die einseitige Aufmerksamkeitsfokussierung auf reale oder vermeintliche Gefahren
- die reduzierte Aktivierung von Ressourcen und Nutzung möglicher Lösungswege

Eine Stressreaktion ist für den Betroffenen neben der eigentlichen Emotion ein deutliches Signal von Gefahr und setzt ihn unter Handlungsdruck, um das emotionale Erleben und den Stress zu beenden. Die Hilflosigkeit, die jedoch aus den frustranen Versuchen der Bekämpfung resultiert, führt regelhaft zu einer weiteren Verschlimmerung und begünstigt in Folge destruktive und selbstschädigende Verhaltensweisen. Viele Patienten reagieren in dieser Situation mit dysfunktionalen Bewältigungsstrategien wie u. a.:

- Wutausbrüche
- Aggression
- Suizidgedanken
- Alkohol- oder Drogenkonsum
- Selbstverletzungen
- Essattacken
- Beziehungsabbruch
- Dissoziation
- u. a.

Diese Verhaltensweisen werden i. S. der negativen Verstärkung durch eine kurzfristige Entlastung und Beruhigung aufrechterhalten. Sie gehen jedoch mit mittel- bis langfristig negativen Konsequenzen einher, die eine Intensivierung der Problematik bewirken. In der akuten Stresssituation haben die Patienten aber Schwierigkeiten, sich diese negativen Folgen zu vergegenwärtigen bzw. positive Folgen eines neuen Verhaltens zu erkennen und daraus entsprechende Handlungen abzuleiten (Klonsky, 2007). Es ist deswegen von nicht zu überschätzender Wichtigkeit, mit dem Patienten zu Beginn der Therapie an einer Reduktion seines Stressniveaus zu arbeiten bzw. ihm stressreduzierende Techniken zu vermitteln.

Beispielaussage des Therapeuten

»Stress in seiner allgemeinen Form und Stress beim Erleben Ihrer Problememotion lässt Ihre emotionale Belastung immer weiter ansteigen. Deswegen ist es wichtig, dass Sie Techniken erlernen, mit deren Hilfe Sie Ihr allgemeines Stressniveau senken können und die Ihnen helfen, die unmittelbare Stressbelastung in Problemsituationen zu senken. Insbesondere die Anwendung von Entspannungs- bzw. Selbstberuhigungsstrategien wird Ihnen helfen, in Ihren Problemsituationen nicht mehr emotional und impulsiv zu reagieren, sondern sich erst einmal innerlich zu distanzieren und dann überlegt zu handeln.«

Bezüglich der zu wählenden Techniken ist die Intensität des Stresses bzw. der emotionalen Anspannung entscheidend. Bis zu einem gewissen Intensitätsgrad des emotionalen Erlebens geht es eher um die Reduktion des allgemeinen Stressniveaus und das Erlernen von emotionsbezogenen Entspannungstechniken (s. Abschn. 7.1). Handelt es sich jedoch um einen situativ extrem hohen Stress- und Anspannungszustand (emotionaler Ausnahmezustand), dann bedarf es sogenannter Stressregulationsskills, um diesen Zustand ohne den Einsatz von destruktiven Bewältigungsstrategien zu überstehen (s. Abschn. 7.2).

7.1 Allgemeine und emotionsfokussierte Stressreduktion

Ein dauerhaft hohes Stressniveau führt zu einer Intensivierung emotionaler Probleme und zu psychiatrischen und somatischen Folgeerkrankungen. Die Betroffenen erleben Emotionen wie Ärger, Wut, Angst, Unsicherheit oder Hilflosigkeit wesentlich intensiver, da sie nicht in ausreichendem Maße die Fähigkeit zu einer gezielten und effektiven Regulation haben. Dies kann nicht zuletzt anhand des Modells von Lazarus (s. Abschn. 1.2) nachvollzogen werden, in welchem das sekundäre Appraisal darin besteht, die eigenen Fähigkeiten zur Bewältigung einer Problemsituation einzuschätzen (Lazarus & Folkman, 1984). Ein chronischer Stresszustand schränkt diese Fähigkeiten in einem Ausmaß ein, dass selbst geringfügige Problemsituationen zu einer emotionalen Dekompensation führen. Der Patient erlebt sich als hilflos und bedroht und reagiert mit dysfunktionalen Bewältigungsstrategien auf diesen Zustand.

Eine wichtige emotionsregulatorische Kompetenz ist es, angesichts des unmittelbaren Erlebens einer problematischen Emotion bewusst und gezielt eine Entspannungstechnik anzuwenden. Hierbei kann der Patient machen, dass bereits nach einer kurzen Entspannungssequenz die Intensität der Emotion soweit abgenommen hat, dass er wieder Zugang zu seinen Ressourcen und kognitiven Regulationsfähigkeiten hat und selbstständig an seiner Emotion arbeiten kann. Die Anwendung einer Entspannungstechnik soll hierbei aber nicht der Vermeidung des emotionalen Erlebens dienen, sondern dem Patienten helfen, in Kontakt mit seinen Emotionen zu bleiben.

! Wenn ein Patient in einer therapeutischen Sitzung sehr aufgewühlt und angespannt ist, macht man regelmäßig die Erfahrung, dass er nach einer kurzen Entspannungsübung (3–5 Minuten) weitaus besser in der Lage ist, sein Problem angemessener zu betrachten und an diesem zu arbeiten.

Praktisches Vorgehen

Zunächst sollten grundsätzliche schädliche Einflüsse bzgl. der Emotions- und Stressregulation identifiziert und bearbeitet werden (u. a. durch die sog. PLEASE-Skills aus der DBT, s. Bohus & Wolf-Arehult, 2014), da diese wichtige aufrechterhaltende Faktoren darstellen. Hierzu gehören u. a.

- eine hohe Arbeitsbelastung bei fehlendem Freizeitausgleich
- Fehlen an sportlichen Aktivitäten
- Alkohol-, Zigaretten- und Drogenkonsum
- Schlafmangel
- mangelhafte Ernährung
- unbehandelte psychische Erkrankungen (z. B. ADHS)
- unbehandelte körperliche Erkrankungen (z. B. chronische Schmerzen)
- soziale Belastungen (andauernde Partnerschaftskonflikte, Pflege eines kranken Angehörigen, Stress im Arbeitskontext)

Mit dem Patienten wird dann nach einer Entspannungs- bzw. Stressreduktionsstrategie gesucht, die seinen individuellen Bedürfnissen und Fähigkeiten entspricht. Hierzu kommen u. a. die progressive Muskelrelaxation (PMR), die Atementspannung, die positive Selbstverbalisierung bzw. -instruktion und die innere sowie die äußere Achtsamkeit in Frage (s. Kap. 8). Idealerweise erlernt der Patient seine Entspannungstechnik im Rahmen eines Kurses unter einer qualifizierten Anleitung. Man muss aber vor einem zu großen Optimismus hinsichtlich des Engagements bei der langfristigen Durchführung der Entspannungsübungen warnen. Selbst im Falle einer langfristigen Verfolgung der Entspannungstechnik hat der Patient zunächst nur eine Technik erlernt, aber noch nicht deren situative und problemfokussierte Anwendung. Neben dem täglichen Üben einer Entspannungstechnik ist es deren gezielter Einsatz beim Auftreten der Problememotion, welcher den größten Nutzen hat und deswegen in der Einzeltherapie geübt werden muss.

Die individuelle Entspannungsstrategie sollte also zunächst regelmäßig in den Therapiestunden und als Hausaufgabe im Alltag in entspannten Situationen geübt werden. Wenn der Patient eine ausreichende und positive Erfahrung mit der Entspannungsstrategie gesammelt hat, sollte er diese zunehmend in Momenten des Auftretens seiner problematischen Emotionen anwenden. Angesichts dieser großen Herausforderung ist es sehr hilfreich, wenn der Therapeut im Rahmen der Sitzungen zum Einüben dieser Intervention eine In-sensu-Exposition der Problememotion durchführt (z. B. mit Hilfe der Imagination, emotionsauslösender Sätze, Rollenspiel), damit der Patient dann seine Entspannungsstrategie gezielt anwenden lernt. Diese Technik wird z. B. gezielt im Anti-Ärger-Training eingesetzt (Novaco, 1979), wo der Ärger durch einen relevanten Trigger unter einer gleichzeitigen gegenregulatorischen Maßnahme in Form einer Entspannungsübung oder einer positiven Selbstinstruktion aktiviert wird. Diese Technik basiert auf dem Stressimpfungstraining nach Meichenbaum (1991), das auf einer kognitiven Regulation von Anspannung und Stress durch eine positive Selbstinstruktion beruht.

Auch sollte der Therapeut die unmittelbare Anwendung der Entspannungstechnik immer dann in der Therapiestunde anregen, wenn der Patient offenbar seine Problememotion erlebt.

Fallbeispiel

Th: »Und wie haben Sie reagiert, als Ihr Bruder die Verabredung am Wochenende abgesagt hat und Sie alleine zuhause saßen?«

P: (*holt tief Luft*) »Das war ... ja ... da saß ich dann ... und das war natürlich nicht so schön, nicht wahr?«

Th: »Was für ein Gefühl kommt jetzt gerade?«

P: (*stockend*) »Ja ... wieder diese unendliche Einsamkeit ... und Angst ... Angst davor, dass das immer so weitergehen wird.«

Th: »Ja, das ist wieder diese Einsamkeit, die so furchtbar für Sie ist. Vielleicht wäre es gut, wenn Sie bei diesem Gefühl blieben und sich mit Ihrer Atemübung beruhigen, so wie Sie es gelernt haben. Wir nehmen uns einfach einige Minuten Zeit dafür, in Ordnung?«

Beispiel-Hausaufgabe

Der Patient sollte seine Entspannungsstrategie regelmäßig zu Hause üben und die Besprechung dieser Hausaufgabe in der therapeutischen Sitzung sollte deren praktische Durchführung in der Therapie beeinhalten. Auch ist es sehr hilfreich, wenn der Therapeut eine Sanduhr auf den Tisch stehen hat, welche auf mindestens drei Minuten geeicht ist. Diese dient der Durchführung gezielter Entspannungssequenzen in der Therapie und ist auch ein ständiges Symbol für die Bedeutung von Entspannung.

7.2 Stressregulation in Ausnahmezuständen (Skills)

Der Therapeut steht bezüglich emotionsfokussierter Techniken vor dem Problem, dass er den Patienten je nach Intensität seines emotionalen Erlebens zu zwei grundsätzlich verschiedenen Haltungen bzw. Strategien anleiten muss:

- **Emotionsregulation.** Bis zu einem Intensitätsbereich von 70 % des emotionalen Erlebens sollte der Patient seine emotionsphobische Haltung aufgeben und sich mit seinen Emotionen konfrontieren, diese bewusst wahrnehmen und direkt bearbeiten (Emotionsregulation). Hierbei hilft ihm die Entspannung, Achtsamkeit und Akzeptanz (s. Kap. 8).
- **Stressregulation.** Ab einem hohen Intensitätsbereich (70 %) des emotionalen Erlebens (emotionale Krise bzw. emotionale Instabilität) sollte der Patient sich nicht weiter direkt mit seinen Emotionen beschäftigen, um nicht impulsiv selbst- oder

fremdschädigend zu handeln. Vielmehr soll er lernen, sich in solchen Augenblicken von seinen Emotionen zu distanzieren und abzulenken, um hierdurch seine dysfunktionalen Bewältigungsstrategien zu unterbrechen (Stressregulation). Hierzu dienen die in den folgenden Abschnitten vorgestellten Stressregulationsstrategien.

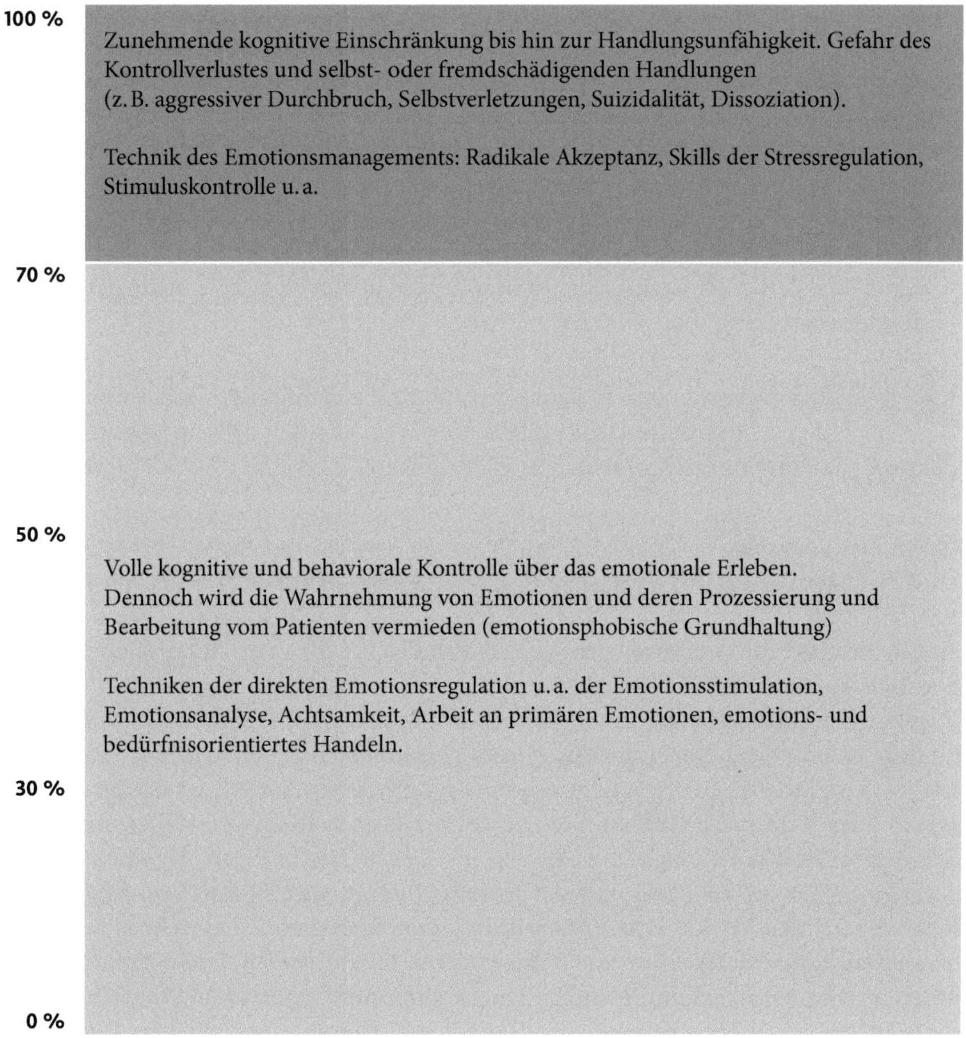

Abbildung 7.1 Bereiche der emotionalen Intensität

> **!** Je höher die Intensität einer Emotion ist, desto eher reagiert ein Patient mit seinen bisherigen dysfunktionalen Bewältigungsstrategien (z. B. Essanfall, Wutausbruch, Dissoziation, Selbstverletzung, Beziehungsabbruch). Dieser Umstand ist nicht zuletzt neurobiologisch zu erklären, da mit ansteigender Aktivierung

der Amygdala (emotionale Prozesse) die Aktivität des präfrontalen Cortex (bewusste kognitive Prozesse, Arbeitsgedächtnis etc.) gehemmt wird.

Der Ausdruck »Skills« bzw. »Stressregulationsskills« kommt aus der DBT und bezeichnet alle praktischen Fertigkeiten, welche dazu dienen, einen hohen emotionalen Anspannungszustand zu überstehen, ohne auf diesen mit einer selbst- oder fremdschädigenden Verhaltensweise zu reagieren (Bohus & Wolf-Arehult, 2014). Es handelt sich demnach nicht um eine Entspannungstechnik, sondern um konkrete Strategien zur Ablenkung vom emotionalen Erleben und zur Unterbrechung von dysfunktionalen Bewältigungsstrategien. Hierzu bedarf es

- der Technik der radikalen Akzeptanz der gegenwärtigen Problemsituation und der hierunter auftretenden problematischen Emotion, und
- sog. Skills, d.h. Verhaltensfertigkeiten, um sich abzulenken bzw. dissoziative Zustände zu beenden.

! Der Umgang mit einem emotionalen Erleben der Intensität über 70 % kann man auch als **Emotionsmanagement** bezeichnen, denn es geht im wesentlichen darum, die Emotionen so zu managen, dass diese nicht verhaltenswirksam werden.

Praktisches Vorgehen

Zunächst lernt der Patient seinen emotionalen Stresspegel auf einer Skala von 1–100 % einzuschätzen. Hierzu empfiehlt sich die genaue Erfassung der somatischen und kognitiven Zeichen für den jeweiligen Intensitätsbereich, wozu das Arbeitsblatt 5 Emotionsthermometer hilfreich ist.

AB 5

Solange die Anspannung unter 70 % ist, sollte der Patient sich direkt mit seinen Emotionen unter Zuhilfenahme der erlernten Techniken beschäftigen (z. B. Emotionsanalyse, kognitive Regulation, Umsetzen in adaptives Verhalten). Ist der Stresspegel jedoch über 70 %, dann ist er mit seinem emotionalen Erleben überfordert und kann sich in dem Augenblick nicht angemessen mit diesem beschäftigen. Ab einem Stresspegel von 70 % sollten Techniken der Stressregulation zum Einsatz kommen. Nicht selten schätzt der Patient seinen Anspannungsgrad aber zu hoch ein, was eine Katastrophisierung seiner Situation zur Folge hat. Mit zunehmenden Kompetenzen in der differenzierten Wahrnehmung und im Umgang mit problematischen Emotionen wird die Einschätzung des Stresspegels im Verlauf der Therapie realistischer. Diese Entkatastrophisierung trägt dann ihrerseits zur Reduktion des allgemeinen Stresslevels bei.

! Die Techniken der Stressregulation können aber auch in missbräuchlicher Art und Weise vom Patienten eingesetzt werden, wenn sie nämlich in einem unteren Anspannungsbereich (<70 %) zur Unterdrückung des emotionalen Erlebens eingesetzt werden.

Radikale Akzeptanz. Grundlage aller Skills ist die Akzeptanz des gegenwärtigen emotionalen Ausnahmezustandes und der Verzicht auf dessen Bekämpfung bzw. des Versuches einer direkten Lösung des emotionalen Problems. Die Haltung der sog. »radikalen Akzeptanz« bedeutet für den Patienten, sich nicht gegen eine ungewollte Situation bzw. Erleben und die hiervon ausgelösten Emotionen und den seelischen Schmerz aufzulehnen und diese zu verändern zu versuchen. Dabei ist radikale Akzeptanz nicht mit einem Gutheißen der Situation oder gar einem positiven Denken gleichzusetzen. Wenn ein Patient angesichts der Tatsache, dass er gerade eine Zurücksetzung auf dem Arbeitsplatz erfahren hat, Angst, Ärger und Scham empfindet, dann ist dies nicht durch eine radikale Akzeptanz umzudeuten und die Tatsache der Zurücksetzung auch nicht gutzuheißen. Radikale Akzeptanz bedeutet nur, die Situation und die Emotionen so wie sie sind anzunehmen und nicht unmittelbar verändern zu wollen, wenn dies nicht möglich ist. Sie hilft dem Patienten die Situation und seine Emotionen nicht noch weiter zu verschlimmern, indem er diese mit seinen dysfunktionalen Bewältigungsstrategien bekämpft.

Dann sucht man konkrete Strategien der Umsetzung der radikalen Akzeptanz für die einzelnen Problemsituationen. Die meisten Patienten profitieren hierbei von einer konkreten Selbstinstruktion, die sie in Form eines individuellen Satzes in der Problemsituation anwenden. So ein Satz muss zuvor in Situationen emotionaler Entspannung, gegebenenfalls in Verbindung mit einer Entspannungstechnik eingeübt und gewissermaßen automatisiert werden. Auf diese Weise ist der Satz in Anspannungssituationen abrufbar und durch Konditionierung mit der Entspannungsreaktion gekoppelt. Der Satz kann beispielsweise lauten: »Es ist so, wie es ist, und ich lasse es einfach geschehen.« Ein solcher Satz zur Selbstinstruktion sollte kurz und prägnant und in der Gegenwartsform formuliert sein.

Auf der Grundlage der radikalen Akzeptanz lernt der Patient in Bezug auf seinen emotionalen Stresspegel über 70 %:

- so früh wie möglich den Beginn einer krisenhaften Zuspitzung einer Emotion zu bemerken (Frühwarnzeichen), um sich sofort mit gegenregulierenden Verhaltensweisen zu beschäftigen
- sich von dem emotionsauslösenden Stimulus zu distanzieren (räumlich, mental)
- sich durch Skills von dem Erleben seiner Emotionen bewusst abzulenken
- die emotionale Krise ohne selbst- oder fremdschädigende Verhaltensweisen zu überstehen

Frühwarnzeichen. Zu den Frühwarnzeichen einer emotionalen Krise gehören z. B.:

- aufsteigende Hitze
- Muskelanspannung
- Pulsbeschleunigung
- Gedankenchaos
- leerer Kopf
- Zittern
- verändertes Hautgefühl
- Rauschen in den Ohren
- Verkrampfungen im Bauch
- u. v. m.

Wenn der Patient es unter Zuhilfenahme seiner Frühwarnzeichen geschafft hat, seine beginnende emotionale Krise zu einem frühen Zeitpunkt bemerkt zu haben, kann er Techniken der Distanzierung und Selbstberuhigung einsetzen. Hierzu gehören u.a.:

- sich umdrehen und weggehen (Stimuluskontrolle)
- die Situation aus der Sicht eines unbeteiligten Beobachters oder einer Kamera wahrnehmen und beschreiben
- korrigierende Selbstinstruktionen (z. B. »Halt, Stopp!« oder »Geh nicht weiter darauf ein!«)
- positive Selbstverbalisierung (z. B. »Ich bin stark und hab mich im Griff.«)
- bis 100 zählen
- bewusstes konzentriertes Atmen
- Gedankenstopp
- äußere Achtsamkeit (achtsame Wahrnehmung von Erlebnissen auf einem Sinneskanal, z. B. Geräusche)
- u. v. m.

»Wenn-dann-Regel«. Für eine Verhaltensänderung in der unmittelbaren Problemsituation hat sich auch der Einsatz einer »Wenn-dann-Regel« bewährt (Gollwitzer & Oettingen, 2012). Hierbei handelt es sich um eine im Vorweg festgelegte Reaktion (»dann«) auf einen bestimmten Stimulus bzw. Früherkennungszeichen (»wenn«). Eine »Wenn-dann-Regel« entbindet von der unerfüllbaren Anforderung, komplexe kognitive Leistungen in emotionalen Situationen zu erbringen; man handelt in der Situation nur nach einem trainierten Reiz-Reaktionsschema (z. B. »Wenn ich Ärger spüre, dann verlasse ich den Ort, wo ich mich gerade befinde.«).

Stresstoleranzskills. Welche Stresstoleranzskills dann zum Einsatz kommen, hängt vom individuellen Patienten ab. Sie können in die folgenden Formen unterteilt werden:

- **Stimuluskontrolle.** Die auslösende Situation verlassen, sich vom dem auslösenden Stimulus entfernen.
- **Sinnesfokussierte Skills.** Z. B. das Beißen auf eine Chilischote, das Auflegen von Coldpacks, das Kneten eines Igelballs, Ammoniak oder Duftöl riechen, starke Bonbons lutschen, mit Handgelenksgummis schnipsen
- **Handlungsfokussierte Skills.** Z. B. Joggen, mit einem Handtuch auf das Bett hauen, sich durch andere Aktivitäten gedanklich von der Beschäftigung mit der Situation und den Emotionen ablenken, den eigenen Emotionen entgegengesetzt handeln
- **Körperfokussierte Skills.** Z. B. kontrolliertes Atmen, progressive Muskelrelaxation
- **Gedankenfokussierte Skills.** Z. B. Lösen von Rechenaufgaben, an vergangene angenehme Erlebnisse denken
- **Wahrnehmungsfokussierte Skills.** Z. B. genaue Beschreibung eines Bildes, nacheinander 5 Geräusche wahrnehmen und benennen, ebenso 5 Dinge sehen und benennen, 5 körperliche Empfindungen wahrnehmen und benennen

Man sollte auch Skillsketten erarbeiten, welche eine Reihenfolge von abgestuften Skills für verschiedene Intensitätsstufen der emotionalen Belastung aufzeigen. So wechselt der Patient von einem Skill für den höchsten Anspannungszustand (100 %) nach dessen erfolgreicher Ausübung zu einem Skill für einen niedrigeren Anspannungszustand und falls erforderlich noch zu weiteren abgestuften Skills. Für Borderline-Patientinnen wird auch ein sog. Skillskoffer erarbeitet, in welchem sich eine größere Auswahl an Skills, unterstützende Sinnsprüche, Fotos bis hin zu Telefonnummern von Personen des Helfernetzwerks (Freunde, Therapeuten, Kliniken) befindet (s. Bohus & Arehult 2014).

Nach der erfolgreichen Anwendung der Stresstoleranzskills und einem Abfall des Stresspegels deutlich unter 70 % müssen die Patienten sich aber direkt mit ihrer emotionalen Problematik auseinandersetzen. Ein dauerhaftes emotionales Vermeidungsverhalten darf nicht das Ergebnis des Trainings von Stresstoleranzskills sein.

Beispiel-Hausaufgabe

Alle in der Therapiestunde erarbeiteten Skills müssen vom Patienten in seinem Alltagskontext erprobt werden. Hierzu ist eine Stressregulationskurve (Arbeitsblatt 6) zum Ausfüllen sehr hilfreich.

AB 6

Weiterführende Literatur

Bohus, M. & Wolf-Arehult, M. (2009). Interaktives Skillstraining für Borderline-Patienten. Stuttgart: Schattauer.

8 Achtsamkeit, Akzeptanz und Toleranz

Ein Großteil der emotionalen Problematik des Patienten ist die Folge der negativen Bewertung seiner Emotionen, und folglich seines Bemühens, diese Emotionen sofort zu unterdrücken, wenn diese aktiviert sind, beziehungsweise das Erleben dieser Emotionen durch entsprechendes Verhalten bereits im Vorwege zu vermeiden (sog. experiential avoidance, also das Vermeiden des inneren Erlebens von Emotionen, aber auch Gedanken, Erinnerungen, Körperempfindungen; Hayes et al., 2014).

Die Unfähigkeit, unangenehme Situationen und Emotionen zu ertragen, die nicht unmittelbar zum Positiven zu verändern sind, mündet in einer generalisierten und rigiden emotionalen Vermeidungshaltung unter Zuhilfenahme von dysfunktionalen Bewältigungsstrategien. Diese ablehnende, nicht-akzeptierende Haltung führt Hayes et al. (1014) zufolge u. a. zu

- einer Intensivierung unerwünschter Gedanken und Gefühle
- einer Erhöhung der emotionalen Belastung
- der Aufrechterhaltung und Intensivierung dysfunktionaler Bewältigungsstrategien
- und einer Abnahme der Häufigkeit von positivem und zielorientiertem Handeln

Emotionstoleranz. Aus dieser Problematik heraus lässt sich die Technik der achtsamen, akzeptierenden und das Erleben der Emotion tolerierenden Haltung ableiten. Während Patienten also normalerweise beim Erleben einer negativen Emotion den Drang verspüren, sich so zu verhalten, dass diese Emotion aufhört, sie sich also in einem emotionsvermeidenden Verhaltensmodus befinden, geht es bei der Achtsamkeit und Akzeptanz darum, von diesem *Verhaltens*modus in einen *Seins*modus zu wechseln. In diesem Seinsmodus beschränkt der Patient sich auf sein gegenwärtiges Erleben, ohne durch Kognitionen und Verhalten die Emotion wesentlich zu beeinflussen, ohne ein bestimmtes Ziel zu verfolgen, ohne eine Veränderung der emotionsauslösenden Situation erreichen zu wollen. Im Seinsmodus begleitet der Patient sein inneres Erleben

- akzeptierend
- konzentriert
- aufmerksam
- achtsam
- ohne Urteil und ohne über das unmittelbare Erleben hinausgehende Gedanken
- ohne kognitiv oder behavioral das emotionale Erleben zu verändern

Er lernt also, seine problematischen Emotionen zu akzeptieren und auszuhalten, ohne hierauf mit seinen dysfunktionalen Bewältigungsstrategien zu reagieren. Man kann das Ergebnis dieser Haltung als »Emotionstoleranz« bezeichnen.

Beispielaussage des Therapeuten

»Beim Erleben von belastenden und problematischen Gefühlen, wie z. B. Angst oder Schuldgefühlen, versuchen wir Menschen etwas zu tun, damit diese Gefühle nicht mehr spürbar sind. Dieser unmittelbare Drang ist zunächst ganz normal und grundsätzlich hilfreich, denn schließlich signalisieren uns diese Gefühle eine Situation, in welcher Bedürfnisse von uns frustriert oder bedroht sind. Doch es gibt auch Situationen, in denen diese Reaktionen Teil des Problems sind. So z. B. wenn jemand seine Einsamkeit durch Alkohol bekämpft, oder seine Angst, obgleich diese gar nicht angemessen bzw. hilfreich ist, zum Anlass nimmt sich sofort zurückzuziehen. Solche schnellen Handlungen können die Problemgefühle auf lange Sicht viel schlimmer machen und auch andere negative Folgen haben, da man sich nicht mit den Gefühlen und ihren Auslösern kritisch auseinandersetzt. Folglich kann man nicht überprüfen, ob das Gefühl (z. B. Angst) in der Auslösesituation überhaupt angemessen war, oder vielmehr eine alte Reaktion aus vergangenen Zeiten darstellt, die in der Gegenwart nicht mehr hilfreich und sinnvoll ist. Man kann hierbei auch von einer Gefühlskonserve sprechen. Um sich mit seinen Gefühlen in Ruhe auseinandersetzen zu können, einen neuen Umgang mit diesen zu erlernen, nicht mehr von ihnen getrieben zu sein, muss man zunächst lernen, seine Gefühle wahrzunehmen und auszuhalten, ohne diese verändern zu wollen. Um diese Aufgabe meistern zu können, möchte ich Ihnen die Technik der Achtsamkeit und Akzeptanz vermitteln. Hieraus soll dann eine Emotionstoleranz entstehen, also die persönliche Stärke, auch unangenehme Gefühle ertragen, tolerieren zu können und auf diese nicht mehr mit einem Verhalten zu reagieren, das alles nur noch schlimmer macht.«

! Zu Beginn der Vermittlung von Achtsamkeit- und Akzeptanztechniken muss auch die Möglichkeit thematisiert werden, dass es bei der Ausübung dieser Technik initial zu einer Verschlechterung kommen kann, die es ebenfalls zu akzeptieren und zu tolerieren gilt (Hayes & Feldmann, 2004). Diese mögliche Verschlechterung resultiert aus dem Umstand, dass der Patient mit der Achtsamkeit seine Aufmerksamkeit seinen Emotionen zuwendet, und nicht mehr deren Wahrnehmung vermeidet.

8.1 Achtsamkeit

Zentral für die bewertungsfreie Wahrnehmung ist die Technik der Achtsamkeit. Die Achtsamkeit ist fester Bestandteil moderner verhaltenstherapeutischer Konzepte wie bei der Schematherapie, ACT, MBCT, DBT und der Compassion-Focused Therapie (s. auch Kap. 1). Die Achtsamkeit besteht in der reinen Wahrnehmung von inneren oder äußeren Vorgängen, ohne diese interpretieren, bewerten, oder verändern zu wollen. Die »äußere Achtsamkeit» richtet sich hierbei auf die Wahrnehmung von äußeren Sinneswahrnehmungen und die »innere Achtsamkeit» auf die Wahrnehmung von Emotionen, Gedanken und Körperempfindungen. Eine achtsame Wahrnehmung bedeutet im Einzelnen:

- im Hier und Jetzt zu sein
- das augenblickliche Erleben konzentriert und bewusst wahrzunehmen
- sich Gedanken, Ereignissen und Emotionen zuzuwenden, ohne diesen auszuweichen oder an ihnen festzuhalten
- das Erlebte nicht zu bewerten oder darüber nachzudenken
- keine Veränderung anzustreben

> **!** Eine gute Metapher für diesen Umgang mit den eigenen Emotionen besteht darin, sich diese wie Wolken am Himmel vorzustellen. Man nimmt sie wahr, lässt sie jedoch ihrer eigenen Dynamik folgend vorüberziehen, ohne einzugreifen und bleibt dabei innerlich distanziert: »Die Wolken ziehen in der Ferne des Himmels, unbewegt schaue ich und lasse sie ziehen.«

Die Achtsamkeit stellt eine wirkungsvolle emotionsregulatorische Technik dar, welche mit der Verbesserung von psychischen und somatischen Beschwerden bzw. Krankheiten einhergeht (Kabat-Zinn, 2006; Michalak et al., 2012).

Zur aktiven Ausübung der inneren Achtsamkeit lernt der Patient unter therapeutischer Anleitung das folgende Vorgehen:

- Emotion aktivieren (z. B. Imagination, Körperfokussierung, Gedanken, Problemsituation)
- Emotion beschreiben (z. B. Name für diese Emotion?)
- körperliche Korrelate der Emotion wahrnehmen (z. B. Wo wird die Unsicherheit körperlich gespürt? Wie äußert sich die Angst körperlich?)
- kognitive Korrelate der Emotion wahrnehmen (z. B. Was für Gedanken treten jetzt gerade auf?)
- Handlungsimpulse der Emotion wahrnehmen (z. B. Was würde ich am liebsten jetzt tun?)
- die genannten Punkte der Emotionen aus einer Beobachterposition distanziert wahrnehmen (eine Emotion haben und nicht eine Emotion sein)

> **!** Das hohe Kontrollbedürfnis von Patienten ist Ausdruck ihrer Intoleranz für die Ungewissheit zukünftiger Entwicklungen, die bei ihnen u. a. Angst und Unsicherheit auslöst (Boswell et al., 2013). Kontrolle ist somit das Problem und nicht die Lösung, sodass Achtsamkeit und Akzeptanz ein entscheidender Schritt sind, dieses Problemverhalten aufzugeben.

Beispielaussage des Therapeuten

»Es ist ein großer Unterschied, ob Sie Ihr Gefühl sind oder ein Gefühl haben. Wenn Sie Ihr Gefühl ohne jede Realitätsüberprüfung als untrügliches Abbild der Realität ansehen, dann wird es Ihre Wahrnehmung, Ihre Gedanken und Handlungen beeinflussen, dann sind Sie Ihr Gefühl. Stellen Sie sich einmal vor, der Mensch, der Ihnen am liebsten ist, hat sich einen Tag nicht bei Ihnen gemeldet. Nun erleben Sie aufgrund von Verlassenheitserlebnissen in Ihrer Kindheit das Gefühl von tiefer Einsamkeit. Aufgrund dieses Gefühl kommt Ihnen der Gedanke, dass Sie verlassen sind, woraufhin Ihnen nun jede weitere Minute wie eine Ewigkeit vorkommt (das Gefühl beeinflusst Ihre Wahrnehmung), Sie denken vielleicht, dass es ja so kommen musste und Sie der einsamste Mensch auf der Welt sind (das Gefühl beeinflusst Ihre Gedanken). Angespannt und ängstlich greifen Sie zum Telefon und beklagen sich bei diesem Menschen über seine Zurückweisung (das Gefühl beeinflusst Ihr Handeln). Wenn Sie das zulassen, dann wird Ihre gesamte Erlebniswelt und Handlungsspielraum von Ihren Gefühlen regiert. Mit Hilfe der Achtsamkeit hingegen lernen Sie, dieses Gefühl wahrzunehmen und als ein Ereignis zu akzeptieren, welches zu diesem Zeitpunkt stattfindet, ohne dass Sie damit dem Gefühl unmittelbar einen Wahrheitsgehalt zusprechen. Es ist in dem Augenblick da, nicht mehr und nicht weniger. Nach einer gelungenen achtsamen Wahrnehmung dieses Gefühls können Sie bei einer späteren Betrachtung, z. B. im Rahmen einer Emotionsanalyse, klären, ob Sie es als wahr, d. h. angemessen und hilfreich, oder eher als unangemessen und nicht hilfreich bewerten wollen.«

Mechanismen der Achtsamkeit. Die angenommenen Mechanismen der Achtsamkeit werden von Lohmann und Annies (2013) folgendermaßen zusammengefasst:

- **Dezentrierung und Aufmerksamkeitslenkung:** Die Dezentrierung von Wahrnehmung und Bewertung durch die Aufmerksamkeitslenkung unterbricht automatisierte Gedankenabfolgen, die durch ihren negativ bewertenden Charakter (z. B. Selbstabwertungen) zu einer Intensivierung problematischer Emotionen führen. Die Dezentrierung schafft einen Freiraum für neue kognitive und emotionale Prozesse und es können neue Emotionen und emotionale Details wahrgenommen werden.
- **Desidentifikation:** Durch die Achtsamkeit entsteht eine Trennung zwischen Beobachter und Beobachtetem, wobei der Kontakt zu den Wahrnehmungen und den Emotionen bestehen bleibt. Auch die Desidentifikation schafft einen Freiraum für neue kognitive und emotionale Prozesse, da der Patient lernt, eine Beobachterposition bezüglich des gegenwärtigen Erlebens einzunehmen.
- **Verringerung der Erlebnisvermeidung:** Durch die Achtsamkeit können Emotionen wahrgenommen werden, ohne diese zu bewerten oder zu verändern, sodass der Patient eine Emotionstoleranz erlernt. Außerdem wird seine Wahrnehmung von bisher vermiedenen Emotionen gesteigert, sodass die hierdurch zum Ausdruck kommenden Bedürfnisse besser in das Erleben und Handeln integriert werden können.

> **!** Achtsamkeit ist keine Technik, mithilfe derer der Patient sich entspannt oder seinen Kopf von Gefühlen und Gedanken entleert. Die Ausübung von Achtsamkeit erfordert Konzentration auf die Wahrnehmung von Gefühlen, Körperempfindungen und Gedanken.

Praktisches Vorgehen

Zunächst wird dem Patienten das Grundprinzip der inneren Achtsamkeit erklärt, das in der Wahrnehmung des gegenwärtigen Augenblicks besteht, wie er eben gerade ist, ohne diesen zu bewerten oder hierüber nachzudenken. Oftmals ist es hilfreich, das Prinzip der inneren Achtsamkeit zunächst anhand der greifbareren äußeren Achtsamkeit, die über Sinnesreize erfolgt, zu verdeutlichen. Hierbei fragt man den Patienten nach dem bevorzugten Sinneskanal (reagiert er eher auf Töne oder bevorzugt er Bilder usw.?), um dann zunächst eine Übung zur äußeren Achtsamkeit durchzuführen. Wenn er hierunter eine Beruhigung erfährt, hat er das Prinzip der Achtsamkeit verstanden und ist eher motiviert und in der Lage, sich der inneren Achtsamkeit zuzuwenden. In Folge geht es dann um die Schritte:

- Wahrnehmen
- Akzeptieren
- Beschreiben
- Teilnehmen

Diese Schritte können zu Beginn des Erlernens der inneren Achtsamkeit nacheinander zur Ausführung kommen, werden sich jedoch im Verlauf situativ bedingt abwechseln. Für jegliche Form der Achtsamkeitsübung sollte eine ruhige und ungestörte Atmosphäre hergestellt werden. Es wird mit der folgenden Selbstinstruktion begonnen: »Ich trete innerlich einen Schritt zurück und betrachte nur, was gerade in mir passiert.«. Der Therapeut leitet dann die Achtsamkeitsübungen ein, indem er den Patienten auffordert, die Augen zu schließen, eine bequeme Sitzposition einzunehmen und sich auf sein inneres Erleben zu konzentrieren. Dann begleitet der Therapeut die innere Achtsamkeit mit Worten wie den folgenden: »Nehmen Sie einfach wahr, was in Ihnen jetzt gerade passiert ... Ihre Gefühle ... Gedanken ... Körperempfindungen ... beobachten Sie genau, was sich gerade in Ihnen ereignet ... nehmen Sie es wahr und konzentrieren Sie sich auf diese Wahrnehmung ... beschreiben Sie Ihr Erleben mit den passenden Worten ... achten Sie auch auf Ihren Körper und was für Handlungsimpulse auftreten ... Bleiben Sie offen für alle Erlebnisse ... heißen Sie diese willkommen ... nehmen Sie diese wahr und lassen Sie diese wieder gehen ...«.

Dann kann z. B. unter Anleitung des Therapeuten eine Problememotion aktiviert werden, in dem der Patient sich die Problemsituation vorstellt bzw. imaginiert (»Ich würde Sie bitten, sich die Situation neulich auf Ihrer Arbeit vorzustellen, wo Sie kritisiert wurden ... Hören Sie die Stimme Ihres Chefs ... nehmen Sie Ihre Gedanken wahr ... usw.). Unter dieser emotionalen Aktivierung soll er dann alle inneren Vorgänge achtsam wahrnehmen. Hierbei kann es sehr hilfreich sein, wenn er das Erlebte mit den Worten »Da ist …« verbalisiert. Durch diese Verbalisierung kann sich der Patient immer wieder auf die achtsame Wahrnehmung fokussieren und damit den Ablenkungen durch Gedanken oder Umweltreize entgegenwirken. Darüber hinaus zeigen die Worte »Da ist …« auch die Trennung von Beobachter und Beobachtetem sprachlich auf. Die Verbalisierung des Erlebten erfolgt i. S. des Spürens und Benennens von (1) Körperempfindungen, (2) Gefühlen und (3) Gedanken. (»Da ist der Gedanke: Gerade habe ich eine Ablehnung meiner Bewerbung erhalten … da ist ein Brennen in der Brust und ein Schwindelgefühl im Kopf … da ist das Gefühl von Scham … da ist der Impuls, im Boden zu versinken … da ist der Gedanke: Ich möchte den Brief sofort zerreißen … da ist ein Gefühl von Angst und Anspannungen der Muskeln …«).

Im Anschluss an jede Achtsamkeitsübung sollte eine Reflexion über das Erlebte stehen. Inhalte dieser Reflexion, welche alleine oder zusammen mit dem Therapeuten vorgenommen werden sollte, sind hauptsächlich die positiven Aspekte der Achtsamkeitsübung insbesondere i. S. der Emotionstoleranz und die Neuerfahrungen, die der Patient hierbei gemacht hat (z. B. Wahrnehmung von Emotionen, die er zuvor nicht kannte). Außerdem sollte das Erleben von bewertenden Gedanken und Ablenkungen thematisiert und normalisiert werden. Hierfür wird die Strategie der achtsamen Wahrnehmung von bewertenden Gedanken und der Refokussierung auf das innere Erleben vermittelt (z. B. bewertende Gedanken wie Luftballons davonfliegen lassen).

! Bei einer achtsamen Wahrnehmung von inneren Erlebnissen wird der Patient häufig Emotionen erleben und entdecken, die ihm zuvor nicht bewusst waren. Dieser Umstand kann i. S. der Emotionsdifferenzierung und der Informationsgewinnung über bislang vermiedene Bedürfnisse genutzt werden.

Manchem Patienten hilft es, sich seine Emotionen, Empfindungen und Gedanken in einer bildhaften Vorstellung zu vergegenwärtigen. So kann er sich vorstellen, wie diese auf Wolken an ihm vorbeischweben, auf einem Laufband oder auf Blättern im Fluss an ihm vorbeigleiten.

Beispiel-Hausaufgabe

Die Achtsamkeit sollte regelmäßig außerhalb, aber auch innerhalb der Therapiestunde von Patient und Therapeut gemeinsam geübt werden.

Weiterführende Literatur

Lohmann, B. & Annies, S. (2013). Achtsamkeit in der Verhaltenstherapie. Köln: Deutscher Ärzte-Verlag.

Michalak, J., Heidenreich, T. & Williams, J. M. G. (2012). Achtsamkeit. Göttingen: Hogrefe.

8.2 Akzeptanz und Toleranz

Um erfolglose und symptomprovozierende Kämpfe gegen Emotionen zu beenden und sich in eine konstruktivere Auseinandersetzung mit diesen zu begeben, lernt der Patient, die Existenz seines emotionalen Erlebens aktiv zu akzeptieren und zu tolerieren. Die Fähigkeit zur Akzeptanz muss zusammen mit der Achtsamkeit als zentral für die Emotionsregulation und eine später folgende Neuausrichtung von gedanklichen Bewertungen und Verhalten angesehen werden. Beide Techniken sollen dazu verhelfen, eine Emotionstoleranz zu entwickeln, also die Fähigkeit, Emotionen zu erleben, ohne diese zu unterdrücken oder sofort korrigierend zu bearbeiten.

Beispielaussage des Therapeuten

»Das bekannte Gelassenheitsgebet lautet: Gott, gib mir die Gelassenheit, Dinge hinzunehmen, die ich nicht ändern kann, den Mut, Dinge zu ändern, die ich ändern kann, und die Weisheit, das eine vom anderen zu unterscheiden. Dem müsste man noch hinzufügen: Und lass mich unterscheiden, welche Strategien der Veränderung hilfreich sind und welche mir letztlich schaden. Leider lassen sich viele leidvolle Erlebnisse und Erfahrungen nicht sofort zum Positiven verändern und je mehr wir uns gegen diese auflehnen, desto schlimmer werden sie. Wenn man merkt, dass der Kampf gegen Erlebnisse und Gefühle zu einer Verschlechterung führt, kann es von großer Hilfe sein, wenn man lernt, sie zu akzeptieren. Akzeptieren heißt hierbei nicht das Erlebnis und die Gefühle gutheißen, sie sich gewissermaßen schön zu denken oder zu reden, sondern sie als eine Realität anzunehmen, welche man in dem Augenblick nicht verändern kann. Verändern kann man nur seine eigene Haltung zur Realität und eben das ist die Abkehr von der Veränderung hin zur Akzeptanz. Hat man gelernt, die unmittelbare Realität zu akzeptieren, dann kann man sich in Folge auch überlegen, ob es einen besseren, hilfreicheren Umgang mit den Gefühlen und den auslösenden Gedanken und Situationen geben kann.«

Diese Akzeptanz kann sich zum einen auf die Anerkennung der grundsätzlichen Tatsache der Existenz dieser Emotion und zum anderen auf die Bedeutung des hierdurch ausgedrückten Bedürfnisses beziehen. Beides ist voneinander zu trennen, da es adaptive und maladaptive Emotionen gibt, also Emotionen, welche angemessen und potenziell hilfreich sind, und Emotionen, welche unangemessen und nicht hilfreich sind. In Bezug auf maladaptive Emotionen sollte man von einer radikalen Akzeptanz sprechen (Linehan, 1996), denn hierbei geht es um die Akzeptanz der Existenz einer Emotion, ohne dass hiermit auch der Inhalt der Emotion, das hierdurch ausgedrückte Bedürfnis, akzeptiert werden soll.

Hingegen bei adaptiven Emotionen bezieht sich die Akzeptanz nicht nur auf die Existenz der Emotion, sondern zusätzlich auch auf das Bedürfnis, welches durch die betreffende Emotion zum Ausdruck kommt.

! Die Akzeptanz und Toleranz problematischer Emotionen scheint die größte Wirksamkeit aller emotionsregulatorischen Techniken zu besitzen (Berking et al., 2012).

Radikale Akzeptanz von maladaptiven Emotionen
Maladaptive Emotionen sind der Situation nicht angemessen bzw. sind Ausdruck eines nicht angemessenen Bedürfnisses.

Beispielaussage des Therapeuten

»Es ist hilfreich, das Problem einer fehlenden Akzeptanz für situativ unveränderliche Erlebnisse und Emotionen anhand konkreter Beispiele zu verdeutlichen. So kann man die folgende fiktive Geschichte erzählen: Stellen Sie sich vor, dass ein junger, erfolgreicher Profifußballer auf der Straße überfahren wird und mit einer Querschnittslähmung im Krankenhaus aufwacht. Wie wird er in den ersten Tagen denken und fühlen? (Hier sollte man die Patienten aktiv mitarbeiten lassen!) Er wird Gefühle von Verzweiflung, Trauer, Angst, Wut u.v.m. empfinden. Diese Gefühle sind ausgelöst von Gedanken wie ›Ich werde nie wieder Fußball spielen können! Mein Leben ist vorbei! Wäre ich doch nicht an dem Tag einkaufen gegangen! Hätte der Autofahrer aufgepasst, dann würde ich normal leben können! Alles ist aussichtslos, ich werde immer ein Krüppel sein! Das ist alles unerträglich und so kann ich nicht leben!‹ Diese Gedanken und Gefühle sind nach dem Unfall zunächst vollkommen normal angesichts der Geschehnisse und auch nicht korrigierend zu bearbeiten, zumal sie zum großen Teil ja auch zutreffend sind. Stellen Sie sich aber nun vor, dass dieser Mensch drei Jahre später im Rollstuhl sitzt und nach wie vor ähnliche Gedanken und Gefühle hat, wohlmöglich sich Fußballspiele im Fernsehen anschaut und sich immer wieder schmerzhaft bewusst macht, dass er dort hätte mitspielen können, wenn nicht …! Dann hat er die Realität und seine Gefühle nicht akzeptiert, sondern bekämpft diese weiterhin bzw. verzweifelt an ihnen. Dieser aussichtlose Kampf, diese fehlende radikale Akzeptanz, verhindert, dass er sich ein neues Leben aufbaut, und bewirkt dazu, dass er anhaltend verzweifelt bleibt.«

Kreative Hoffnungslosigkeit. Die Haltung der Akzeptanz kann dadurch befördert werden, dass der Therapeut eine sog. »kreative Hoffnungslosigkeit« bewirkt. Diese Hoffnungslosigkeit bezieht sich hierbei nicht auf die Situation des Patienten, sondern auf die Unbrauchbarkeit seiner dysfunktionalen Bewältigungsstrategien für seine emotionalen Probleme.

Fallbeispiel

Th: »Immer wieder bekämpfen Sie Ihre Versagensängste und Minderwertigkeitsgefühle mit Ihrem Streben nach Perfektionismus. Doch soweit ich das beurteilen kann, hat all die Arbeit und die Mühen und die Sorgen, welche Sie hierfür aufgewendet haben, über eine kurzfristige Erleichterung hinaus keine Veränderung Ihrer emotionalen Probleme gebracht.«

P: »Ja, das stimmt. Eigentlich ist alles nur noch schlimmer geworden mit der Zeit.«

Th: »Ja, das sehe ich genauso. Wenn Sie einmal in die Zukunft schauen, sehen Sie da auch nur den Hauch einer Möglichkeit, dass Sie mit Ihrem Perfektionismus und Ihrer Arbeitswut eine positive Veränderung erreichen?«

P: »Ich will aber keine Fehler machen!«

Th: »Das kann ich aus Ihrer Problematik heraus auch verstehen, aber ob Sie Fehler machen wollen, war nicht meine Frage. Ich wollte nur wissen, ob Sie mit Ihrer Strategie jemals Ihre Versagensängste und Minderwertigkeitsgefühle loswerden?!«

P: »Nein, wahrscheinlich nicht. Aber was soll ich denn machen, damit es mir endlich einmal besser geht?«

Th: »Das werden wir gemeinsam herausfinden. Wichtig ist nur, dass wir uns einig sind, dass Perfektionismus, Kontrolle, Arbeitswut etc. nicht Teil der Lösung sind, sondern Teil des Problems.«

Praktisches Vorgehen

Dem Patienten wird das Rational der Akzeptanz verdeutlicht, indem ihm der Zusammenhang zwischen Vermeidung bzw. Unterdrückung von Kognitionen und Emotionen erklärt wird. Auch sollte verdeutlicht werden, dass er hiermit sein unerwünschtes emotionales Erleben aufrechterhält. Als Metaphern bzw. Merksätze sind hierzu u. a. dienlich »Wer flieht, der wird gejagt«, »Kontrolle ist Teil des Problems und nicht Teil der Lösung« oder »Akzeptanz ist die ältere Schwester der Veränderung«. Dann wird mit dem Patienten erarbeitet, wie er sein Erleben akzeptieren, d. h. dieses annehmen und zulassen kann, ohne es zu bewerten und ohne es zu verändern. Hierbei beziehen sich die Akzeptanzstrategien zum einen auf reale Probleme, die nicht verändert werden können, und zum anderen auf die Akzeptanz der problematischen, häufig maladaptiven Emotionen. Dabei ist es wichtig zu betonen, dass Akzeptanz nicht zu verwechseln ist mit einem Gutheißen der Emotion (und Erlebnissen, Traumatisierungen, Lebensumständen etc.). Für Strategien zur radikalen Akzeptanz s. Abschnitt Stressreduktion in Abschnitt 7.2.

Besonders wichtig ist die persönliche Motivation des Patienten zur Akzeptanz, die in einem kurzen Satz zum Ausdruck kommen sollte, wie z. B.: »Ich will mein Gefühl der Traurigkeit aushalten, um endlich zu merken, wie wichtig mir der Kontakt zu anderen Menschen ist.«. Als nächstes wird ein Satz gesucht, welcher die aktive Akzeptanz des Gefühls und eine positive Selbstinstruktion i. S. der effektiven Selbstunterstützung beinhaltet und den der Patient sich im Augenblick des Erlebens der Emotion sagen kann. Ein solcher Satz könnte z. B. lauten: »Ich stelle mich meiner Angst und bin stark genug sie auszuhalten.«.

In Anlehnung Hagena und Gebauer (2014) kann das folgende Vorgehen empfohlen werden:

(1) Das Gefühl benennen, ohne es zu bewerten
Bsp.: »Ich fühle mich ängstlich.«
Wenn der Patient den Grund für sein Gefühl kennt, dann sollte er dieses benennen *»Ich fühle mich ängstlich, weil ich an die Seminare in der Universität in der nächsten Woche denke.«*
(2) Das Gefühl radikal akzeptieren
Bsp.: »Ich fühle mich ängstlich. Ich will mich diesem Gefühl stellen.«
(3) Wiederholung eines akzeptierenden und positiv formulierten Satzes in Gedanken mehrmals hintereinander
Bsp.: »Ich fühle mich ängstlich. Ich bin in Ordnung und habe solche Situationen in der Vergangenheit auch schon gemeistert.«
(4) Gleichzeitige Anwendung einer Entspannungstechnik
(5) Achtsame Beobachtung, wie sich das Gefühl entwickelt
(6) Wiederholung der Schritte

! Akzeptanz ist nicht mit Resignation gleichzusetzen. Akzeptanz ist die Voraussetzung für eine positive Veränderung.

Fallbeispiel

P: »Es ist mir neulich wieder so gegangen, dass ich ein Gefühl von Scham hatte, weil ich am Abend zuvor auf der Party so richtig aufgedreht war und nach Aussage meiner Freundin alle totgeredet habe. Als ich am nächsten Morgen aufgewacht bin, hätte ich am liebsten die Decke über den Kopf gezogen und mich den ganzen Tag nicht mehr aus dem Bett bewegt. Aber dann habe ich es geschafft, ruhig und bewusst zu atmen und diesen Fahrstuhl in mir, dieses Auf und Ab der Gefühle, insbesondere die Schamgefühle, wahrzunehmen und zu akzeptieren.«

Th: »Das klingt wirklich ausgezeichnet! Was haben Sie sich in dem Augenblick gesagt?«

P: »Ich habe mir gesagt: Da musst du durch und es wird dir nichts Schlimmes passieren.«

Th: »Und wie hat das funktioniert?«

P: »Na ja, es kamen immer wieder die Impulse, wie früher Alkohol zu trinken, und auch aggressive Impulse. Aber ich habe mir dann immer wieder gesagt: Du hast gerade wieder dein Schamgefühl. Da musst du durch und es wird dir nichts Schlimmes passieren. Irgendwann hat dann das Gefühl nachgelassen, so nach einer Stunde.«

Th: »Toll! Das scheint wirklich gut gelaufen zu sein. Und was haben Sie im Anschluss gemacht?«

P: »Dann habe ich in Gedanken eine Emotionsanalyse gemacht; also mich gefragt, was eigentlich wirklich passiert ist, wie auffallend mein Verhalten gewesen war, welche Gedanken die Scham ausgelöst haben. Und ich bin am Ende zum Schluss gekommen, dass ich mich blöd verhalten habe; nicht weniger als blöd, aber auch nicht mehr. Und dann war ich mit dem Gefühl erst einmal durch und konnte sogar mit meiner Freundin über den Abend sprechen, was ich früher nie getan hätte.«

Weiterführende Literatur

Eifert, G. F. (2011). Akzeptanz und Commitment Therapie (ECT). Göttingen: Hogrefe.

Akzeptanz und Normalisierung von adaptiven Emotionen

Häufig vermeiden und bekämpfen Patienten neben maladaptiven Emotionen auch ihre adaptiven Emotionen. Dabei werden vorrangig negative adaptive Emotionen vermieden, jedoch durchaus auch positive Emotionen (s. Fallbeispiel). Es ist nicht zuletzt die Normalisierung von adaptiven Emotionen und die Anerkennung der hierdurch zum Ausdruck kommenden Bedürfnisse, welche es dem Patienten leichter machen, diese Emotionen vermehrt zu empfinden, sie als Ausdruck frustrierter Bedürfnisse zu verstehen und in bedürfnisbefriedigende Handlungen umzusetzen.

Man muss davon ausgehen, dass ein Patient keine Einsicht in die Bedeutung seines eigentlich adaptiven emotionalen Erlebens hat und deswegen alleine schon eine emotionsphobische Haltung einnimmt. Hat er in der Therapie gelernt, die bislang vermiedene adaptive Emotion wahrzunehmen und zu erleben, dann folgt jetzt die Arbeit an der Einsicht in deren Bedeutung. Hierbei wird der emotionale Informationsgehalt in Bezug auf ein Bedürfnis und die entsprechende Handlungsdisposition deutlich herausgestellt (s. auch Kap. 9). Eine adaptive Emotion zu akzeptieren, heißt demnach, diese Emotion ernst zu nehmen, und dem Bedürfnis entsprechend zu denken und zu handeln.

Fallbeispiel

Die Patientin, welche an einer sozialen Phobie litt, berichtete von der Situation einer erfolgreichen mündlichen Prüfung im Studium. Am Ende der Prüfung, die sie mit der Bestnote bestand, wurde sie von ihrem Prüfer ausgiebig für ihre Leistungen gelobt. Sie habe sich angesichts des Lobes aber einfach nur klein, dumm und minderwertig gefühlt (sekundäre Emotion) und konnte sich überhaupt nicht freuen. Im Rahmen einer Emotionsstimulation, welche in einer Wiederholung lobender Sätze durch den Therapeuten bestand, verspürte sie eine »Art von Energie« in ihrem ganzen Körper, welche sich dann bei Fortführung der Intervention in ein Gefühl von Stolz verwandelte (adaptive primäre Emotion). Dass sie dies Gefühl von Stolz nicht tolerieren konnte und eher mit einem Gefühl von Minderwertigkeit reagierte, konnte auf ihre strenge konfessionelle Erziehung zurückgeführt werden, wo sie für Gefühle und Äußerungen von Stolz und Selbstzufriedenheit mit Sätzen wie »Hochmut kommt vor dem Fall!« oder »Glaube ja nicht, dass Du etwas Besseres bist!« bestraft wurde. Hierdurch hatte sie eine ablehnende Haltung gegenüber dem Gefühl von Stolz entwickelt, zumal sie erlebte, dass Äußerungen von Bescheidenheit, Demut und sich selbst klein machen von ihren Eltern gelobt wurden.

In der Therapie ging es zunächst um die Normalisierung ihres Gefühls von Stolz und einer kognitiven Umstrukturierung, welche auf die Akzeptanz des Gefühls zielte. Im Rahmen von Emotionsexpositionen und einer validierenden therapeutischen Beziehungsgestaltung konnte die Patientin sich an das Erleben von Stolz gewöhnen. Hierzu gehörten auch Rollenspiele, in denen u. a. die Prüfungssituation nachgespielt wurde. Dieser Prozess wurde durch Sequenzen mit der Zwei-Stuhl-Technik weiter verfolgt, im Rahmen derer sie die Ermahnungen ihres inneren Kritikers bearbeitete und auf dem Opferstuhl sich zunehmend selbstbewusst und stolz erleben und verhalten konnte. Im weiteren Verlauf lernte die Patienten, sich in geeigneter Situation selbstbewusster zu verhalten und Zustimmung und Lob bewusst anzunehmen.

9 Bedürfnisanalyse von Emotionen

Emotionen sind Ausdruck eines Bedürfnisses bzw. Teil eines motivationalen Geschehens (s. Kap. 1). Aus diesem Grunde ist die Arbeit an Emotionen immer auch eine Arbeit an bewussten und unbewussten Bedürfnissen und Motiven.

Beispielaussage des Therapeuten

»Wie wir bereits bei der Psychoedukation gesehen haben, treten Emotionen weder zufällig auf noch sind ihre Ursachen unergründlich. Vielmehr sind sie Ausdruck von existentiellen und individuellen Bedürfnissen des Menschen, also seiner Wünsche, seines Strebens, seiner Ziele. Emotionen zeigen uns an, ob unsere Bedürfnisse in dem Augenblick befriedigt oder eher frustriert werden. Um also an Ihren problematischen Emotionen zu arbeiten, müssen wir verstehen, welche Bedürfnisse sich dahinter verbergen bzw. hierdurch zum Ausdruck kommen.«

! Ein wichtiger Leitsatz für Patienten in Bezug auf die ihren Emotionen zugrunde liegenden Bedürfnisse ist der Satz: Emotionen sind Informationen!

Emotionen sind Ausdruck von Bedürfnissen. In der Emotionsfokussierten Therapie ist es immer wieder eine zentrale Frage, was der Patient in dem Augenblick des Erlebens einer Emotion gebraucht hätte bzw. was er entbehrt hat; das Erleben einer Emotion wird zurückgeführt auf ein klar zu benennendes Bedürfnis. Hierbei stehen negative Emotionen für die Frustration bzw. Bedrohung eines Bedürfnisses (z. B. Angst als Ausdruck von Kontrollverlust, Einsamkeit als Folge eines Beziehungsabbruchs oder Scham als Ausdruck eines Bindungsverlustes und Selbstwerterniedrigung). Positive Emotionen hingegen stehen für die Befriedigung eines Bedürfnisses bzw. die Aussicht auf dessen Befriedigung (z. B. Stolz bei Selbstwerterleben, Geborgenheit als Ausdruck der Befriedigung des Bedürfnisses nach Bindung).

Dabei ist es zum einen wichtig, den biografischen Hintergrund einer häufig weit zurückliegenden Bedürfnisfrustration zu klären und andererseits die Adaptivität des Bedürfnisses und der damit verknüpften Emotion zu überprüfen. Die Frage nach der Adaptivität ist in diesem Zusammenhang jedoch durchaus komplex. Bestimmte Bedürfnisse und entsprechende Emotionen können beispielsweise im Kontext der Kindheitserfahrungen eines Patienten durchaus adaptiv gewesen sein, sind mittlerweile aber im Rahmen seiner erwachsenen Lebenssituation maladaptiv geworden. Andere Bedürfnisse und Emotionen, die mit Bedürfnisfrustrationen in der Kindheit im Zusammenhang stehen, können jedoch durchaus auch im Erwachsenenleben weiterhin adaptiv sein. Die Dysfunktionalität besteht dann auf der Verhaltensebene, da das Verhalten zur Erlangung entsprechender Bedürfnisbefriedigung altersinadäquat, also unreif ist. So kann beispielweise eine in der Kindheit fehlende Nähe und Geborgenheit nicht im Erwachsenenalter durch eine dependente Beziehungsgestaltung in der Paarbeziehung adaptiv befriedigt werden, wenngleich das Bedürfnis nach Geborgenheit prinzipiell adaptiv ist. In diesem Fall muss der Patient ein funktionales Verhalten in der Interaktionsgestaltung erlernen, um eine adaptive und altersadäquate Befriedigung seines Bedürfnisses nach Geborgenheit zu erlangen. Da diese Bedürfnisbefriedigung jedoch nicht völlig kongruent zum vormals frustrierten Bedürfnis sein kann, muss der Patient lernen, einen Teil der Frustration achtsam wahrzunehmen, ggfs. zu betrauern und dann zu akzeptieren. In wieder anderen Fällen kann ein Zusammenhang maladaptiver Bedürfnisse und Emotionen sowie dysfunktionalen Verhaltens nicht plausibel in einen Kausalzusammenhang mit Bedürfnisfrustrationen in der früheren Biografie gebracht, sondern muss ganz im Kontext der aktuellen Lebenssituation betrachtet werden. Die Emotionsanalyse muss neben einem entlastenden Erklärungsmodell auf jeden Fall die Unterscheidung zwischen adaptiven und maladaptiven Bedürfnissen bzw. Emotionen sowie funktionalem und dysfunktionalem Verhalten leisten. Erst auf dieser Grundlage kann entschieden werden, ob eher ein regulierendes oder akzeptierend-förderndes Vorgehen sinnvoll ist und welches Verhalten aufgebaut bzw. abgebaut werden sollte.

Praktisches Vorgehen

Anhand einer Emotionsanalyse wird eine genaue Benennung der Emotion und der Bedingungsfaktoren ihres Auftretens vorgenommen. Auf dieser Grundlage wird dann herausgearbeitet, welchem Bedürfnis diese Emotion Ausdruck verleiht. Diese Suche sollte in einen klar formulierten Satz münden, wie z. B. »Ich habe in der Situation Angst, weil ich ein sehr hohes Kontrollbedürfnis habe und der Gedanke, dass etwas nicht klappen könnte, dieses Bedürfnis von mir frustriert.« oder »Ich habe mich in der Situation geschämt, da mein Bedürfnis nach Bindung und Selbstwert selbst von einer kleinen Kritik frustriert wird.« Dieses Bedürfnis kann und sollte auch in einem individuellen Fallkonzept abgebildet werden, wie es in Abschnitt 3.2 vorgestellt wurde. Außerdem sollte eine Bedürfnisanalyse mit Arbeitsblatt 7 vorgenommen werden.

AB 7

Für das identifizierte Bedürfnis wird dann die Frage disputiert, ob dieses und die erlebte Emotion in der gegenwärtigen Situation angemessen sind und das Erleben der Emotion dem Patienten hilft, sich im Sinne seiner gewünschten Ziele zu verhalten. Es geht demnach um die Adaptivität bzw. Maladaptivität der Emotion. So stellt sich z. B. die Frage, ob Verlassenheitsängste als Ausdruck der massiven Frustration des Bedürfnisses nach Bindung bei einer geringfügigen Auseinandersetzung mit dem Partner angemessen sind. Kommt man zu dem Schluss, dass die Verlassenheitsängste und das hieraus resultierende aggressive Verhalten nicht angemessen sind, ist zu fragen, ob das Bindungsbedürfnis bzw. das angestrebte Ziel der Bedürfnisbefriedigung in dieser Intensität angemessen sind. Bei dieser Arbeit sollte der Patient z. B. entdecken können, dass ein in der Intensität oder bezüglich der Qualität übersteigerter Anspruch an die Paarbeziehung schließlich zu einem Scheitern der Beziehung und dadurch zu einer Konsolidierung des emotional-kognitiven Schemas führen kann.

Es ist in diesem Zusammenhang wichtig, dass ein Patient lernt, seine bislang eher vermiedenen und unterdrückten Bedürfnisse zu akzeptieren und in entsprechende Handlungen umzusetzen. Genauso wichtig kann aber auch das Gegenteil sein: Er muss angesichts einer maladaptiven Emotion lernen, das hierdurch zum Ausdruck kommende Bedürfnis in bestimmten Aspekten zu korrigieren. Hierzu gehört insbesondere:

- die Ausschließlichkeit des Bedürfnisses (so z. B. wenn das Bedürfnis nach Kontrolle in einer Beziehung dem Patienten wichtiger ist als andere Bedürfnisse wie z. B. nach Nähe, Geborgenheit, Stabilität)
- die Frustrationsintoleranz in Bezug auf dieses Bedürfnis (z. B. wenn das Bedürfnis nach Selbstwert bei einem narzisstischen Patient so groß ist, dass er einen kleinen Misserfolg nicht tolerieren kann)
- die Unangemessenheit eines Bedürfnisses (z. B. wenn ein Patient das Bedürfnis hat, von allen beruflichen Kollegen geschätzt und gemocht zu werden)
- die situative Widersprüchlichkeit von Bedürfnissen (z. B. das Bedürfnis nach Geborgenheit bei gleichzeitig übersteigertem Bedürfnis nach Autonomie und Kontrolle)
- ein altersinadäquates, regressives Bedürfnis, dass zwar im Kern adaptiv, in der Ausgestaltung auf der Verhaltensebene jedoch dysfunktional ist (z. B. ein übersteigertes Bedürfnis nach elterlicher Geborgenheit, dass der Patient in einer dependenten Paarbeziehung zu befriedigen sucht)

Fallbeispiel

Die 24-jährige Patientin erlebt immer wieder Gefühle von Schuld, Scham, aber auch Ärger in Bezug auf ihre Mutter, welche ihr gegenüber seit jeher kalt und distanziert ist. Anlässlich eines Besuches der Mutter wollte sie diese hiermit konfrontieren.

Th: »Wie ist das Treffen mit Ihrer Mutter gelaufen?«

P: »Ich habe ihr alles gesagt, was ich ihr immer schon sagen wollte, aber es ist an ihr abgeprallt. Keine Reaktion, nur ausweichende Worte und Ablenkung vom Thema.«

Th: »Das muss für Sie wirklich schlimm gewesen sein. Wie haben Sie sich dabei gefühlt?«

P: »Ich habe mich in mein Zimmer zurückgezogen und diese Gefühle von Entrüstung und Ärger gehabt.« (*sekundäre Emotionen*)

Th: »Das kann ich wirklich gut nachvollziehen und die meisten Menschen hätten sich sicherlich ähnlich gefühlt. Gab es noch andere Gefühle?«

P: »Da kam auch wieder dieses alte Gefühl von Traurigkeit, eine tiefe Traurigkeit, die ich aber meiner Mutter nicht zeigen wollte.« (*adaptive primäre Emotion*)

Th: »Das hat Sie richtiggehend traurig gemacht und vielleicht war da auch ein Gefühl von Einsamkeit?«

P: »Ja, genau, Einsamkeit war auch dabei.« (*adaptive primäre Emotion*)

Th: »Für welches Bedürfnis steht diese Traurigkeit und Einsamkeit? Was hätten Sie in dem Augenblick gebraucht?«

P: »Wahrscheinlich der Wunsch, von meiner Mutter endlich verstanden zu werden! Dass sie mir einmal zuhört und auf meine Fragen antwortet, mich als Gegenüber akzeptiert und ernst nimmt.«

Th: »Also das Bedürfnis nach Kontakt und einer respektvollen und verständnisvollen Beziehung.«

P: »Ja, seit meiner Kindheit habe ich diese Sehnsucht. Dass meine Mutter endlich einmal ihre Fassade fallen lässt und eine wirkliche Begegnung zulässt.«

Th: »So verständlich und normal dieses Bedürfnis ist, so muss ich Sie dennoch fragen, wie hoch Sie die Wahrscheinlichkeit einschätzen, dass Ihre Mutter jemals dieses Bedürfnis von Ihnen befriedigen wird.«

P: »Eigentlich gar nicht.«

Th: »Wenn dem so ist, und ich teile offen gestanden Ihre Einschätzung, was wäre dann ein hilfreicher Umgang mit diesem Bedürfnis nach Kontakt und dem Ziel, dass Ihre Mutter ihre Fassade Ihnen gegenüber fallen lässt?«

P: »Wahrscheinlich müsste ich endlich akzeptieren, dass dies nie der Fall sein wird, und den letzten Rest meiner Hoffnungen begraben.«

Th: »Ja, möglicherweise müssen Sie die Hoffnung begraben, dass sich Ihr Kindheitswunsch nach echtem Kontakt mit der Mutter erfüllt. Eine Erfüllung dieses Wunsches in anderen Beziehungen ist aber durchaus möglich und sinnvoll. Den Schmerz über die fehlende Zuwendung der Mutter wird das aber nie ganz verschwinden lassen. Da wird Ihnen letztendlich nur Akzeptanz helfen, radikale Akzeptanz dieser Tatsache.«

Wichtige Fragen zur Bedürfnisanalyse sind:

- Ist dieses Bedürfnis in der Situation wirklich angemessen?
- Ist das Bedürfnis in seiner Überbetonung und Ausschließlichkeit unangemessen?
- Gibt es eine realistische Aussicht auf Befriedigung dieses Bedürfnisses?
- Gibt es Bedürfnisse, die miteinander im Widerspruch stehen und die es auszubalancieren gilt?
- Ist die Frustrationstoleranz für dieses Bedürfnis zu gering ausgeprägt?
- Welche Erlebnisse in der Vergangenheit haben dazu geführt, dass gerade dieses Bedürfnis so wichtig geworden ist?

Solange ein Bedürfnis mit einem bestimmten Ziel verbunden ist, wird dieses auch das emotionale Erleben der Person beeinflussen. Solange man z. B. aufgrund eines hohen Kontrollbedürfnisses das Vermeidungsziel hat, keinen Fehler zu machen, wird das

Erleben von Angst häufiger sein, weil es der Person hilft, vorsichtig zu sein. Solange dieses Vermeidungsziel besteht und das Kontrollbedürfnis nicht hinterfragt wird, ist eine Korrektur der Angst kaum möglich. Vor jeder Verhaltenskorrektur bedarf es daher der Analyse des motivationalen Hintergrunds des Verhaltens.

> **!** Dysfunktionale Ziele bedingen das Erleben von problematischen Emotionen und müssen korrigiert werden, um das emotionale Erleben zu verändern.

Kognitive Arbeit. Die Arbeit an Bedürfnissen erfolgt somit nach den kognitiven Strategien der KVT, welche bereits Ellis (2008) entsprechend formuliert hat. Seine sog. mussturbatorischen Sätze zielen genau auf die dysfunktionale Ausschließlichkeit kognitiver Grundannahmen in Bezug auf Bedürfnisse. So z. B. wenn ein Patient die Überzeugung hat, dass er immer alle Aufgaben perfekt lösen müsse (Bedürfnis nach Kontrolle und Orientierung), und ein Fehler unerträglich sei, da er sonst als Mensch wertlos sei. Eine angemessenere Überzeugung wäre, dass ein Streben nach guten Leistungen wichtig ist, Fehler aber immer auftreten können und zu akzeptieren sind. Diese Arbeit an dysregulierten Bedürfnissen steht in engem Zusammenhang mit der kognitiven Arbeit, wie sie in Kapitel 14 näher ausgeführt wird. Diese Art von kognitiver Arbeit an dysfunktionalen Bedürfnissen ist nicht zuletzt ausschlaggebend für die Motivation des Patienten, an seinen maladaptiven Emotionen zu arbeiten. Hat er einmal durch die kognitive Arbeit gelernt, die motivationale Struktur und die zugrundeliegenden Grundannahmen seiner Problememotion in Frage zu stellen, dann kann er hierdurch auch eine Distanz zu seinem emotionalen Erleben aufbauen. Dies ist die Grundlage vieler weiterer emotionsfokussierter Interventionen wie z. B. Akzeptanz, Emotionstoleranz und Verhaltensänderungen.

Fallbeispiel

Ein Problemverhalten der Borderline-Patientin war ihre Passivität, die u. a. darin bestand, dass sie tagelang im Bett lag. Bei der Klärung dieses Verhaltens wurde deutlich, dass diese Passivität nicht als Antriebsstörung im Rahmen einer schweren Depression zu werten war. Vielmehr traten bei der Vorstellungsübung, sich aus dem Bett zu begeben, bei ihr Tränen und ein Gefühl der Hoffnungslosigkeit auf. Diese Emotionen waren Ausdruck ihres frustrierten Bedürfnisses nach Kontakt und Geborgenheit, verbunden mit dem Gedanken, dass kein Mensch sie jemals mögen würde. Deswegen war es ihr auch egal, ob sie aufsteht, da dies an ihrer Einsamkeit nichts änderte.

10 Emotionsfokussierte Gesprächsführung

Die emotionsvermeidende Haltung des Patienten kann gewollt und ungewollt durch die Art der Gesprächsführung unterstützt werden. Die folgenden Verhaltensweisen des Therapeuten können hierbei problematisch sein:

- **Psychologische Distanzierung:** Der Therapeut spricht über zeitlich entfernte Ereignisse und nicht über die unmittelbare Situation bzw. bemüht sich nicht um deren Reaktualisierung (u. a. durch Rollenspiele, Imagination).
- **Abstrakte Sprache:** Anstatt Situationen konkret, bildhaft und detailliert zu beschreiben, werden abstrakte Begriffe verwendet (z. B. wird von einer »schwierigen Situation« gesprochen und nicht genau gefragt, wer was wie wo erlebt, gesagt und getan hat).
- **Kognitionslastige Kommunikation:** Es wird überwiegend mit kognitiven (und behavioralen) Begriffen und Modellen gearbeitet.
- **Emotionsvermeidung:** Der Patient wird nicht auf sein emotionales Erleben angesprochen und es wird ihm keine Zeit gegeben, seine Emotionen zu erleben.

Anhand einer emotionsfokussierenden und -aktivierenden Gesprächsführung wird explizit und implizit von Beginn der Therapie an verdeutlicht, dass es in der Psychotherapie auch um die Beschäftigung mit dem emotionalen Erleben geht.

> **!** Es gibt aber Patienten, die durch emotionale Überaktivierung in ihren kognitiven Verarbeitungsprozessen blockiert werden, vermehrt ins Grübeln kommen und sich von einer Lösung ihrer Probleme eher entfernen. Diese negative Reaktion auf eine emotionale Aktivierung muss nicht immer Teil des Problems sein, das es zu überwinden gilt, sondern es kann sich auch um eine persönliche Disposition im Umgang mit Problemen handeln, welche es zu respektieren gilt. Diese Patienten können dann oftmals besser aus einer kognitiven Distanzierung heraus ihre emotionalen Probleme bearbeiten (Kross & Ayduk, 2011).

An dieser Stelle werden allgemeine Gesprächsstrategien vorgestellt, welche unabhängig von einer spezifischen Intervention das emotionale Erleben der Patienten fördern bzw. sie in Kontakt mit ihren emotionalen Problemen bringen sollen. Auf die herausragende Bedeutung der spezifischen Gestaltung der therapeutischen Beziehung für das emotionale Erleben der Patienten wurde bereits in Kapitel 3 eingegangen.

10.1 Thematisierung des emotionalen Erlebens

Genauso häufig und intensiv, wie man sich immer wieder nach den Kognitionen und Verhaltensweisen des Patienten erkundigt, sollte man auch dessen emotionales Erleben explorieren. Während man sich hierbei zu Beginn der Therapie auf die offensichtlichen Emotionen beschränkt, sollte man im Verlauf auch vermehrt die Emotionen ansprechen, deren Erleben durch Verhalten und Kognitionen vermieden und unterdrückt wird und die deswegen nicht unmittelbar sichtbar sind.

Fallbeispiel

Th: »Wie ist es Ihnen bei der Hausaufgabe ergangen, Menschen auf der Straße nach der Uhrzeit oder nach dem Weg zu fragen?«

P: »Das war wirklich nicht einfach für mich, und ich habe häufig lange gezögert, bis ich mich dann überwunden habe, jemanden anzusprechen.«

Th: »Aber Sie haben es offenbar erfolgreich getan! Wie fühlen Sie sich jetzt, wo Sie auf diesen Erfolg zurückblicken können?«

P: »Irgendwie erleichtert und ehrlich gesagt auch erstaunt, dass ich das wirklich kann.«

Th: »Klingt so als ob Sie zu Recht auch etwas stolz wären! Können Sie Stolz fühlen?«

P: »Vielleicht, ja, es ist schon ein gutes Gefühl.«

Th: »Könnten Sie noch einmal beschreiben, wie es Ihnen ging, als Sie zögerten, jemanden anzusprechen?«

P: »Ich stand da wie eine Salzsäule und dachte nur, dass ich das nicht kann.«

Th: »OK, und was für ein Gefühl haben Sie in dem Augenblick erlebt?«

P: »Ich nehme an, dass ich Angst hatte. Angst, dass ich mich verhaspeln würde und die andere Person mich auslachen könnte.«

Th: »Die Angst war für Sie also deutlich spürbar. Wenn Sie sich vorstellen, dass die andere Person Sie auslachen würde, welches Gefühl käme dann in Ihnen hoch?«

P: »Da würde ich mich echt minderwertig fühlen. Wie ein Idiot.«

Th: »Ja, dann würden Sie sich minderwertig fühlen, vielleicht sich auch schämen?«

P: »Scham kann man das wohl nennen; bei dieser Person würde ich mich nie wieder blicken lassen können.«

Th: »Wäre es für Sie aushaltbar, einmal bei diesen Gefühlen zu verweilen? Diese einfach wahrzunehmen, ihnen nachzuspüren?«

10.2 Fokussierung auf das situativ-sinnliche Erleben

Da Emotionen durch sinnliches Erleben stimuliert werden, sollte der Therapeut den Patienten immer wieder hierauf fokussieren. Er lenkt den Patienten z. B. auf eine genaue Beschreibung der Problemsituation, interessiert sich für sinnliche Details derselben und nimmt seine Beschreibungen in seine Antworten mit auf. Diese Methode wird im englischen Sprachgebrauch als »Systematic Evocative Unfolding« bezeichnet (Rice & Saperia, 1984). Diese Intervention ist gewissermaßen die Vorstufe zur Imagination und kann fließend in diese übergehen.

Fallbeispiel

P: »Eigentlich war alles gut an dem Abend und die Traurigkeit war nicht da. Aber auf einmal in der Küche kam sie aus heiterem Himmel. Ich habe da gestanden und geweint und wusste gar nicht, was los ist.«

Th: »Sie standen also in der Küche und da genau kamen die Tränen. Erzählen Sie bitte genau, was Sie zuvor gemacht hatten.«

P: »Ich war früh von der Arbeit zu Hause, hatte noch eingekauft und mich erst einmal auf das Sofa gelegt.«

Th: »Sie lagen da also auf dem Sofa und ruhten sich etwas aus. Wo haben Sie dabei hingeschaut, was haben Sie in dem Moment gedacht?«

P: »Ich habe nur an die Decke geschaut und eigentlich an nichts gedacht.«

Th: »Stellen Sie sich bitte noch einmal vor, dass Sie auf dem Sofa liegen und an die Decke schauen … Was für Gedanken kommen Ihnen unmittelbar?

P: »Ach, ich habe an meine Arbeit gedacht und was da nächste Woche auf mich zukommt.«

Th: »Wie fühlten Sie sich dabei.«

P: »Gut, eigentlich gut.«

Th: »Und was passierte dann?«

P: »Dann bin ich in die Küche gegangen.«

Th: »Gehen Sie in Gedanken noch mal den Weg in die Küche und horchen Sie mal in sich hinein, was da passiert.«

P: »Ja …, ich habe daran gedacht, was ich kochen würde, und dann wurde mir wieder einmal klar, dass ich nur für mich alleine koche und die Chance, dass jemand abends bei mir anruft, eigentlich null ist.«

Th: »Das ist ein sehr schmerzhafter Gedanke, der einen mit Sicherheit traurig macht … das Bedürfnis nach Kontakt und das Wissen, dass da keiner ist. Wie geht es Ihnen jetzt gerade?«

P: (*schluckt*) »Wie immer, wenn ich daran denken muss … einsam … traurig … hoffnungslos.«

Diese Strategie sollte insbesondere auch für die Planung von Verhaltensänderungen für Situationen in der Zukunft angewendet werden. Solange der Patient bzw. der Therapeut eine Verhaltensänderung nur abstrakt formuliert, ruft diese nicht die Emotionen hervor, welche dem Patienten später bei der konkreten Ausführung Probleme bereiten. Es ist ratsam, sich bereits im Vorfeld mit den wahrscheinlich auftretenden Problememotionen zu beschäftigen, welche er bislang zu vermeiden versuchte, um diese mithilfe entsprechender Interventionen und Strategien vorab zu bearbeiten. Dies erhöht die Wahrscheinlichkeit des Erfolges der geplanten Verhaltensänderung. Erst wenn die betreffende Situation in allen sinnlichen Qualitäten besprochen wird, der Patient sich in die zukünftige Situation hinein versetzt, als ob sich diese jetzt gerade in diesem Augenblick ereignen würde, wird sein emotionales Erleben aktiviert.

Fallbeispiel

Mit dem Patienten wurde besprochen, dass er sich einen Termin bei seinem Vorgesetzten geben lässt, um mit diesem seine berufliche Weiterentwicklung zu besprechen. Er war für diese Aufgabe sehr motiviert, zumal er schon lange Zeit mit seiner Arbeitssituation unzufrieden war.

P: »Ja, das wird langsam auch wirklich Zeit, dass ich einen Schritt nach vorne mache.«
Th: »Wie wollen Sie konkret vorgehen, um diesen Termin zu bekommen?«
P: (*stockt etwas*) »Wie meinen Sie das?«
Th: »Wollen Sie eine E-Mail schreiben oder sich direkt bei Ihrem Vorgesetzten einen Termin geben lassen?«
P: (*unruhig*) »Das weiß ich noch nicht … das werde ich schon sehen.«
Th: »Ich würde Sie bitten, sich einfach einmal vorzustellen, dass Sie zu seinem Büro gehen, anklopfen und dann eintreten.«
P: (*unruhig und angespannt*) »Hmm …«
Th: »Was passiert jetzt gerade in Ihnen, wo Sie sich das vorstellen?«
P: »Das macht mir jetzt Angst, denn ich weiß ja gar nicht, wie er reagieren wird.«

Wenn man die Problememotion des Patienten durch diese konkrete Vorstellung der Situation aktiviert hat, kann man hieran eine Sequenz zur Problemlösung anschließen (z. B. Korrektur dysfunktionaler Kognitionen, Rollenspiel).

10.3 Gebrauch von Metaphern

Der Gebrauch von Metaphern wirkt einer allzu abstrakten und theoretischen Auffassung und Beschreibung des Patienten von seinen Problemen bzw. deren Bewältigung entgegen. Eine geeignete Metapher ist berührender und emotionsaktivierender als ein Begriff oder eine abstrakte Darstellung und somit auch viel geeigneter, dauerhaft im Gedächtnis zu bleiben. Außerdem ermöglichen Metaphern, komplizierte und chaotische emotionale Zustände zunächst einmal intuitiv zu erfassen, um diese dann überhaupt kommunizierbar zu machen (»Das war wie ein großer Strudel, in den ich gefallen bin und egal, was ich tat, es ging immer weiter nach unten«). Im Verlauf kann die Metapher durch konkrete Emotionsbegriffe ergänzt werden.

> **!** Umgangssprache und Metaphern sind mehr dazu angetan, das emotionale Erleben zu stimulieren, als der Gebrauch von psychotherapeutischen Fachbegriffen oder kognitiver Begriffe.

Praktisches Vorgehen
Der Therapeut versucht einerseits, umgangssprachliche Ausdrücke des Patienten und seinen originären Gebrauch von Metaphern aufzugreifen und in seinen Sprachgebrauch zu integrieren. Darüber hinaus bietet er Metaphern an und prüft, ob der Patient diese für sich nutzen kann. Wenn eine Metapher angenommen wird, dann sollte diese für weitere therapeutische Schritte genutzt werden. Wenn der Patient einen bildhaften Ausdruck zurückweist, so sollte der Therapeut ihn motivieren nach einer eigenen bildhaften Formulierung zu suchen, die ihm passender vorkommt.

Beispiele für Metaphern

- **Einsamkeit:** »So als ob man hinter einer einseitig verblendeten Scheibe auf die Menschen schaut, aber diese einen nicht wahrnehmen können.«
- **Ärger:** »Wie eine Dampfwalze, die über alles hinwegfährt und nicht mehr zu stoppen ist.«
- **Frustrationstoleranz:** »Das wäre so, als ob Sie nach einem vierwöchigen Lauftraining frustriert die Laufschuhe an den Haken hängen, weil Sie immer noch nicht die Ausdauer für die volle Distanz haben.«
- **Scham:** »Als ob man nackt vor allen Kollegen stünde.«
- **Angst:** »Kopflos vor Angst sein« oder »Die Angst, welche einen wie ein Schatten begleitet«

Der Gebrauch von Metaphern kann auch im Prozess der Problembearbeitung und der Ressourcenaktivierung einen sehr großen Stellenwert haben. Hierbei wird ein Problem des Patienten nicht nur durch die Metapher symbolisiert und sinnlich erfahrbarer gemacht, sondern auch mit und innerhalb dieser Metapher bearbeitet. Diese Arbeit mit Metaphern geht fließend in die imaginative Arbeit über.

Beispiele für die weiterführende Arbeit mit Metaphern
Für das Problem seiner gestörten sozialen Interaktion hatte der Patient die Metapher gefunden, dass er wie ein Urzeitmensch in einer dunklen Höhle hausen würde, während unten im Tal die Menschen in einer schönen Stadt lebten. Im

Verlauf wurde die Metapher dahingehend verändert, dass der Patient sich häufiger vor seiner Höhle aufhalten würde, damit zumindest er sich an das Tageslicht gewöhnen könne. Außerdem kämen ab und an Wanderer vorbei, mit welchen er sich unterhalten könne, und welche er einen Teil ihres Weges in die Stadt begleiten würde. Diese veränderte Metapher stand für die konkrete Veränderung des Patienten, dass er nicht mehr nur zuhause auf dem Bett lag, sondern wieder einige Seminare in der Universität besuchte und sich dort zumindest mal in die Mensa zum Essen setzte.

Weiterführende Literatur

Hackmann, A., Bennett-Levy, J. & Holmes, E. A. (2012). Imaginationstechniken in der kognitiven Verhaltenstherapie. Weinheim: Beltz.

Lindemann, H. & Rosenbohm, C. (2012). Die Metaphern-Schatzkiste. Göttingen: Vandenhoeck & Ruprecht.

10.4 Beachten von Minimalzeichen für Emotionen bzw. deren Vermeidung

Zur emotionsfokussierten Gesprächsführung gehört auch die ständige Achtsamkeit des Therapeuten für die sich im Verlauf des Gespräches entwickelnden Emotionen des Patienten. Bereits wenn er von seinen Problemen bzw. Problemsituationen berichtet, wird er häufig schon in Berührung mit seinen Emotionen kommen. Es ist jedoch wahrscheinlich, dass er dieses emotionale Erleben mit seinen Bewältigungsstrategien zu unterdrücken und insbesondere gegenüber dem Therapeuten zu verbergen versucht. Auch wird der Patient in Bezug auf den Therapeuten mit seinen Problememotionen wie Scham, Angst, Traurigkeit etc. reagieren (Problemaktualisierung im Rahmen der therapeutischen Beziehung bzw. Übertragungssituation, s. McCoullough, 2011). Es ist die Aufgabe des Therapeuten, diese emotionale Aktivierung anhand verbaler und insbesondere nonverbaler Zeichen wahrzunehmen und den Erlebnisprozess empathisch-validierend zu begleiten. Des Weiteren kann er die Aufmerksamkeit des Patienten auf sein emotionales Erleben lenken und entsprechende Schritte der Emotionsregulation anregen (dies entspricht dem sog. Marker-Konzept der emotionsfokussierten Therapie, Elliott et al., 2008).

Um dem Patienten nicht nur unmittelbar in der Therapiestunde, sondern auch im Selbstmanagement die Möglichkeit zu geben, seine emotionsvermeidende Haltung zu reduzieren, ist die Identifikation von »Minimalzeichen« für auftretende Emotionen hilfreich. In einem ersten Schritt wird er auf die zum Teil sehr subtilen Zeichen seiner emotionalen Aktivierung und auf dessen Vermeidungsstrategien aufmerksam gemacht. Hierzu gehören u. a.:

- verbale Äußerungen
- Veränderung der Stimmlage
- Muskelanspannung
- Wippen mit der Fußspitze
- Seufzen
- Zusammenziehen der Augenbrauen
- Ballen der Fäuste
- belegte Stimme
- feuchte Augen
- Lachen
- Ablenken vom Thema
- viel Reden
- Schweigen
- Theoretisieren
- Ärgerlich-Werden
- u. v. m.

Fallbeispiel

Th: »Als Sie mir gerade von der Auseinandersetzung mit Ihrem Chef berichtet haben, fiel mir auf, dass Sie Ihre Schultern auffallend hochgezogen haben. Können Sie sich erinnern, was in diesem Augenblick in Ihnen passiert ist?«

P: »Ich glaube, das war mir unangenehm.«

Th: »Ja, das kann gut sein und es war ja auch ein schwieriges Gespräch. Was für ein Gefühl hatten Sie eben, welches so unangenehm war?«

P: »Hm, ich wusste nicht, was ich antworten sollte, und fühlte mich irgendwie hilflos.«

Th: »OK, da war Hilflosigkeit, nicht zu wissen, was Sie sagen können. Und das erzeugt natürlich auch Anspannung und Stress, wovon Sie ja so häufig berichten. Könnten Sie bitte in der kommenden Zeit einmal bewusst darauf achten, wann Sie Ihre Schultern so hochziehen, und sich dann kurz mit der entsprechenden Situation beschäftigen? Vielleicht passiert da ja noch etwas anderes in Ihnen?«

In der nächsten Stunde berichtete der Patient von einer Reihe von Situationen, in welchen er seine Schultern hochgezogen habe. Es handelte sich jeweils um Kontakte mit anderen Menschen, und er konnte von sich aus feststellen, dass er nicht nur ein unangenehmes Gefühl dabei hatte, sondern auch noch ein Hitzegefühl und den Handlungsimpuls, einfach wegzulaufen. Nach und nach wurde dann im Gespräch deutlich, dass es sich um einschießende Schamgefühle handelte.

Der Therapeut sollte diese Minimalzeichen in einer behutsamen und fragenden Art ansprechen. Dabei sollte er ausweichende oder verneinende Antworten zunächst akzeptieren und auf ein erneutes Auftauchen des Minimalzeichens warten, um dieses wiederum anzusprechen und so in den unmittelbaren therapeutischen Kontakt zu bringen.

! Der Patient sollte seine individuellen Minimalzeichen kennen, damit er deren Signalwirkung im Alltag dazu nutzen kann, sich immer wieder unmittelbar seinen Emotionen zuzuwenden und damit sein Vermeidungsverhalten zu reduzieren.

Fallbeispiel

Die Patientin berichtete von ihrem Wochenende, an dem sie eine alte Freundin zufällig auf der Straße getroffen hatte, die sich euphorisch über dieses Treffen gefreut habe. Während sie dies berichtete, machte sie eine kurze Pause, in welcher sie deutlich angespannt wirkte und ihr Atem stockte.

Th: »Was passiert jetzt gerade bei Ihnen?«
P: »Ich weiß nicht, ich fand die Reaktion dieser Freundin irgendwie komisch.«
Th: »Und was für ein Gefühl kommt jetzt gerade, wo Sie davon berichten? Nehmen Sie sich Zeit und konzentrieren sich noch mal auf das, was Sie mir gerade berichtet haben ...«
P: »Vielleicht sollte ich nicht so reagieren, aber ich war etwas wütend auf sie.«
Th: »Das ist erst einmal ein Gefühl, welches da ist. Bleiben Sie mal bei diesem Gefühl und was da noch für andere Gefühle kommen ...«
P: »Ich hatte auch kurz daran gedacht, dass diese überschwängliche Reaktion von ihr nur gekünstelt sei und sie eigentlich gar kein Interesse an mir hat.«
Th: »Und was für ein Gefühl kommt jetzt, wo Sie diesen Gedanken haben?«
P: »Ach, dann fühle ich mich wieder so unfassbar einsam ... außer meine Katzen habe ich doch keinen Kontakt zu einem lebendigen Wesen.«

Die Einsamkeit war bei der Patientin eine adaptive primäre Emotion, welche ihr Bedürfnis nach Kontakt zum Ausdruck brachte. Dieses Bedürfnis verfolgte sie jedoch wegen ihrer maladaptiven primären Schamgefühle nicht aktiv.

10.5 Fokussierung auf automatische Gedanken

Während sog. »Cold Cognitions« rationale und logische kognitive Prozesse sind, handelt es sich bei den »Hot Cognitions« um Kognitionen, welche in einem unmittelbaren und häufig präreflexiven Zusammenhang mit Emotionen stehen. Es ist die Arbeit mit und an den Hot Cognitions, welche einen Veränderungsprozess ermöglichen und deswegen aktiviert und prozessiert werden sollten (Samoilov & Goldfried, 2000). Bereits die vorgestellte Fokussierung auf das sinnlich-konkrete Erleben als auch die Beachtung von Minimalzeichen stellt eine Form der Aktivierung von Hot Cognitions dar. Eine weitere Möglichkeit besteht darin, den Patienten auf seine unmittelbare, intuitive psychische und psychophysiologische Reaktion auf Stimuli zu fokussieren. Diese unmittelbare Reaktion ist häufig als körperliche Reaktion bzw. Empfinden spürbar (z. B. Muskelanspannung, flaues Gefühl im Magen, Herzrasen), während die damit einhergehende kognitive Reaktion erst herausgearbeitet werden muss.

Beispielaussage des Therapeuten

»Es gibt zwei verschiedene Formen von Gedanken. Das eine sind die Gedanken, die uns bewusst sind, die wir gut steuern können und mit deren Hilfe wir über uns unsere Umwelt nachdenken. Das andere sind blitzartig in Situationen auftretende Gedanken, die wir häufig gar nicht mitbekommen, die somit unbewusst bleiben, die jedoch entscheidend für unsere Gefühle sind. Stellen Sie sich einmal eine Situation vor, in welcher eine Person kritisiert wird. Vielleicht wird sie sich gegen die Kritik abgrenzen und später behaupten, dass sie diese kalt gelassen habe. Aber unmittelbar in dem Augenblick, in dem sie die Kritik hört, kommt ihr blitzartig der Gedanke ›Ich bin echt ein Idiot.‹ und sie fühlt sich für einen kurzen Augenblick hilflos und minderwertig. Diese blitzartigen Gedanken sind es, die oftmals unsere Gefühle auslösen und die ich mir gerne bei Ihnen näher anschauen würde.«

Praktisches Vorgehen

Wenn der Patient von seinen Problemsituationen berichtet, fokussiert der Therapeut ihn auf sein unmittelbares Erleben in der Situation. Was für ein Körpergefühl hat er gespürt? Was war sein allererster Handlungsimpuls? Welche Gedanken schossen ihm unmittelbar durch den Kopf? Mit dieser Fokussierung auf das unmittelbare Erleben werden Stück für Stück die emotionsgeladenen Hot Cognitions herausgearbeitet, welche den automatischen Gedanken aus der Verhaltensanalyse entsprechen.

Die Gegenprobe besteht darin, dass der Therapeut die vermuteten Hot Cognitions verbal wiedergibt und der Patient seine emotionale Reaktion hierauf überprüft.

Fallbeispiel

Cold Cognitions

Th: »Wie haben Sie sich gefühlt, als Sie die Party verließen?«

P: »Ich habe beim Rausgehen gedacht, dass ich keinen guten Kontakt zu den Gästen habe aufbauen können.«

Hot Cognitions

Th: »Stellen Sie sich noch einmal vor, wie Sie die Party verlassen. Sie schließen gerade die Tür hinter sich und gehen die Treppe hinunter. Wie geht es Ihnen unmittelbar? Was passiert da in Ihnen?«

P: »Ich fühle mich irgendwie unwohl … in Gedanken gehe ich den Abend noch einmal durch … wie ich mich verhalten habe … was die anderen wohl von mir gedacht haben …«

Th: »OK, da kommen ungute Gefühle, während Sie die Treppe hinabsteigen. Und was für ein Gedanke kommt Ihnen unmittelbar?«

P: »Ich werde wohl immer einsam und ein Außenseiter bleiben …«

Die Identifikation der Hot Cognitions i. S. der automatischen Gedanken ist auch eine Art Detektivarbeit, da man sich als Therapeut durch geschicktes Fragen und Hinterfragen, immer im Sinne der Frage nach einem ganz konkreten Geschehen, an die emotional besetzten Gedanken und ihre zugrundeliegende Glaubenssätze herantasten muss.

10.6 Präsentation emotionsauslösender Kognitionen

Häufig handelt es sich bei den automatischen Gedanken (Hot Cognitions) um selbstkritische bzw. -abwertende Kognitionen. Patienten berichten von negativ bewertenden Gedanken, welche sie in den entsprechenden Situationen direkt mit ihrem Problemgefühl in Verbindung bringen können. Am häufigsten sind hier selbstabwertende Gedanken wie z. B. »Ich bin schlecht und minderwertig.« oder »Keiner mag mich, weil ich nicht gut genug bin.« zu finden, welche dann zum Erleben von Scham, Angst, Einsamkeit, Traurigkeit und anderen Emotionen führen. Diese Gedanken bei den Patienten zu aktualisieren bzw. aktiv zu präsentieren hilft ihm, sich dem hiermit verbundenen emotionalen Erleben zu nähern. Diese Technik kann sowohl zur Klärung als auch zur Exposition von Emotionen dienen.

Praktisches Vorgehen

Zunächst wird anhand einer spezifischen Problemsituation unter Zuhilfenahme einer Verhaltensanalyse der emotionsauslösende Gedanke identifiziert. Hierbei ist zum einen darauf zu achten, dass der genaue individuelle Wortlaut dieser Gedanken festgehalten wird. Zum anderen ist häufig nicht nur der Satzinhalt, sondern auch die Sprachmelodie bzw. die Betonung der Wörter von Bedeutung, sodass diese immer beachtet werden müssen. Der Patient wird dann gebeten, die Augen zu schließen oder einen Punkt vor sich auf dem Boden zu fixieren (falls er Schwierigkeiten damit haben sollte, seine Augen zu schließen) und sich auf die Wirkung der Worte zu konzentrieren (Emotionen, Körperempfindungen, Gedanken, Handlungsimpulse). Der Therapeut wiederholt dann die emotionsauslösenden Gedanken, wobei er zwischen den Sätzen Pausen von mehr als zehn Sekunden lässt, damit der Patient sich ungestört auf sein emotionales Erleben konzentrieren kann. Nach ca. zehn Wiederholungen unterbricht er diese Sequenz und fragt den Patienten nach seinem emotionalen Erleben. Hierbei sollte er auch prüfen, ob es irgendetwas an dem Satz oder seinem Vortrag dieses Satzes gab, welches bei dem Patienten ein emotionales Erleben behindert hat (z. B. falsche Wortwahl oder unpassende Sprechmelodie). Dann wird eine neue Sequenz der Emotionsstimulation gestartet.

Fallbeispiel

Ein Student mit einer Arbeitshemmung und einer ausgeprägten Prokrastination konnte von keinem deutlich spürbaren emotionalen Erleben berichten, wenn er zuhause am Schreibtisch saß und vor sich hinschaute. Allerdings konnte er den

Gedanken wahrnehmen »Wenn ich diese Aufgabe beginne, sind da immer noch so viele andere Aufgaben, die ich noch zu erledigen habe.« Der Therapeut wiederholte nun Sätze in dieser Art, welche die Fülle von Aufgaben deutlich zum Ausdruck brachten. Hierunter erlebte der Patient immer deutlicher ein Gefühl von Hoffnungslosigkeit und Deprimiertheit. Diese Gefühle standen in engem Zusammenhang mit seinem übersteigerten Anspruchsdenken, dass er nämlich immer der beste Student sein müsse.

10.7 Focusing

Häufig erleben Patienten im Gespräch bzw. in einer Situation keine konkrete Emotion, sondern nur eine vage Körperempfindung, deren Bedeutung ihnen nicht bewusst ist (»Da ist irgendetwas in mir, aber ich weiß nicht, was es ist.«). Hier kann mittels des sog. »Focusings« versucht werden, eine sprachliche Symbolisierung und ein Verständnis der Bedeutung der Emotion zu erreichen. Ursprünglich als eigenständiges Therapiekonzept von Gendlin (1998) entwickelt, lässt sich das Focusing aber auch als Technik zur Emotionsaktivierung und -identifizierung in der KVT einsetzen. Die Vorgehensweise besteht in einer Fokussierung des Patienten auf sein inneres Erleben und die Wahrnehmung seiner Körpergefühle (z. B. Kloß im Hals, Brennen im Brustkorb, Verkrampfung des Magens, Muskelzittern). Somit weist das Focusing eine sehr große Nähe zur inneren Achtsamkeit auf, die ja auch auf die Wahrnehmung innerer Erlebnisse zielt. Beim Focusing wird der Patient unterstützt, sein inneres Erleben, seine leibliche Befindlichkeit (den sog. »Felt Sense«) angesichts einer Situation, eines Themas, eines Problems, aufmerksam und neugierig wahrzunehmen und zu verfolgen. Dabei kann der Therapeut wiederholt den emotionsauslösenden Stimulus präsentieren (z. B. durch Worte oder Erinnerung an problematische Situationen). Bei anhaltender Aktivierung des Felt Sense wird sich dieser häufig in Richtung innerer Bilder, Worte, konkreter Gefühlen entwickeln. Der Prozess des Focusings führt demnach vom vagen Spüren körperlicher Empfindungen hin zu einem klaren und deutlichen Erleben von Gefühlen und deren Bedeutungen. Im Rahmen der Verhaltenstherapie kann und sollte nicht der gesamte Prozess des Focusings durchgeführt werden, wie es von Gendlin konzeptualisiert wurde. Vielmehr wird situativ die Aufmerksamkeitslenkung auf körperliche Empfindungen zur Intensivierung und Klärung des emotionalen Erlebens genutzt.

Praktisches Vorgehen

Angesichts einer problematischen Situation, eines problematischen Themas oder einer Erinnerung usw. wird der Patient angeregt, seine Aufmerksamkeit ausschließlich auf das Erleben seines körperlichen Geschehens zu richten und dessen Entwicklung zu verfolgen. Dieser Prozess wird durch den Therapeuten empathisch-validierend und in einer ergebnisoffenen, erlebnisorientierten Haltung begleitet. Hierdurch wird eine

Intensivierung und Ausbreitung des körperlichen Erlebens stimuliert, die dann als Grundlage für den Versuch der sprachlichen Symbolisierung und der Einsicht in die tiefere Bedeutung des emotionalen Erlebens dient. Typischerweise fokussiert der Therapeut durch seine Intervention den Patienten auf sein körperliches Erleben, indem er Sätze sagt, wie z. B. »Nehmen Sie einfach wahr, was gerade in Ihnen passiert, achten Sie auf das, was gerade in Ihnen vor sich geht, während Sie von xyz sprechen bzw. an xyz denken.«

Der eigentliche Prozess des Focusings geht über die Aktivierung und Symbolisierung von Emotionen durch den Felt Sense hinaus, indem nämlich ein Veränderungs- und Entwicklungsschritt durch den sog. »Felt Shift« stattfindet. Der Felt Shift ist der Augenblick der körperlich fühlbaren Veränderung, wenn der Patient Zugang zu seinen Emotionen und deren Bedeutungen erfährt und hieraus für sich neue Einsichten in seine Bedürfnisse und seine Motive ableitet. Unterstützt vom Therapeuten nimmt er dann verstärkt eine empathische Beziehung zu seinem Erleben auf. Dieser Prozess wird anschließend durch andere emotionsfokussierte Techniken wie z. B. die Emotionsanalyse weiter verfolgt.

Weiterführende Literatur

Feuerstein, H. J. & Müller, D. (2000). Focusing im Prozess. Köln: GwG.

11 Imagination

Häufig bekommt ein Patient im therapeutischen Gespräch keinen spürbaren Zugang zu seinen Emotionen. Hierzu fehlt ihm die sinnliche Vorstellung der Situation und der spezifischen Stimuli, die für die Aktivierung seiner Emotionen notwendig sind. Im reflektierenden therapeutischen Gespräch kann er sich nur schwer in die vergangene oder zukünftige emotionsauslösende Situation versetzen und behält hierdurch eine psychologische Distanz, also eine zeitliche und räumliche Entfernung zu den relevanten Stimuli. Hier kann die Technik der Imagination sehr hilfreich sein, im Rahmen derer der Patient eine Problemsituation mit allen sinnlichen Qualitäten erlebt, wodurch die entsprechenden Emotionen aktiviert und ihm zugänglich gemacht werden. Die Imagination basiert auf der Auslösung und Veränderung von Emotionen durch innere Vorstellungsbilder von realen oder phantasierten Erlebnissen. Die Imagination, also eine *in sensu* Vorstellung einer emotionsauslösenden Situation, war in den 50er Jahren der Ursprung der Expositionsverfahren (die systematische Desensibilisierung nach Wolpe, 1977). Auch das Stressimpfungstraining nach Meichenbaum (1991) arbeitet mit einer Imagination der zu bewältigenden Situation.

Neu in der Kognitiven Verhaltenstherapie ist zum einen der vermehrte Einsatz der Imagination zur Stimulation von Emotionen, welche in Problemsituationen aufgetreten sind, die jedoch entweder nicht erinnerbar oder die nicht mehr spürbar sind. Zum anderen wird die Imagination auch zur Prozessierung von emotionsgeladenen Problemsituationen i. S. eines Veränderungsprozesses eingesetzt (Jacob & Tuschen-Caffier, 2011). Somit können die folgenden emotionsfokussierten Ziele mit der Imagination verfolgt werden:

- Erleben und Verstehen von Emotionen
- Konfrontation mit problematischen Emotionen mit dem Ziel der Habituation, Verarbeitung und Neubewertung
- Aufbau von positiven Emotionen

Fallbeispiel

Der Patient bekam keinen Zugang zu seinen Gefühlen, welche er in Kontaktsituationen nur als einen Kloß im Hals spüren konnte. Nach mehreren anderen Versuchen (Focusing, Empathie, automatische Gedanken) bat der Therapeut den Patienten, dessen eklatante Vernachlässigung durch seine Mutter im frühen Kindesalter bekannt war, die Situation zu imaginieren, wie er im Laufstall steht und schreit, jedoch keiner sich um ihn kümmert. Kaum hatte er die Augen geschlossen, begann er heftig zu weinen.

Beispielaussage des Therapeuten

»Unsere Emotionen werden durch das konkrete Erleben von Situationen bzw. unseren inneren Bildern und Erinnerungen aktiviert. Solange wir uns hiervon distanzieren können, indem wir z. B. nur über eine Situation sprechen, welche zumal in der Vergangenheit oder in der Zukunft liegt, ist unser emotionales Erleben eher gering. Uns geht es aber in der Therapie darum, dass Sie Ihre Emotionen deutlicher spüren, um sich an deren Erleben zu gewöhnen und einen neuen Umgang mit ihnen zu erlernen. Ich möchte Ihnen deswegen vorschlagen, dass Sie sich Ihre Problemsituationen vor Ihrem inneren Auge so vorstellen, als ob diese gerade passieren würde. Diese Technik nennt sich Imagination und beruht auf der Fähigkeit des Menschen, sich Erlebnisse bzw. Situationen bildhaft-szenisch vorstellen zu können. Imagination ist wie träumen ohne zu schlafen. Mithilfe der Imagination Ihrer Problemsituationen können Sie Ihre Gefühle besser wahrnehmen und verstehen lernen. Sie können aber auch in Ihrer Vorstellung die jeweilige Situation verändern, neues Verhalten in der Imagination ausprobieren und dabei an Ihren Gefühlen arbeiten.«

Praktisches Vorgehen

Mit dem Patienten wird zunächst die zu imaginierende Problemsituation gewählt und besprochen, welchem Zweck die Imagination dienen soll. Hierbei gibt es verschiedene Möglichkeiten:

- Imagination zur Stimulation von situativen Emotionen, um an diese zu habituieren und sie besser kennen zu lernen (z. B. bislang verborgene primäre Emotionen)
- Imagination zur Unterstützung des Suchprozesses nach situativen Emotionen und Bedürfnissen (z. B. »Was hätten Sie in der Situation gebraucht, als Sie Ihr Gefühl von Unsicherheit erlebt haben?«)
- Imagination als realitätsnahe Erprobung eines neuen Verhaltens (z. B. wenn ein Patient sich in der Imagination ein neues Verhalten in seiner Problemsituation vorstellt und die positiven Folgen seines neuen Verhaltens erlebt)
- Imagination als Teil der Problemlösung, indem der Patient seine negativen Emotionen zulässt und diese samt der Problemsituation lösungs- und ressourcenorientiert prozessiert

Exploration der Problemsituation. Nach der Entscheidung über das Ziel der Imagination wird die gewählte Problemsituation so ausgiebig exploriert, dass der Therapeut eine genaue Vorstellung hiervon hat. Dieses Detailwissen sollte die wesentlichen Aspekte der Problemsituation und deren Entwicklung umfassen wie z. B.:

- Wo saß der Patient?
- Von welcher Seite kam die andere Person?
- Was genau hat die andere Person gesagt?
- Hat die andere Person sich gesetzt oder hat sie gestanden und hat den Patienten von oben herab angeschaut und angesprochen?

- Mit welcher Gestik und Mimik war die Aussage der anderen Person begleitet?
- Welcher Gedanke kam dem Patienten unmittelbar?
- u. v. m.

Anleitung der Imagination. Mithilfe dieses Wissens kann die Imagination angeleitet und zielgerichtet begleiten werden. Die Aufgabe des Therapeuten bei dieser Form der Imagination besteht darin:
- die Erlebnisse des Patienten empathisch-validierend zu begleiten
- den Patienten auf mögliche Stimuli des emotionalen Erlebens und sein inneres Erleben zu fokussieren
- den Suchprozess nach primären Emotionen zu unterstützen
- die Bedürfnisse des Patienten beim Erleben der Emotionen zu explorieren
- das Erleben von adaptiven Bedürfnissen zu fördern

Obgleich eine Begleitung und Lenkung der Imagination durch den Therapeuten unerlässlich ist, muss er sich selbst soweit zurücknehmen, dass er das unmittelbare Erleben des Patienten so wenig wie möglich behindert. Für eine gute imaginative Anleitung sollte der Therapeut:
- in der Gegenwartsform bleiben (z. B. »Sie stehen gerade am Bahnhof und warten auf Ihren Mann.«)
- mit einer langsamen und ruhigen Stimme sprechen
- lange Pausen machen
- keine Erklärungen i. S. von Wieso? Warum? Weshalb? vom Patienten erfragen
- empathische und validierende Aussagen tätigen (z. B. »Ja, natürlich macht Sie das traurig.« oder »Ich spüre, wie angespannt Sie sind und wie schwer Ihnen das fällt.«)
- sich nach längeren Schweigepausen behutsam erkundigen, was beim Patienten passiert, was er gerade erlebt

Eine Imagination wird am besten mit geschlossenen Augen durchgeführt. Wenn der Patient hiermit aber Schwierigkeiten hat (z. B. Peinlichkeit, Unsicherheit, Angst), dann bittet der Therapeut ihn einen Punkt vor sich auf dem Fußboden zu fixieren. Die eigentliche Imaginationsübung wird mit einer Entspannungsübung begonnen, um den Patienten zu beruhigen, ihn auf sein inneres Erleben zu fokussieren und seine Beschäftigung mit anderweitigen Dingen zu unterbrechen. Hierzu kann eine Atementspannung oder eine Sequenz der inneren Achtsamkeit angewandt werden.

Beispielaussage des Therapeuten

»Damit Sie sich von anderen Dingen lösen können und sich entspannt sich selbst zuwenden können, würde ich Sie bitten, dass Sie sich achtsam auf Ihre Körperempfindungen und Ihre Gefühle konzentrieren … nehmen Sie einfach war, was gerade ist … seien Sie aufmerksam für die Regungen Ihres Körpers … achtsam für Ihre Gefühle …«

Wenn der Patient sich deutlich entspannt hat, leitet der Therapeut zum Erleben der Problemsituation über, indem er ihn bittet, sich die betreffende Situation so vorzustellen, als ob diese jetzt gerade stattfinden würde, hierbei eine teilnehmende Rolle einzunehmen und gleichzeitig die Aufmerksamkeit auf sein emotionales Erleben und seine körperlichen Empfindungen zu lenken. Er kann die Imagination durch die Wiedergabe szenischer Aspekte stimulieren, welche ihm durch die Exploration der Problemsituation bekannt sind.

Fallbeispiel

Th: »Jetzt können Sie sich in die Situation begeben, wo Sie an Ihrem Schreibtisch sitzen ... vor Ihnen liegen die Akten ... rechts der Bildschirm des Computers ... und Sie schreiben gerade einen Bericht ...«
Pause ...
»Und jetzt geht die Tür auf ... Sie drehen sich um ... und dort steht Herr X ... wie fühlen Sie sich in diesem Augenblick?«

P: »In Ordnung ... ich verstehe mich gut mit Herrn X ...«

Th: »Genau ... Sie verstehen sich gut mit Herrn X ... wie fühlen Sie sich gerade?«

P: »Hm, gut ... entspannt ...«

Th: »Bleiben Sie ruhig bei diesem Gefühl ... Dann hören Sie jetzt, was er zu Ihnen sagt ...«
(in der Situation hat der Patient Kritik durch den Kollegen erlebt, weil er vergessen hatte, diesem eine gewünschte Akte zukommen zu lassen)
Pause ...
»Und was passiert gerade in Ihnen?«

P: »Es zieht sich alles zusammen ... ich bin nervös ... angespannt ...«

Th: »Ja, das fühlt sich gerade sehr unangenehm für Sie an ...«

P: »Ich zittere und ich merke, dass jetzt die Angst wieder da ist.«

Th: »OK, bleiben Sie bitte bei diesem Gefühl ... atmen Sie tief ein und aus....es ist in Ordnung, sich ängstlich zu fühlen ... Sie kennen das ....«
Pause ...
»Was passiert jetzt gerade bei Ihnen?«

P: »Ich sinke irgendwie innerlich zusammen ... so als ob ich total leer und gleichzeitig schwer bin ...« (*körperliche Korrelate von Schamgefühlen*)

Th: »Bleiben Sie bei diesem Gefühl ... atmen Sie tief ein und aus ...«

Anschließend wurde das Gefühl als Scham identifiziert und dessen Erleben vom Therapeuten empathisch-validierend begleitet.

! Wegen ihrer geringen Struktur und emotionsaktivierenden Wirkung sollten imaginative Verfahren nur mit Vorsicht bei instabilen Patienten angewendet werden (z. B. Borderline-Patienten).

Emotionale Prozessierung. Wie bereits erwähnt, kann die Imagination auch für eine erlebnisbasierte Verarbeitung von negativen Emotionen hin zur Entdeckung adaptiver Emotionen genutzt werden. Auch kann die gezielte Veränderung der imaginierten Bilder zu einer Veränderung des emotionalen Erlebens führen.

Fallbeispiel

Der Patient hatte mit perfektionistischen Idealen zu kämpfen, welche ihn so unter Druck setzten, dass er letztlich im Rahmen einer Überlastungssituation eine Depression entwickelte. In der Therapie sollten diese perfektionistischen Ideale verändert werden, wozu auch mit der Technik der Imagination gearbeitet wurde. Anhand einer konkreten Problemsituation (er machte regelmäßig Überstunden im Büro) wurde vom Therapeuten eine Imagination angeleitet, in welcher der Patient pünktlich zum Arbeitsende seinen Computer im Büro ausschaltet und sich auf den Nachhauseweg begibt.

Th: »Und wie fühlen Sie sich, während Sie gerade nach Hause gehen?«

P: »Irgendwie unwohl, angespannt. Ich denke an die ganzen Vorgänge, die im Büro liegen geblieben sind.«

Th: »Ja, diese Gedanken kennen Sie. Ich würde Sie bitten, einfach den Weg nach Hause weiter zu gehen, sich dabei etwas umzuschauen und neugierig zu sein, was für neue und unerwartete Erlebnisse und Gedanken auftreten werden.«
Lange Pause
»Und was passiert jetzt gerade bei Ihnen?«

P: »Ich fühle mich schlecht … irgendwie schuldig und angespannt.«

Th: »OK, bleiben Sie bitte bei dem Gefühl … schauen Sie es sich von allen Seiten an … was es mit Ihrem Körper macht … wie es sich anfühlt …«

P: »Ich kenne das …«

Th: »Was bräuchten Sie jetzt, um sich besser zu fühlen?«

P: »Irgendjemand, der jetzt bei mir wäre … der mich etwas ablenken würde von den Gedanken an die Arbeit …«

Th: »Genau, das wäre sicherlich hilfreich. Dann würde ich Sie bitten, sich jetzt vorzustellen, dass Sie einen guten Freund treffen … und sich mit ihm zusammen in ein Restaurant setzen …«
Lange Pause
»Was erleben Sie jetzt gerade?«

P: »Ich sitze jetzt mit Thomas an einem Tisch in einer Kneipe … bei mir um die Ecke, in der ich schon ewig nicht war …«

Th: »Zusammen mit Thomas … in der Kneipe um die Ecke … Und wie geht es Ihnen gerade, wo Sie dort zusammen mit Thomas sitzen?«

P: »Das ist nett, einfach da zu sitzen, ein Glas Rotwein zu trinken und sich zu unterhalten … habe ich so lange nicht mehr gemacht …«

Th: »Das klingt wirklich entspannt ... und was für ein Gefühl erleben Sie gerade dabei?

P: »Das ist irgendwie entspannend ... und ich fühle mich leichter ... irgendwie befreit ... Aber das ist auch immer wieder Anspannung und Ängstlichkeit.«

Die Imagination kann auch zur Vorbereitung einer Verhaltensänderung eingesetzt werden, wenn ein Patient ein sehr starkes Vermeidungsverhalten aufweist. In diesem Fall kann die erwünschte Verhaltensänderung mit ihren positiven Konsequenzen imaginiert werden, um hierbei auch die positiven Emotionen (Verstärkerwert) zu spüren. In der Traumatherapie gibt es darüber hinaus die Technik des »Imagery Rescriptings«, im Rahmen derer eine traumatische Erinnerung durch eine zuvor erarbeitete positive Imagination gewissermaßen überschrieben wird (Smucker et al., 2006).

Weiterführende Literatur

Hackman, A., Bennett-Levy, J. & Holmes, E. A. (2012). Imaginationstechniken in der kognitiven Verhaltenstherapie. Weinheim: Beltz.

12 (Emotions)Exposition

Das Therapierational der Exposition ist integraler Bestandteil aller verhaltenstherapeutischen Therapiekonzepte. Hierbei stellt sich der Patient einer gefürchteten und vermiedenen Situation und damit seiner Problememotion, ohne auf seine bisherigen Vermeidungs- bzw. Bekämpfungsstrategien zurückzugreifen (Reaktionsverhinderung). Unter einer Exposition kommt es zu einer Habituation und kognitiven Neubewertung, sodass die Emotion nicht mehr in ihrer bisherigen Intensität empfunden wird. Eine Exposition kann *in vivo* geschehen, aber auch *in sensu*, insbesondere wenn es sich um Erinnerungen handelt, wie es z. B. bei einem Trauma der Fall ist. Sie soll dem Patienten die Erfahrung vermitteln, dass er stark genug ist, die Belastung durch das Erleben der Emotion auszuhalten und die Intensität der Emotion im Verlaufe der Exposition deutlich abnimmt. Diese Erfahrungen führen zu einer neuen Gedächtnisstruktur, die bei wiederholter Exposition bewirkt, dass der Patient bereits beim Entstehen der Emotion diese besser bewusst und zunehmend automatisch regulieren kann (Neudeck & Wittchen, 2004).

! Während die Technik der Exposition lange Zeit nur für die Behandlung von Ängsten (z.B. im Rahmen einer Agoraphobie bzw. Panikstörung oder der Zwangserkrankung) zur Anwendung kam, wurde deren Anwendungsspektrum zunehmend erweitert. Bis auf die Ausnahme von Scham und unterreguliertem Ärger bzw. Wut (s. u.) gilt das Expositionsprinzip für alle Emotionen und wird in moderne KVT-Therapiekonzepte mit einbezogen. So werden bei der Therapie der generalisierten Angststörung mittels eines Sorgenskriptes die Patienten mit befürchteten Situationen und den damit verbundenen Emotionen konfrontiert (Becker & Margraf, 2002).

Expositions-Reaktions-Management. Zu Beginn der Verhaltenstherapie bestand die Vorstellung einer rein physiologisch bedingten Habituation. Neuere Studien zeigen jedoch die Bedeutung von präfrontal kortikal gesteuerten kognitiven Prozessen, welche unter wiederholter Exposition in neuen Gedächtnisstrukturen münden und eine zunehmend inhibierende Wirkung auf problematische Emotionen ausüben. Deswegen ist die Durchführung eines Expositions-Reaktions-Managements für dieses Therapierational auch angemessener (Hand, 2011), sodass der Patient während der Exposition u. a. angehalten werden sollte:

- die Realität zu beobachten und neue Erfahrungen zu machen
- sich auf die unmittelbare Wahrnehmung zu konzentrieren und nicht an erlernten Erwartungen zu orientieren

- sich unter hoher emotionaler Erregung weiter selbst zu explorieren
- eine Neubewertung der Situation und der eigenen Person durchzuführen

Diese Prinzipien der Exposition finden sich auch in anderen emotionsfokussierten Techniken wieder. Die im Folgenden genannten Techniken sind vor dem Hintergrund der oben genannten Kriterien als Exposition-Reaktion-Management zu betrachten:
- Achtsamkeits- und Akzeptanzstrategien
- die Imagination
- die empathisch-validierende therapeutische Beziehung
- eine emotionsfokussierte Gesprächsführung
- die Zwei-Stuhl-Technik

! Für die Emotion der Scham verbietet sich eine alleinige Exposition, da diese Emotion zu aversiv und vernichtend ist, als dass die Patienten deren Erleben aushalten und habituieren könnten. Gleichermaßen wird keine Exposition der Emotionen Ärger (wenn er unterreguliert ist) und Wut durchgeführt, da diese Emotionen auf eine sofortige Entladung durch einen Wutanfall oder Aggressivität drängen. Sie können folglich nicht dauerhaft aktiviert und ertragen werden, sodass auch keine Habituation eintreten kann.

Praktische Durchführung

Problemskript. Eine weitere Technik der Emotionsexposition ist die Arbeit mit einem sog. »Problemskript«. Hierbei werden die zu exponierende Emotion und die zugehörige konkrete Situation genauestens exploriert, schriftlich fixiert und dann dem Patienten vom Therapeuten vorgelesen.

Die Exposition muss sorgfältig kognitiv vorbereitet werden, wozu natürlich die notwendige Erläuterung des Expositionsrational und die Beantwortung von Fragen gehört. Zur konkreten Exposition werden eine spezifische Problemsituation und die zu verhindernde Reaktion (dysfunktionale Bewältigungsstrategie) mit der zu exponierenden Emotion ausgewählt. Dabei ist darauf zu achten, dass in der Problemsituation häufig zunächst eine sekundäre Emotion erlebt wird und erst im weiteren Verlauf der Exposition die primäre Emotion zum Tragen kommt. Dieser Umstand sollte im Problemskript eventuell berücksichtigt werden. Die Problemsituation, deren Verlauf und die auftretenden Emotionen werden dann detailliert in einem entsprechenden Skript mit einem konkreten und möglichst bildhaften Vorstellungsszenario erfasst. Insbesondere die konkreten Stimuli der Emotionen werden herausgearbeitet, um diese in das Expositionsskript mit einzubauen. Zur Entwicklung des Szenarios gehören natürlich auch alle sinnlichen Eindrücke wie z. B. Geräusche, Gerüche, Farben, damit die Emotionsexposition so bildhaft und damit so emotionsaktivierend wie möglich durchgeführt werden kann.

Zur eigentlichen Exposition wird der Patient gebeten, die Augen zu schließen oder einen Punkt vor sich auf dem Boden zu fixieren und sich dabei zu entspannen. Der

Therapeut liest dann das Expositionsskript langsam und mit Pausen vor. Der Patient wird aufgefordert, seine Emotionen einfach wahrzunehmen und deren Entwicklung zu verfolgen, ohne diese zu vermeiden oder zu unterdrücken. Dabei kann er in Abständen berichten, was er gerade erlebt und wahrnimmt; dieses emotionale Erleben wird vom Therapeuten empathisch-validierend begleitet. Im Verlauf der Exposition kann der Therapeut dann an den assoziierten dysfunktionalen Gedanken arbeiten bzw. die adaptiven Bedürfnisse bezüglich der Emotion herausarbeiten und validieren. Auf jeden Fall sollte der Patient solange in dieser Expositionssituation verbleiben, bis er einen Spannungsabfall bzw. Intensitätsabfall der Emotion positiv wahrnimmt und eine wenn auch noch so geringfügige Neubewertung bzw. Neuerfahrung gemacht hat. Sollte in einer solchen Expositionssituation die Anspannung deutlich zunehmen, dann empfiehlt sich eine Spannungsreduktion mittels der Achtsamkeit oder der Atementspannung, wobei der Patient aber weiterhin in Kontakt mit seinem emotionalen Erleben bleiben sollte.

Fallbeispiel

Es handelt sich um einen Patienten mit einer zwanghaften Persönlichkeitsstörung.

Therapeut: »Ich werde Ihnen nun Ihre Problemsituation vorstellen. Ihre Aufgabe hierbei ist es, sich diese Szenen möglichst bildhaft und lebendig vorzustellen und Ihre Aufmerksamkeit besonders auf Ihre Gefühle und körperlichen Empfindungen zu richten. Dass Sie hierbei in Kontakt mit Ihren problematischen Gefühlen kommen, ist erwünscht und ich würde Sie bitten, diese Gefühle achtsam und akzeptierend wahrzunehmen. Ich fange jetzt mit der Vorstellung der Szene an: Sie arbeiten gerade an der Fertigstellung Ihrer Hausarbeit für das Seminar in der Universität … Auf Ihrem Schreibtisch sehen Sie linker Hand mehrere Stapel von Büchern … Vor Ihnen sehen Sie den Computerbildschirm und überall sind Artikel und Ausdrucke verstreut … Sie denken daran, dass die Hausarbeit definitiv morgen um 9:00 Uhr beim Sekretariat Ihres Professors eingereicht sein muss … Sie spüren Ihre Anspannung im Rücken, Ihre zusammengebissenen Zähne, Ihre Angst … Sie nehmen wieder einen Ausdruck zur Hand und fangen an, darin zu lesen … Immer wieder denken Sie daran, dass die Arbeit nicht perfekt sein könnte … Sie denken an mögliche Rechtschreibfehler … und an wichtige Inhalte, die Sie vergessen haben könnten … Sie nehmen Ihre innere Anspannung und Ihre Angst wahr … Sie bemerken, dass Sie von Ihren sorgenvollen Gedanken vollkommen vereinnahmt waren und gar nicht mehr im Text gelesen haben … Jetzt denken Sie an die Reaktion Ihres Professors, wenn er Ihre fehlerhafte Arbeit lesen wird … Seine Kritik ist für Sie unerträglich … Achten Sie bitte auf Ihre Gefühle und Ihre Körperempfindungen … (*Exposition geht in diesem Sinne weiter*).«

Im Anschluss werden mit dem Patienten seine emotionalen Erlebnisse unter der Exposition nachbesprochen, wobei man insbesondere auf ein mögliches kognitives Vermeidungsverhalten achtet (so z. B. wenn er an etwas anderes gedacht hat, um sich abzulenken). Natürlich steht die Frage im Mittelpunkt, welche Emotionen er erlebt hat und ob diese im Verlauf der Exposition abgenommen haben. Zur Erfassung der erreichten emotionalen Aktivierung und einer möglichen Habituation sollte eine Skala von 0 bis 100 zum Einsatz kommen. Der Patient wird auch danach befragt, welche Aspekte der Exposition zu einem besonders intensiven emotionalen Erleben geführt haben, damit diese dann in der nächsten Exposition zum Einsatz kommen können. Neben der Habituation von negativen Emotionen geht eine gelungene Exposition häufig auch mit einem Erleben von positiven Emotionen einher, welche über das reine Erleben von Erleichterung hinausgeht. Deswegen sollte bei der Nachbesprechung expressiv verbis nach dem Erleben von positiven Emotionen gefragt und, falls vorhanden, positiv verstärkt werden. Für den Erfolg bedarf es vieler Wiederholungen und eine fortlaufende Anpassung des Expositionsskriptes vor dem Hintergrund der Rückmeldung des Patienten in der Nachbesprechung.

In der Traumatherapie wird ein auch ein sog. Traumaskript verwendet, welches das traumatische Geschehen als Narrativ vorgibt, verbunden mit der Aufforderung, sich beim Lesen des Traumaskriptes den Inhalt sinnlich-bildhaft vorzustellen, als ob das Geschehen in der Gegenwart stattfinden würde.

Beispiel-Hausaufgabe

Natürlich ist die Fortführung der Emotionsexposition als Hausaufgabe zwischen den Therapiestunden wichtig für den Erfolg. Hierzu kann man zum einen den vom Therapeuten gesprochenen Text als Audioaufnahme (z. B. auf dem Handy) mitgeben, und den Patienten bitten, sich diese Aufnahme täglich solange anzuhören, bis eine Habituation eingetreten ist. Hier muss er die Intensität seines emotionalen Erlebens fortlaufend zwischen 0 und 100 skalieren. Zum anderen kann er sich das Expositionsskript auch täglich zuhause durchlesen und sich dabei auf sein emotionales Erleben fokussieren.

Exposition des Zieles. Diese Emotionsexposition kann i. S. der Ressourcenaktivierung und Aktivierung von Annäherungsschemata im Verlauf dahingehend erweitert werden, dass das Expositionsskript um eine positive Entwicklung der Problemsituation mit den hierunter auftretenden positiven Emotionen erweitert wird. Diese Fokussierung auf die Aktivierung von positiven Emotionen durch die Befriedigung von bislang vermiedenen Bedürfnissen ist ein wichtiger lösungsorientierter Schritt. Analog zum Expositionsskript wird die Problemsituation um ein verändertes Szenario erweitert, welches zum Erleben der Zielemotion führen soll. Wichtig ist für eine solche Fortführung der Exposition die genaue Analyse von adaptiven und positiven Gedanken, welche den bisherigen dysfunktionalen Kognitionen entgegenstehen, und die damit verbundenen Verhaltensweisen und Emotionen. Diese positiven Gedanken und Verhaltensweisen werden in das Skript eingebaut und zusammen mit den adaptiven Emotionen dem Patienten vorgelesen.

Fallbeispiel

(Weiterentwicklung des obigen Beispiels)
Therapeut (fährt an der Stelle fort, wo der Patient am Schreibtisch sitzt, ängstlich an die mögliche Kritik seines Professors denkt und Gefühle von Minderwertigkeit erlebt): »Sie fassen jetzt den Entschluss, Ihre Arbeit abzuschließen, weil Sie wissen, dass es eigentlich nichts mehr zu verbessern gibt … Sie drucken die Seminararbeit aus und schauen dabei zu, wie die Seiten aus dem Drucker kommen … Sie spüren noch die Anspannung und die Ängstlichkeit … aber auch Erleichterung … Sie denken daran, dass Sie endlich den Druck loswerden wollen … Sie hören die Geräusche des Druckers und sehen die Blätter rauskommen … Sie atmen ruhiger und fangen an, sich im Sitzen zu entspannen … Sie lockern die Arme … lassen den Kopf kreisen … Sie merken, wie wichtig es für Sie ist, endlich aus diesem getriebenen Perfektionismus rauszukommen … bei dem Gedanken an die ganzen Anstrengungen in Ihrem Leben, nur für die Arbeit zu leben und kaum noch Zeit für Freunde und Interessen zu haben, spüren Sie einen gesunden Ärger auf all das … dieser Ärger gibt Ihnen Kraft, endlich einen anderen Weg einzuschlagen …« usw.

In der Nachbesprechung wird dem Erleben von adaptiven Emotionen während der Exposition besonders viel Aufmerksamkeit gewidmet. Welche adaptiven Emotionen hat der Patient erlebt? Gab es ein emotionales Erleben, das von dem Skript abwich? Gibt es vielleicht Hinweise für ein verbessertes Vorgehen? Eine solche positive Emotionsexposition kann eine gute Vorbereitung für eine Verhaltensänderung sein und in deren Vorfeld zum Einsatz kommen.

! Die Emotionsexposition mit positiven Emotionen ist kein Widerspruch in sich, denn viele Patienten haben durchaus Schwierigkeiten, positive Gefühle zu erleben und auszuhalten. Diese Gefühle sind ihnen fremd, erzeugen eine emotional-kognitive Dissonanz zu ihren vertrauten negativen Gefühlen und machen sie auch hilflos, da sie einen Umgang hiermit nie gelernt haben und sie misstrauisch bzgl. der Folgen sind.

Beispiel-Hausaufgabe

Der Patient sollte sich zuhause immer wieder zehn Minuten Zeit nehmen, in denen er sich mit nichts anderem beschäftigt als der achtsamen Wahrnehmung seines inneren emotionalen Erlebens.

Weiterführende Literatur

Neudeck, P. (2015). Expositionsverfahren. Weinheim: Beltz.
Becker, E. & Margraf, J. (2002). Generalisierte Angststörung. Weinheim: Beltz.

13 Positive Emotionen und Ressourcenaktivierung

Psychische Erkrankungen sind gleichermaßen durch ein Erleben von negativen Emotionen als auch einem Mangel an Erleben von positiven Emotionen gekennzeichnet (Kashdan, 2007). Patienten neigen dazu, Situationen als negativ zu erleben und zu bewerten, die von anderen Menschen neutral oder lustvoll erlebt werden. Hierdurch werden fortlaufend Vermeidungsschemata aktiviert und Annäherungsschemata gehemmt. Es ist für den Erfolg einer Psychotherapie nicht zuletzt aus diesem Grunde wenig hilfreich, wenn der Therapeut sich allein auf die Probleme, Defizite und damit überwiegend auf die negativen Emotionen konzentriert.

> **!** Die mangelnde Aktivierung positiver Emotionen, die gleichbedeutend mit einem Mangel an Aktivierung von Annäherungsschemata und Ressourcen ist, gehört wahrscheinlich zu den häufigsten Versäumnissen in der Psychotherapie.

Da Patienten aber aufgrund der negativen Konsequenzen ihrer Vermeidungsschemata in die Therapie kommen und dabei einseitig auf ihre Probleme und die damit assoziierten negativen Emotionen konzentriert sind, verleiten sie den Therapeuten Gleiches zu tun. Hierdurch geraten individuelle Ressourcen, positive Emotionen, positive Ziele und die Aktivierung von Annäherungsschemata oftmals außer Sicht. Im Rahmen der Vorstellung, dass in der Psychotherapie die Vermeidungsschemata (bestimmt durch negative Emotionen) reduziert und gleichermaßen Annäherungsschemata (bestimmt durch positive Emotionen) aktiviert werden müssen (Grawe, 2004), hat die Fokussierung auf positive Emotionen aber mindestens den gleichen Stellenwert wie die Arbeit an negativen Emotionen. Durch eine gezielte Ressourcenaktivierung werden nicht nur Annäherungsschemata aktiviert und gebahnt, sondern Vermeidungsschemata auch gehemmt. Wissenschaftliche Untersuchungen unterstreichen hierbei die Wirksamkeit der Aktivierung positiver Emotionen auf depressive und ängstliche Emotionen, was insbesondere im Rahmen der sog. positiven Psychologie bzw. der positiven Psychotherapie untersucht wurde (Seligman et al., 2006).

> **!** Die Aktivierung positiver Emotionen ist nicht mit dem sog. positiv Denken gleichzusetzen, welches durch populäre Psychoratgeber empfohlen wird. Beim positiven Denken besteht die Gefahr einer eher oberflächlichen und unrealistischen Betrachtungsweise, wenn sie die realen Probleme des Patienten ausblendet bzw. die Ressourcenaktivierung nicht zur Bearbeitung dieser Probleme nutzt.

13.1 Positive Zielformulierung und Aktivierung eines Annäherungsschemas

Es ist hilfreich, die positiven Ziele nicht nur in Form von Verhaltensweisen oder Erlebnissen zu formulieren, sondern auch die damit einhergehenden positiven Emotionen als Ziel der Therapie zu benennen. Wie will der Patient sich fühlen, wenn er sein Problem erfolgreich bearbeitet hat? Welche Gefühle fehlen ihm, die er endlich wieder spüren möchte? Was würde sich in seinem Leben ändern, wenn er diese Gefühle hätte, bzw. was müsste er in seinem Leben ändern, um diese Gefühle zu haben? Diese positiven Emotionen können dann im Verlauf der Therapie immer wieder Gegenstand des Gespräches und von Techniken und Interventionen sein und nicht zuletzt in der therapeutischen Beziehung gezielt aktiviert werden. Sie sind ein wesentliches Element des Annäherungsschemas und als solches von großer Bedeutung im Therapieprozess.

Man muss sich bei allem aber verdeutlichen, dass die maladaptiven Emotionen und die dysfunktionalen Bewältigungsstrategien, die der Therapeut zu verändern versucht, zunächst einmal das einzig Verlässliche sind, was die Patienten haben. Es handelt sich um

- ihre negative, aber konsistente Weltsicht
- ihr negatives, aber konsistentes Selbsterleben und Selbstverständnis
- ihre negativen Emotionen, die aber altbekannt und vertraut sind

Demgegenüber hat der Therapeut zunächst einmal nichts Besseres zu bieten, da er von positiven Emotionen, Kognitionen und Erfahrungswelten spricht, mit denen der Patient in der Vergangenheit keine oder nur wenig Erfahrungen machen konnten. Umso wichtiger ist es, durch positive emotionale Aktivierung und Ressourcenaktivierung das neue Erleben mittels korrigierender therapeutischer Erfahrungen konkret erfahrbar zu machen.

Praktisches Vorgehen

Der Patient wird bei der Zielanalyse zu Beginn der Therapie aufgefordert, sein positives Ziel möglichst konkret, verhaltensorientiert, detailliert und realitätsnah aufzuschreiben. Hierbei ist darauf zu achten, dass er auch die positiven Emotionen erwähnt, welche er beim Erreichen des Zieles bzw. bei der Annäherung an das Ziel erleben möchte. Diese erwünschten positiven Emotionen sollten Ausdruck von adaptiven Bedürfnissen sein, in Einklang mit dem situativen Kontext stehen (z. B. Berücksichtigung interaktioneller Konsequenzen der Emotion und deren Ausdruck) und vereinbar mit seinen übergeordneten Zielen sein.

Dann werden das positive Ziel und die angestrebte positive Emotion möglichst sinnlich erfahrbar gemacht, d. h. verankert (z. B. durch die Imagination des angestrebten Ziels). Hierzu sollte der Zusammenhang zwischen diesen positiven Emotionen und behavioralen und kognitiven Veränderungen bei Erreichung des Ziels hervorgehoben werden. Im Verlauf der Therapie wird immer wieder diese positive Zielvorstellung aktualisiert und durch Interventionen wie u. a. Imagination von Erfolgen und positivem Feedback des Therapeuten unterstützt.

Fallbeispiel

Th: »Wenn Ihre Therapie erfolgreich ist, welches Gefühl hätten Sie dann weniger und welches mehr?«

P: »Ich hätte weniger Angst, definitiv. Und vielleicht würde ich auch weniger das Gefühl von Minderwertigkeit spüren.«

Th: »Und welches Gefühl würden Sie dann häufiger spüren, welches hilfreich oder positiv wäre?«

P: »Zufriedenheit und Interesse! Dass ich wieder rausgehen kann, mich mit anderen Leuten treffen kann, interessante Dinge erleben kann! Das wäre eine totale Erleichterung und ich würde mich dann wieder stark fühlen können, als gleichwertig mit den anderen Menschen.«

Th: »Und was müssten Sie Ihrer Meinung nach tun, damit Sie diese Gefühle häufiger erleben könnten?«

P: »Ich müsste endlich meine Angst überwinden. Die steht mir total im Weg.«

Th: »Können Sie sich eine Situation vorstellen, in welcher Sie Ihre Angst überwunden haben und diese Zufriedenheit spüren? Wie sähe eine solche Situation genau aus? Sie können gerne die Augen dabei schließen und Ihrer Phantasie freien Lauf lassen.«

P: (*nach längerer Pause mit geschlossenen Augen*) »Ich stelle mir gerade vor, wie ich vor einem Kino stehe und meine Freunde von weitem kommen sehe … Ich bin mit dem Bus hingefahren und freue mich jetzt auf einen schönen Abend …«

Th: »Das ist ein sehr schönes Bild, was Sie schildern … vor dem Kino stehen und die Freunde von weitem sehen, die mit Ihnen den Abend verbringen werden … endlich wieder etwas unternehmen … Freunde sehen. Was für ein Gefühl spüren Sie jetzt gerade, wo Sie sich diese Situation vorstellen?«

P: »Jetzt spüre ich ein Kribbeln im Bauch, so eine Art positiver Aufregung!«

Um das positive Erleben der Patienten zu aktivieren und zu unterstützen, ist es vordringlich, sich auf Verhaltensänderungen zu konzentrieren, die zielführend sind und Aussicht auf Erfolg haben. Bekanntlich ist das Prinzip der kleinen Schritte fest in der Verhaltenstherapie verankert, da nichts so erfolgreich ist wie Erfolg. Dem Patienten werden seine Ziele und sein der Zielerreichung dienendes Annäherungsverhalten immer wieder aufgezeigt. Die Therapieschritte werden so geplant, dass er diese mit einer hohen Wahrscheinlichkeit erfolgreich absolvieren kann. Bei diesbezüglichen Erfolgen wird der Fokus insbesondere auf das Erleben von positiven Emotionen gelegt und durch den Therapeuten entsprechend verstärkt. Hierzu gehört auch das Loben für noch so kleine Erfolge oder auch nur Bemühungen.

Auch an dieser Stelle zeigt sich wiederum die fehlende Trennbarkeit von handlungs-, kognitions- und emotionsfokussierten Techniken und Strategien, denn positive Emotionen hängen stark von Erfolgs- und Kompetenzerlebnissen ab und lassen sich nicht unter Ausschaltung von Kognitionen und Verhalten aktivieren.

13.2 Ressourcenaktivierung

Damit der Patient positive Emotionen in der Therapie erleben kann, bedarf es der fortlaufenden Thematisierung und Aktivierung seiner individuellen Ressourcen, d. h. seiner Fähigkeiten, Interessen, Talente, Stärken. Er sollte sich in der Therapie trotz seiner Defizite und Probleme als kompetent, interessant und respektiert erleben können. Dies hilft ihm beim Abbau seiner negativen Orientierung und begünstigt die Aktivierung eines Annäherungsverhaltens.

! Eine sog. »Well-being«-Therapie, welche auf die Aktivierung von Ressourcen und die Schaffung positiver Bedeutungen abzielt, zeigte in Kombination mit klassischen KVT-Methoden eine überlegene Wirksamkeit gegenüber der KVT bei der Therapie der Generalisierten Angststörung (Fava et al., 2005).

Das Erleben von positiven bzw. adaptiven Emotionen (wie Stolz, Interesse, Liebe, Neugier) fördert Kreativität, Offenheit, Effizienz und die Wahrnehmung von Handlungsoptionen. Positive Emotionen begünstigen auch adaptive Bewältigungsstrategien, welche wiederum zu Erfolgen und damit zu einem positiven emotionalen Erleben führen. Außerdem helfen positive Emotionen dabei, die (physiologischen) Auswirkungen von negativen Emotionen zu reduzieren und fördern einen resilienten Umgang mit negativen Erlebnissen (Willutzki & Teismann, 2013).

Es ist somit die Balance zwischen einer Aktivierung der Probleme und einer Aktivierung der Ressourcen und positiven Emotionen des Patienten, welche für den Erfolg einer Therapie entscheidend ist (Gassmann & Grawe, 2006). Hierbei ist die Bedeutung der therapeutischen Beziehung nicht zu unterschätzen, wie in Abschnitt 3.5 bereits dargestellt wurde. Klaus Grawe hat hierzu geschrieben: »Ressourcenaktivierung geschieht zu einem großen Teil in der Therapiebeziehung, durch die Therapiebeziehung und für die Therapiebeziehung, ganz abgesehen davon, dass eine gute Therapiebeziehung als Folge einer gelungenen Ressourcenaktivierung angesehen werden kann und selbst eine wichtige Ressource des Patienten darstellt.« (Grawe, 1998, S. 136; zit. nach Willutzki & Teismann, 2013).

Praktisches Vorgehen

Diagnostik von Ressourcen. Viele Patienten sind so sehr auf ihre Probleme und Defizite konzentriert, dass sie wenig Zugang zu ihren Ressourcen haben und diese in der Therapie nicht zeigen. Deswegen sollte mindestens eine Therapiestunde alleine der Suche nach den individuellen Ressourcen dienen. Nach dem Modell der Ressourcenzwiebel können unterschiedliche Bereiche von Ressourcen erfragt werden (Willutzki & Teismann, 2013). Hierzu gehören u. a.:

- eine allgemeine positive Lebensbewältigung (d. h. Lebensbereiche, in denen der Patient kompetent und erfolgreich ist)
- erfolgreich bewältigte Krisen (u. a. auch Ressourcen in Zusammenhang mit dem Problem)
- die positiven Beziehungen zu anderen Menschen
- Interessen, Beruf
- der Umgang mit Aufgaben
- persönliche Interessen

Die ermittelten Ressourcen werden dann im Therapieprozess so häufig wie möglich aktiviert und genutzt. Hierbei gilt es aber behutsam vorzugehen, da insbesondere längerfristig erkrankte Patienten einen negativen Fokus und überhöhte Leistungsansprüche an sich selbst haben, und zudem in vielen Bereichen ihres Lebens mit realem Scheitern konfrontiert waren und sind. Diese drei Faktoren wirken sich ungünstig bei der Suche nach Ressourcen aus und können dazu führen, dass hierbei Schamgefühle und Minderwertigkeitserleben aktiviert werden.

Prozessuale Aktivierung von Ressourcen. Hierbei gestaltet der Therapeut die Beziehung zum Patienten und den therapeutischen Prozess gemäß dessen Ressourcen. Dies kann nach Willutzki und Teismann (2013) die folgenden Konsequenzen für das therapeutische Handeln haben:

- Reaktionsbereitschaften nutzen: Wie kann das therapeutische Angebot den Routinen, Gewohnheiten, Fähigkeiten und Neigungen des Patienten entsprechend gestaltet werden?
- Gebrauch von individuellen Sprachgewohnheiten und Metaphern
- Typischer Umgang mit Aufgaben: Wie löst der Patient im Alltag seine Aufgaben, was ist seine Art der positiven Konfliktbewältigung?
- Positive Emotionen und Bewertungen als Indikator für Zielzustände: Positive Gefühle und Bewertungen verweisen darauf, dass etwas öfter geschehen soll bzw. so bleiben soll, wie es ist
- Positiven Emotionen in der Therapie Raum geben bzw. diese stimulieren

Der Therapeut achtet also von Beginn der Therapie an aufmerksam auf die Stärken, Vorlieben und positiven Reaktionen des Patienten. Bei welchen Fragen, Interventionen, Themen, Verhaltensweisen wird er aktiv und zeigt positive Gefühle? Reagiert er positiv auf Humor oder eher auf Ernsthaftigkeit? Mag er gelobt werden oder möchte er das aktive Interesse des Therapeuten? Anhand der positiven Reaktionen versucht der Therapeut den Ablauf der Therapie, die gewählten Strategien, Interventionen und Aufgaben und natürlich seine Beziehungsgestaltung den Ressourcen des Patienten anzupassen.

Inhaltliche Aktivierung von Ressourcen. Hierbei werden direkt die positiven Fähigkeiten, Eigenschaften und Erfahrungen des Patienten thematisiert bzw. er erhält genügend Raum, um diese selbst in der Therapie darzustellen.

Beispielaussage des Therapeuten

»Auch wenn derzeit Ihre Probleme und Ihr Leiden im Vordergrund stehen, möchte ich Sie gerne auch von Ihrer kompetenten, erfolgreichen, positiven Seite her kennenlernen. Ich möchte gerne erfahren, was Sie besonders gut können, was für Erfolge Sie in Ihrem Leben hatten, was andere Menschen an Ihnen schätzen und mögen, wofür Sie sich interessieren u.v.m. Leider geht diese positive Seite angesichts von gravierenden psychischen Problemen häufig unter und gerät außer Sicht. Diese Vernachlässigung von Interessen, Stärken, Fähigkeiten und Erfolgen ist aber wiederum Teil des Problems, denn die alleinige Fokussierung auf negative Erlebnisse und Belastungen führt zu einer weiteren Verschlechterung!«

Weiterführende Literatur

Willutzki, U. & Teismann, T. (2013). Ressourcenaktivierung in der Psychotherapie. Göttingen: Hogrefe.

13.3 Humor in der Psychotherapie

Die problematische Fixierung des Patienten auf die negativen Aspekte des Lebens und der eigenen Person wird verstärkt, wenn auch seitens des Therapeuten die Therapie und therapeutische Beziehung ausschließlich mit tiefem Ernst und Problemfokussierung gestaltet wird. Die Fähigkeit, auch schwierige Situationen, Erlebnisse und problematische Emotionen, wann immer es passend erscheint, mit Humor oder Ironie zu betrachten, insbesondere wenn diese Teil des menschlichen Lebens sind, ist nicht zu unterschätzen. So kann man z.B. in einer Konfliktsituation mit einem anderen Menschen diesem durch Humor dennoch eine grundsätzliche Wertschätzung signalisieren und dem Konflikt hierdurch die Schärfe nehmen. Humor ermöglicht es auch, persönliche Belastungen aus einer distanzierten und weniger bedrohlichen Warte aus zu betrachten und ist somit Teil einer positiven Emotionsregulation (Falkenberg et al., 2013).

! Damit Humor hilfreich ist, sollte er selbstbestärkend, nicht ausgrenzend und der Qualität der therapeutischen Beziehung angepasst sein, während ein selbstentwertender und aggressiver Humor als wenig hilfreich anzusehen ist.

Praktisches Vorgehen

Sicherlich hat jeder Therapeut seine eigene Art von Humor, welcher bei dem einen Patienten einen positiven Effekt hat, hingegen bei einem anderen Patienten nicht gut ankommt. Humor ist aber durchaus trainierbar, wenn man dessen Bedeutung akzeptiert und sich hiermit beschäftigt (s. Falkenberg et al., 2013). Das Ziel jeglichen

Humors in der Psychotherapie ist es, dem Patienten angesichts seiner Schwierigkeiten und Probleme immer wieder eine entspanntere und distanziertere Wahrnehmung und Bewertung zu ermöglichen bzw. einen anderen Blickwinkel einzunehmen.

Fallbeispiel

Der Patient zeigte ein anhaltend passives Verhalten, machte seine Hausaufgaben nur halbherzig und war gleichzeitig enttäuscht darüber, dass er nicht vorankam. Daraufhin erzählte der Therapeut ihm die Geschichte eines Menschens, der jedes Wochenende zu Gott betet, dass er doch endlich in der Lotterie gewinnen möge. Doch Woche um Woche, Monat um Monat vergehen, ohne dass der Wunsch des Mannes in Erfüllung geht. Als er eines Tages mit dem gleichen Wunsch wieder zu Gott betet, hört er auf einmal eine Stimme vom Himmel her sagen: »Gib mir eine Chance und kauf dir endlich ein Los!«. Dieser Witz sorgte zumindest für ein Lächeln bei dem Patienten und er ließ sich auf ein Gespräch über seine Passivität ein.

Weiterführende Literatur

Falkenberg, I., McGhee, P. & Wild, B. (2013). Humorfähigkeiten trainieren. Stuttgart: Schattauer.

14 Emotionsregulation durch Kognitionen

Die Regulation von Emotionen durch kognitive Prozesse, deren Grundlagen bereits in Kapitel 1 dargestellt wurden, ist wohl die am häufigsten verwendete und am besten evaluierte emotionsfokussierte Technik. Durch die Veränderung von kognitiven Bewertungen kann die Qualität und Intensität von Emotionen direkt und effektiv beeinflusst werden. Hierbei ist die Frage, ob die Problememotionen die dysfunktionalen Kognitionen hervorgerufen haben oder umgekehrt die Emotionen durch die Kognitionen stimuliert wurden, für die psychotherapeutischen Zwecke nicht ausschlaggebend. Es ist davon auszugehen, dass es sich hierbei um einen Circulus Vitiosus handelt, in welchem sich Kognitionen und Emotionen gegenseitig bedingen. Beide kausalen Zusammenhänge werden in der KVT auch abgebildet. Das bekannte »ABC-Schema der Gefühle« erklärt das Auftreten der Problememotion durch eine dysfunktionale kognitive Bewertung. Der Begriff der »emotionalen Beweisführung« hingegen beschreibt den Einfluss von Emotionen auf die kognitiven Inhalte. Aufgrund der emotionalen Beweisführung bewerten Patienten eine Situation als gefährlich, weil sie Angst haben, was bedeutet, dass die dysfunktionale Kognition (z. B. Katastrophengedanken) Folge und nicht Auslöser der Angst war. So schätzen Patienten beispielsweise bei einer Höhenexposition die Wahrscheinlichkeit, dass der 800 Jahre alte Kirchturm in diesem Augenblick zusammenbrechen wird, bei 50 %, 60 % oder noch höherer Prozentzahl ein.

Beispielaussage des Therapeuten

»Stellen Sie sich vor, wie verschiedene Personen angesichts der gleichen Situation höchst unterschiedlich reagieren. So wird z. B. bei einer normalen alltäglichen Kritik die eine Person denken: »Ich bin schlecht und werde nie von anderen Menschen akzeptiert werden«, während die andere Person denkt »Ja, die Kritik ist leider berechtigt«. Die erste Person wird aufgrund ihrer Bewertung vielleicht Angst und Scham erleben und sich zurückziehen, während die zweite Person sich eher unsicher fühlt, ein leichtes Schuldgefühl hat und sich der Kritik stellt. Welche Emotionen wir mit welcher Intensität empfinden, hängt wesentlich davon ab, wie wir eine Situation gedanklich bewerten.«

Die Veränderung negativ bewertender Kognitionen durch Klärung, Disputation und kognitive Umstrukturierung ist nicht nur per se emotionsregulatorisch wirksam. Darüber hinaus sind neue, adaptive Kognitionen auch die Grundlage für eine Verhaltensänderung, die unterstützt und begleitet werden sollte (z. B. durch Rollenspiele, Verhaltensexperimente im Alltag). Damit können adaptive Emotionen aktiviert und maladaptive Emotionen reduziert werden (z. B. wenn ein Patient das Erleben eines maladaptiven Schuldgefühls nicht durch Entschuldigungen verstärkt, obgleich er de facto kein Fehlverhalten gezeigt hatte).

Praktisches Vorgehen. Die kognitive Arbeit an Emotionen nimmt in der KVT einen großen Raum ein, weshalb in den folgenden Abschnitten nur die Grundzüge der emotionsfokussierten kognitiven Arbeit thematisiert werden können. Deswegen sei vorab auf die entsprechende Fachliteratur am Ende des Kapitels hingewiesen.

14.1 Klärung des wechselseitigen Zusammenhangs von Gedanken und Gefühlen

Zunächst etabliert der Therapeut bei dem Patienten die Einsicht, dass seine Gedanken, genauer seine Bewertungen, entscheidend für seine Emotionen sind, und dass diese Bewertungen nicht per se der Realität entsprechen müssen. Hierfür werden Beispiele aus dem Leben des Patienten gesucht und anhand derer dieser Zusammenhang veranschaulicht. Des Weiteren wird der Einfluss von Gefühlen auf die Gedanken geklärt, wozu wiederum Beispiele aus dem Leben des Patienten gewählt werden sollten.

Beispielaussage des Therapeuten

»Wir hatten ja bereits gesehen, dass die Art und Weise, wie wir Situationen gedanklich bewerten, großen Einfluss auf die Emotionen und deren Intensität haben. Auf der anderen Seite haben aber Gefühle auch Einfluss auf die Gedanken eines Menschen. Wie unterschiedlich haben Sie Ihre Umwelt im Zustand der Verliebtheit beurteilt und empfunden? Und wie in der Zeit nach einer Trennung? Sie können anhand dieser Beispiele ersehen, wie abhängig unsere Gedanken und Gefühle voneinander sind.«

Im Rahmen einer emotionalen Beweisführung kann der Patient einen anderen Menschen bedrohlich empfinden, nicht weil dieser Mensch objektiv bedrohlich auftritt, sondern weil er im Rahmen eines emotionalen Schemas sehr niedrigschwellig Angst im Kontakt mit anderen Menschen empfindet. Im Umkehrschluss können Emotionen wie Angst, Traurigkeit und Scham durch entsprechende Kognitionen verursacht werden. Es wird also der Unterschied zwischen Kognitionen und Emotionen einerseits und deren wechselseitigem Zusammenhang andererseits hergestellt, wobei oftmals nicht genau festgestellt werden kann, ob zuerst die Emotion oder zuerst die Kognitionen aufgetreten ist. Durch diesen Ansatz wird auch eine Dezentrierung des Patienten von seinen Emotionen und Kognitionen erreicht, sodass er diese nicht als unbedingte Wahrheit wahrnimmt, sondern als mögliche Formen der Reaktion auf eine Situation.

Beispielaussage des Therapeuten

»Stellen Sie sich vor, Sie sind im Gespräch mit Freunden und während Sie gerade etwas erzählen, steht einer der Freunde auf, und verlässt ohne Kommentar den Raum. Nehmen wir an, Sie denken in dem Augenblick, dass Sie ihn mit Ihren

Worten gelangweilt haben. Wahrscheinlich würden Sie ein Gefühl von Unsicherheit oder gar Peinlichkeit erleben und vielleicht sich selbst dafür kritisieren, dass und wie Sie von Ihrem Erlebnis berichtet haben. Wenn der Freund wieder den Raum betritt, würden Sie wahrscheinlich angespannt und verunsichert sein. Jetzt nehmen wir aber an, dass Sie in dem Augenblick, wo der Freund den Raum verlässt, denken, dass er wohl dringend auf die Toilette muss oder er ein wichtiges Telefonat zu führen hat und deswegen ohne Erklärungen weggeht. Wie würden Sie sich dann fühlen? Wahrscheinlich wären Sie entspannt und würden keine negativen Gefühle entwickeln.«

14.2 Identifikation von dysfunktionalen automatischen und konditionalen Gedanken

Anhand von Verhaltensanalysen bzw. dem ABC-Modell werden die Problememotion und das Problemverhalten ermittelt, auf welche sich die kognitive Arbeit richten soll (s. hierzu Arbeitsblatt 8). Hierzu werden zunächst die automatischen Gedanken ermittelt, wobei die Grundfrage lautet: »Was ist Ihnen genau in dem Moment, als Sie die Emotion erlebten, durch den Kopf gegangen?« Die unmittelbaren, situativ auftretenden automatischen Gedanken sind es nämlich, welche unser emotionales Erleben beeinflussen; deshalb werden sie auch als sog. »Hot Cognitions« bezeichnet (s. Kap. 10). Patienten tun sich häufig schwer damit, ihre automatischen Gedanken zu entdecken; es gibt mehrere Möglichkeiten, ihnen hierbei zu helfen: AB 8

- Stellen Sie die Frage nach den automatischen Gedanken (das sog. innere Selbstgespräch), wenn Sie in der Sitzung eine Veränderung der Stimmung des Patienten beobachten können.
- Lassen Sie den Patienten eine problematische Situation beschreiben oder einen Moment, in dem er eine Stimmungsveränderung bemerkte, und fokussieren Sie ihn auf seine dabei unmittelbar auftretenden Gedanken.
- Fordern Sie den Patienten dazu auf, sich in die Problemsituation zurückzuversetzen, bzw. führen Sie mit ihm eine Imagination der Situation durch und lenken Sie dabei seine Aufmerksamkeit auf seine Gedanken.
- Machen Sie ein Rollenspiel der Problemsituation und fragen Sie währenddessen den Patienten nach seinen automatischen Gedanken.
- Bitten sie den Patienten über die Sitzung hinaus ein Tagebuch automatischer Gedanken zu führen, in dem er die Gedanken festhält, welche mit der Problememotion/-situation(en) assoziiert sind.

Hat man einen vermeintlich relevanten automatischen Gedanken und die Folgen dieses Gedankens für den Patienten identifiziert, dann kann man eine Gegenprobe machen, indem man ihn bittet, intensiv diesen Gedanken zu denken und dabei seine Gefühle bewusst wahrzunehmen. Handelt es sich wirklich um eine Hot Cognition, dann wird er seine Problememotion wahrscheinlich auch spüren können.

Typische dysfunktionale Kognitionen. Es gibt eine Reihe von dysfunktionalen Kognitionen, die typischerweise als automatische Gedanken auftreten und problematische Emotionen hervorrufen können:

- **Katastrophendenken.** »Ich habe die Prüfung nicht bestanden, und so kann ich mir alle Aussichten auf einen guten Job abschminken«, z. B. Angst, Hoffnungslosigkeit
- **Dichotomes Denken.** »Mein Chef hat meine Arbeit nicht gelobt, also war alles umsonst«, z. B. Enttäuschung, Traurigkeit
- **Fokussierung auf das Negative.** »Auch wenn er mich gelobt hat, weiß ich doch, dass ich viele Dinge nicht gewusst hätte«, z. B. Unsicherheit, Minderwertigkeit
- **Auslassung positiver Aspekte.** »Das war reines Glück, dass ich die Prüfung bestanden habe«, z. B. Minderwertigkeit
- **Übergeneralisierung.** »Es ist typisch für mich, dass es nicht geklappt hat«, z. B. Hoffnungslosigkeit, Minderwertigkeit
- **Personalisierung.** »Nur weil ich nicht aufgepasst habe, hat die Teamarbeit nicht funktioniert«, z. B. Schuld, Scham
- **Labeling.** »Ich bin ein schwacher Mensch«, z. B. Minderwertigkeit, Hilflosigkeit
- **Gedankenlesen.** »Der andere denkt bestimmt, ich sei ein Idiot«, z. B. Scham
- **Fokus auf Bewertungen.** »Ich müsste besser sein«, z. B. Schuld
- **Wahrsagen.** »Sie wird mich bestimmt bald wieder verlassen«, z. B. Einsamkeit, Angst

AB 8

Die emotionsbestimmenden automatischen Gedanken werden unter Zuhilfenahme von Arbeitsblatt 8 in das bekannte ABC-Schema (Stavemann, 2014) eingeordnet. Anschließend werden diese dysfunktionalen Kognitionen disputiert und korrigiert (s. u.).

Beispiel-Hausaufgabe

Der Patient analysiert und korrigiert seine dysfunktionalen automatischen Gedanken mithilfe von Arbeitsblatt 8 im Alltag.

Auf der Basis der automatischen Gedanken beginnt die Suche nach den zugrunde liegenden konditionalen Annahmen, da diese einen wesentlichen Beitrag zur Problememotion leisten. Hierbei ist die Frage leitend, welche Einstellungen und Regeln dazu führen, dass in der Problemsituation der identifizierte automatische Gedanke und damit auch die Problememotion auftreten.

Zu den konditionalen Annahmen gehören Einstellungen und Regeln, wie z. B.:

- »Es ist unerträglich, schwach und bedürftig zu sein.«
- »Ich bin nicht stark genug, um mich durchzusetzen.«
- »Ich darf keine Schwäche zeigen.«
- »Ich muss mich stets so verhalten, dass andere Menschen mich bewundern, beneiden, zu mir hochschauen müssen.«
- »Kritik an meiner Person muss ich sofort und unter allen Umständen abwehren«
- »Harmonie ist wichtiger als sich durchzusetzen.«

- »Ich muss stets für ein gepflegtes und attraktives Erscheinungsbild sorgen.«
- »Wenn etwas nicht funktioniert, dann ist das meine Schuld.«
- »Wenn ich mich nicht unauffällig und normal verhalte, werden mich alle für verrückt halten.«
- »Ich darf niemals Misserfolge zu haben.«
- »Ich darf keinem anderen Menschen zeigen, wie es mir geht.«

Die konditionalen Annahmen werden an dem Flipchart notiert und neue, funktionale Annahmen entwickelt (s. Stavemann, 2014; Wilken, 2012).

Fallbeispiel

Th: »Wir haben ja festgestellt, dass bei Ihnen in Situationen, wo etwas nicht so funktioniert, wie Sie es geplant haben, der automatische Gedanke auftritt ›Ich bin ein Versager.‹ und sofort ein Gefühl von Angst, aber auch Scham auftritt. Ich frage mich jetzt, warum gerade dieser Gedanke bei Ihnen auftritt? Was für Einstellungen haben Sie zu sich und dem Leben, dass Ihnen so ein Gedanke kommt?«

P: »Na ja, ich sollte schon die Dinge richtig machen, also keine halben Sachen oder Fehler produzieren.«

Th: »Ist das so ein Grundsatz bei Ihnen: Ich muss immer alles richtig machen?«

P: »Ja, unbedingt, so bin ich auch erzogen worden. Wenn ich als Kind meine Aufgaben habe liegen lassen, weil ich mit anderen Kindern spielen wollte, dann haben meine Eltern mir Vorhaltungen gemacht. Dann hieß es immer, dass ich in der Gosse landen würde, wenn ich mich im Leben nicht anstrengen würde.«

Th: »Also ist der eine Grundsatz: ›Ich muss immer alles richtig machen‹. Und es klingt so, als ob dahinter die Befürchtung stünde, dass Ihnen etwas Schlimmes passieren würde, wenn Sie Fehler machten?«

P: »Hauptsache, keine Fehler machen! Und schon gar nicht, wenn andere Leute das sehen könnten. Das ist mir unerträglich.«

Th: »Wenn Sie einen Fehler machen und andere bekommen das mit, kommt dann die Angst und die Scham?«

P: »Ja, mir reicht alleine der Gedanke daran und schon werde ich angespannt.«

14.3 Kognitive Umstrukturierung

Nachdem die dysfunktionalen automatischen Kognitionen und konditionalen Annahmen identifiziert worden sind, welche die Problememotion bedingen, geht es um deren Veränderung. Hierzu werden der gewünschte Zielzustand und die gewünschte Zielemotion ermittelt, zu der die entsprechenden Kognitionen gesucht werden. Die kognitive Umstrukturierung erfolgt im Wesentlichen durch Disputationstechniken und den Sokratischen Dialog (Stavemann, 2007, 2014). Es lassen sich hierbei verschiedene Disputationstechniken unterscheiden.

Empirische Disputation
Die Behauptungen des Patienten werden auf ihren Wahrheits- bzw. Realitätsgehalt hin untersucht.

Fallbeispiel

Th: »Sie haben von Ihrem Schuldgefühl berichtet, welches in der Situation auftrat, als Sie nicht die geforderte Leistung in der Arbeit gebracht haben. Was für einen Gedanken hatten Sie in dem Augenblick?

P: »Dass ich meinen Chef total enttäuscht habe und er nichts mehr von mir hält.«

Th: »Das ist sicherlich ein Gedanke, der Schuldgefühle auslöst. Haben Sie Ihren Chef denn nach seiner Meinung zu Ihrer Arbeitsleistung gefragt?«

P: »Nein, natürlich nicht!«

Th: »Sie wissen es also nicht 100 %ig, dass Ihr Chef von Ihnen total enttäuscht ist und nichts mehr von Ihnen hält!?«

P: »Nein, aber ich bin mir ziemlich sicher.«

Th: »Ich würde vorschlagen, dass wir uns gemeinsam einmal anschauen, welche Gründe es für Ihre Annahme und damit für die Angemessenheit Ihres Schuldgefühls gibt und welche Gründe dagegen sprechen?«

P: »OK«

Th: »Was für ein beobachtbares Verhalten Ihres Chefs gibt es, das auch für andere Menschen ein verlässliches Zeichen für die von Ihnen vermuteten Gedanken ist?«

P: »Vielleicht, dass er nach der Vorstellung der Leistungszahlen nicht mehr mit mir gesprochen hat?«

Th: »Ist dieses Verhalten ein eindeutiges Zeichen dafür, dass er von Ihnen enttäuscht ist?«

P: »Wahrscheinlich nicht. Ich konnte ja im letzten Quartal auch keine besseren Leistungen einfahren, da doch die Ferien dazwischen kamen und außerdem ein großer Kunde pleite gegangen ist.«

Th: »Nehmen wir einmal an, dass diese Umstände auch Ihrem Chef bewusst sind. Wie wäre sein sichtbares Verhalten dann zu interpretieren?«

P: »Nun, vielleicht war er auch etwas ratlos und muss erst einmal über die Situation nachdenken?«

Th: »Das kann ich mir auch gut vorstellen. Was für ein Gefühl würde diese neue Bewertung bei Ihnen auslösen?«

P: »Das wäre schon OK für mich.«

Hedonistische oder funktionale Disputation

Die Entscheidungen oder Handlungen des Patienten werden daraufhin überprüft, ob sie seinen Zielen dienen, zu den Zuständen und Emotionen führen, welche er sich als sein Ziel gesetzt hat. Diese Form der Disputation trägt dem Umstand Rechnung, dass man häufig die Realität nicht abschließend prüfen kann (s. das Beispiel der empirischen Disputation) und sich dann besser die Frage stellen lässt, ob eine bestimmte Bewertung hilfreich ist, sein persönliches Ziel bzw. die gewünschte Emotion zu erreichen.

Fallbeispiel

Alternatives Szenario des Fallbeispiels der empirischen Disputation

Th: »Wir können also nicht definitiv wissen, ob Ihr Chef von Ihnen enttäuscht und somit Ihr Schuldgefühl angemessen war. Deswegen möchte ich Sie etwas anderes fragen, und zwar, ob Ihnen dieser Gedanke dabei hilft, sich auf der Arbeit kompetenter und entspannter zu fühlen?«

P: »Hm, nein, mit Sicherheit nicht.«

Th: »Was sind denn die Nachteile, wenn Sie weiterhin an dieser Bewertung festhalten? Wie würden Sie sich auf der Arbeit fühlen?«

P: »Na ja, ich würde weiterhin ein Schuldgefühl haben und ängstlich bleiben. Und ich würde versuchen, meinem Chef alles Recht zu machen.«

Th: »Ist das Ihr erwünschtes Ziel? Ängstlich zu sein und Ihre Schuldgefühle dadurch zu bekämpfen, dass Sie Ihrem Chef alles Recht zu machen versuchen?«

P: »Nein, natürlich nicht.«

Th: »Was wollen Sie jetzt mit dieser Bewertung machen? Wie möchten Sie sich denn in der Situation fühlen und verhalten?«

P: »Ich möchte gern weniger angespannt sein und nicht stundenlang darüber grübeln und mir die Schuld geben müssen, was mein Chef so denkt.«

Th: »Gut, dann lassen Sie uns einmal formulieren, wie sich das innere Selbstgespräch anhören könnte, damit Sie weniger angespannt und nachdenklich sind.«

P: »Na ja, ich könnte ja auch zu mir sagen, ich habe mein Bestes getan unter den Umständen. Wenn er damit nicht zufrieden ist, wird er mich ansprechen. Dann kann ich immer noch darauf reagieren.«

Th: »Gut, lassen Sie uns die Sätze aufschreiben und schauen, ob der Gedanke Ihnen dabei hilft, dass Sie weniger angespannt, nachdenklich sind und sich weniger schuldig fühlen …«

Beispiel-Hausaufgabe

Der Patient wird gebeten, mit dem ABC-Modell (s. Arbeitsblatt 8) im Alltag zu überprüfen, in welchen Situationen die neu erlernten Sätze hilfreich sind bzw. wo diese noch keine positive Wirkung haben.

AB 8

14.4 Kognitive Arbeit an Vermeidungszielen

Darüber hinaus ist für die korrigierende Arbeit an Emotionen die kognitive Umstrukturierung in Bezug auf übergreifende Ziele von Bedeutung. Solange ein Patient an einem Vermeidungsziel festhält, dieses nicht in Frage stellt, und kein positives Annäherungsziel benennen kann, wird sein negatives emotionales Erleben funktional und damit veränderungsresistent bleiben. So z. B., wenn ein Patient mit einer generalisierten Angststörung weiterhin an seinem Ziel festhält, keine Fehler zu begehen und nicht in Problemsituationen zu geraten, von welchen er glaubt, dass er diese durch Kontrolle und Grübeln verhindern könnte. Solange er dieses Vermeidungsziel hat, wird er kaum konstruktiv an seiner Angst arbeiten können, denn diese hilft ihm ja dabei, mögliche Probleme zu antizipieren und zu vermeiden. Erst wenn er dieses Vermeidungsziel bewusst aufgegeben und ein positives Annäherungsziel etabliert hat (z. B. »Ich möchte mein Leben mehr genießen und entspannter sein«), wird seine Angst störend sein und er wird hieran korrigierend arbeiten können und wollen.

14.5 Kombination von kognitiver Arbeit und Emotionsaktivierung

Ein häufig gehörter Einwand von Patienten bei der kognitiven Arbeit ist der Satz »Sie haben Recht damit, aber ich fühle das nicht so!«. Dieser Einwand reflektiert die Dissoziation der neuen kognitiven Bewertung von der davon noch unbeeinflussten emotionalen Reaktion, welches ein häufiges Phänomen unmittelbar im Anschluss an eine kognitive Umstrukturierung ist. Die Wirksamkeit einer kognitiven Umstrukturierung ergibt sich erst aus der Aktivierung von korrigierenden Kognitionen in den emotional belastenden Problemsituationen und den sich hieraus ergebenden positiven emotionalen Neuerfahrungen. Erst diese Verknüpfung von Emotion und Kognition führt zu einer Neuerfahrung und deren Verankerung im Gedächtnis des Patienten. Das Erarbeiten einer funktionalen Kognition im Rahmen einer emotional nicht belastenden Therapiestunde ist daher nur der erste Schritt der Veränderung, der alleinig noch keine positive Veränderung bringt. Hierzu bemerkt Klaus Grawe treffend (1995, S. 136): »Reden ist Silber, real erfahren ist Gold«.

Aus diesem Grund sollte eine kognitive Arbeit nach Möglichkeit unter der Aktivierung der Problememotionen stattfinden. Hierzu bieten sich u. a. die folgenden Techniken an:

- emotionsfokussierte Gesprächsführung
- Imagination
- Zwei-Stuhl-Technik
- Rollenspiel

14.5.1 Emotionsfokussierte Gesprächsführung

Die verschiedenen Techniken der Aktivierung von Emotionen mittels der Gesprächsführung wurden ausführlich in Kapitel 10 dargestellt. Deswegen soll an dieser Stelle nur ein Fallbeispiel stehen.

Fallbeispiel

(*Fortführung des Fallbeispiels von Seite 148*)

Th: »Wir können also nicht wissen, ob Ihr Chef von Ihnen enttäuscht und somit Ihr Schuldgefühl angemessen war. Deswegen möchte ich Sie etwas anderes fragen, und zwar, ob Ihnen dieser Gedanke dabei hilft, sich auf der Arbeit kompetenter und entspannter zu fühlen?«

P: »Hm, nein, definitiv nicht.«

Th: »Was sind denn die Nachteile, wenn Sie weiterhin an dieser Bewertung festhalten? Wie würden Sie sich auf der Arbeit fühlen?«

P: »Na ja, ich würde weiterhin eher angespannt und ängstlich bleiben. Und ich würde versuchen, meinem Chef alles Recht zu machen.«

Th: »Können Sie die Angespanntheit und Ängstlichkeit gerade spüren?«

P: »Ja, ich habe einen Druck auf der Brust und meine Nackenmuskeln sind wieder angespannt.«

Th: »Und Ihre Schuldgefühle?«

P: »Hm, die sitzen ganz tief in mir …«

Th: »Ist das Ihr erwünschtes Ziel? Angespannt, ängstlich zu sein und Ihre Schuldgefühle dadurch zu bekämpfen, dass Sie Ihrem Chef alles Recht zu machen versuchen?«

P: »Nein, mit Sicherheit nicht.«

Th: »Was für ein Gefühl passt zu diesem Satz ›Nein, mit Sicherheit nicht‹«?

P: »Es macht mich ärgerlich, wenn ich daran denke, dass es im nächsten Jahr wieder genauso weitergeht wie in diesem Jahr.«

Th: »Was wollen Sie jetzt mit dieser Bewertung machen, welche das nächste Jahr genauso werden ließe, wie dieses Jahr?«

P: »Ich will die natürlich nicht mehr haben müssen!«

Th: »Genau! Und wie würde sich das anfühlen, wenn Sie solche Situationen angemessener beurteilen könnten?«

P: »Entspannt und irgendwie stark.«

Th: »Welcher Satz würde denn zu dieser Entspanntheit und diesem Gefühl von Stärke passen?«

P: »Vielleicht ein Satz wie: ›Das ist schon in Ordnung oder Das ist halb so wild!‹«

Th: »Das sind wirklich gute Sätze! Vielleicht bleiben Sie einfach mal bei diesen Sätzen und lassen diese auf sich wirken. Vielleicht können Sie ja dabei eine gewisse Stärke und Entspannung spüren.«

14.5.2 Imagination und kognitive Arbeit

Die dysfunktionalen Kognitionen und deren emotionale Auswirkungen können im Rahmen einer Imagination aktiviert werden und im Verlauf die korrigierenden Kognitionen und die hiermit einhergehenden gewünschten Emotionen erlebbar gemacht werden (s. Kap. 11). Hierzu wird eine Problemsituation imaginiert und in Folge unter Einbeziehung der entsprechenden Kognitionen prozessiert.

Fallbeispiel

(*Fortführung des Fallbeipiels von Seite 148*)

Th: (*nach Erläuterung und Einleitung der Imagination*) »Ich würde Sie bitten, sich vorzustellen, wie Sie Ihrem Vorgesetzten im Konferenzraum begegnen und dabei denken: ›Der ist total enttäuscht von mir und hält nichts mehr von mir‹ …
Pause …
Wie geht es Ihnen jetzt gerade?«

P: »Schlecht! Ich würde am liebsten sofort den Raum verlassen …«

Th: »Ja, natürlich geht es Ihnen schlecht, wenn Sie solche Gedanken haben … Bleiben Sie einfach im Raum … schauen Sie Ihren Vorgesetzten an und versuchen Sie mal an den Satz zu denken ›Vielleicht ist er auch etwas ratlos und muss erst einmal über die Situation nachdenken‹ …
Pause … schauen Sie ihn dabei ruhig an und denken Sie weiterhin an Ihren Satz: ›Vielleicht ist er auch etwas ratlos und muss erst einmal über die Situation nachdenken‹ …
Pause …
Wie geht es Ihnen jetzt gerade?«

P: »Hmmm, nicht mehr ganz so angespannt … etwas erleichtert … und ich bin irgendwie neugierig, was er wohl sagen würde, wenn ich ihn nach seiner Einschätzung meiner Leistung fragte.«

Th: »Genau, bleiben Sie mal bei diesen Gedanken und nehmen Sie die Erleichterung bewusst war.«

14.5.3 Zwei-Stuhl-Technik und kognitive Arbeit

Die gleichen Inhalte der Disputation und der Korrektur dysfunktionaler Kognitionen können auch mit Hilfe der Zwei-Stuhltechnik bearbeitet werden. Bei dieser Technik ist die emotionale Aktivierung wesentlich höher und damit auch die Wahrscheinlichkeit einer emotionalen Verankerung von neuen, adaptiven Kognitionen. Bei der Zwei-Stuhltechnik (s. ausführlicher Kap. 18) wird die Problematik des Patienten durch die Einwirkung eines selbstabwertenden bzw. fordernden Teil seiner Person (der innere Kritiker) auf einen erduldenden, leidenden Teil (das Opfer) erklärt. Es werden dann die dysfunktionalen Kognitionen auf Seiten des selbstabwertenden bzw. fordernden Teils aktiviert (z. B. »Du musst immer perfekt sein und wenn du das nicht bist, dann ist das ein Zeichen deiner Wertlosigkeit!«) und auf Seiten des Opfer-Teils (z. B. »Ich werde nie gut genug sein!«). Diese Aktivierung der dysfunktionalen Kognitionen geht mit dem Erleben der entsprechenden Emotionen einher. Durch die Stärkung des erduldenden Teils und einer wirksamen Kritik und Veränderung des selbstabwertenden und fordernden Teils bewirkt der Patient im Zwiegespräch mit sich selbst eine Veränderung seiner kognitiven Bewertung.

Fallbeispiel

Für das oben genannte Fallbeispiel würde man den Patienten auf dem Opferstuhl auf seine Gefühle von Schuld und Ängstlichkeit fokussieren. Auf dem Stuhl des inneren Kritikers würde er dann dem Opfer gegenübersitzend laut die selbstkritischen Sätze sagen, z. B. »Du hast versagt und deinen Chef enttäuscht ... Du hast es wieder einmal nicht geschafft.«. Auf dem Opferstuhl werden die Problememotionen durch die gehörten Sätze noch weiter intensiviert. Im Verlauf soll sich der Patient als Opfer gegenüber seinem inneren Kritiker wehren, z. B. indem er argumentiert, dass er sich wirklich angestrengt habe und die schlechten Zahlen nicht seine Schuld gewesen seien, es doch gar nicht klar sei, was der Chef denken würde, und dieser vielleicht einfach auch etwas verunsichert sei von den schlechten Zahlen. Der Kritiker soll sich dann zunehmend konstruktiv mit diesen Argumenten auseinandersetzen und auf diese vernünftig und respektvoll reagieren. Auf dem Opferstuhl kann man zu Beginn der Veränderungsphase den konstruktiven Ärger auf die abwertenden Sätze aktivieren und mit zunehmender Veränderung ihn auf die abnehmende Anspannung und das zunehmende Gefühl von Stärke fokussieren.

14.6 Arbeit an positiven Kognitionen

Die Fokussierung auf das Negative, welche ebenfalls zu den dysfunktionalen Kognitionen zählt, impliziert auch die reduzierte Wahrnehmung positiver Ereignisse bzw. ein Defizit an positiven Kognitionen. Ein gezieltes Training positiver Kognitionen ist hierbei aber nicht mit dem sog. »positiven Denken« zu verwechseln, denn Grundlage der kognitiven Arbeit ist und bleibt ein realistisches und angemessenes Denken, welches negative Aspekte des Lebens nicht ausblendet. Vielmehr geht es darum, der Unterdrückung der Wahrnehmung von positiven Erlebnissen und positiver Gedanken aktiv und gezielt entgegenzuwirken. Hier können alle Methoden der Ressourcenaktivierung einsetzt werden.

Beispiel-Hausaufgabe

Wenn es ein Tagesprotokoll negativer Gedanken und Emotionen gibt, welcher Grund spricht dagegen, gleichermaßen ein Tagesprotokoll für positive Gedanken und Emotionen zu führen?

Weiterführende Literatur

Beck, J. (2013). Praxis der kognitiven Verhaltenstherapie (2. Aufl.). Weinheim: Beltz.

Stavemann, H. (2014). Integrative KVT. Therapie emotionaler Turbulenzen. Weinheim: Beltz.

Wilken, B. (2012). Methoden der kognitiven Umstrukturierung. Stuttgart: Kohlhammer.

15 Emotionsregulation durch Verhaltensänderungen

Die Arbeit an Emotionen kann und sollte immer in einer hieraus abgeleiteten Verhaltensänderung des Patienten münden. Es wäre entgegen den Prinzipien der KVT, wenn man nach erfolgreicher Aktivierung, Klärung und Verarbeitung von Emotionen darauf vertrauen würde, dass der Patient eigenständig die entsprechenden Verhaltensänderungen durchführen wird. Dies mag allenfalls bei leicht erkrankten Menschen mit vielen Ressourcen der Fall sein. Bereits die korrigierende Arbeit an den dysfunktionalen Bewältigungsstrategien, mit welchen ein emotionales Erleben vermieden wird, zielt auf konkrete Verhaltensänderungen. Darüber hinaus hat der Patient in der Regel keine Erfahrungen und Kompetenzen in der Umsetzung von Emotionen bzw. neu entdeckten Bedürfnissen in adaptive Verhaltensweisen. Erst die aktive und verhaltensfokussierte Verfolgung und Befriedigung von Bedürfnissen i. S. eines Annäherungsschemas (positive Paarbeziehungen, Freundschaften, soziale Aktivitäten, Verfolgung von Interessen, berufliche Aktivitäten u. v. m.) ermöglicht eine dauerhafte Verbesserung der (emotionalen) Lebenssituation. Auch erfordert die korrigierende Arbeit an maladaptiven Emotionen die Fähigkeit, sich entgegengesetzt zu diesen zu verhalten, sich z. B. bei Schamgefühlen nicht zurückzuziehen, sondern im Kontakt mit dem anderen Menschen zu bleiben. Diese Erkenntnis wird am konsequentesten von der Akzeptanz- und Commitment-Therapie umgesetzt, die eine Akzeptanz von problematischen Emotionen ohne deren ausgiebige klärungsorientierte Arbeit verfolgt, damit der Patient sich umso intensiver mit der Verfolgung seiner positiven Ziele (Commitment) beschäftigen kann.

> **!** Sämtliche emotionsfokussierte Interventionen gehen notwendigerweise mit einer Inaktivierung dysfunktionaler Bewältigungsstrategien und einem Neuaufbau von adaptiven Verhaltensweisen einher.

Ansatzpunkte behavioraler Arbeit. Darüber hinaus beruht die Bedeutung und Notwendigkeit der verhaltensbezogenen Arbeit auf den folgenden Umständen:

- Die Ursachen von maladaptiven (primären) Emotionen sind in negativen interaktionellen Erfahrungen in der Lerngeschichte zu suchen. Der Patient wurde abgewertet (Scham), bedroht (Angst), vernachlässigt (Einsamkeit) u. v. m. Was er aber in Interaktionen erlernt hat, kann er auch nur in Interaktionen wieder verlernen. Somit sind Verhaltensänderungen im Kontakt mit anderen Menschen entscheidend für die positive Veränderung von Emotionen durch emotionale Neuerfahrungen.
- In der emotionsfokussierten Arbeit geht es immer direkt und indirekt um frustrierte und bedrohte Bedürfnisse, zu deren Schutz bzw. Befriedigung neue Verhaltensweisen aufgebaut werden müssen. Das Erreichen von Zielen durch ein ent-

sprechendes Verhalten ermöglicht das Erleben von positiven Emotionen (Bedürfnisbefriedigung).

- Bei der emotionsfokussierten Arbeit werden häufig adaptive Emotionen aktiviert, welche bislang eher verborgen waren. Da der Patient sich mit diesen aber bislang nie beschäftigt hat, fehlen ihm häufig die notwendigen Fertigkeiten, Ausdrucksmittel und Strategien, solche Emotionen bedürfnisgerecht in Handlungen umzusetzen. Dies muss erarbeitet und etabliert werden.

15.1 Inaktivierung von dysfunktionalen Bewältigungsstrategien

Aus den Verhaltensanalysen ergeben sich gemäß dem in Abschnitt 3.2 vorgestellten Fallkonzept psychopathologisch relevante Kognitionen, Emotionen und Verhaltensweisen, die der Vermeidung und Bekämpfung problematischer primärer und sekundärer Emotionen dienen. Diese stellen dysfunktionale Bewältigungsstrategien dar, welche die emotionale Belastung kurzfristig reduzieren, dadurch aber mittel- und langfristig psychopathologische Symptome hervorrufen (für Beispiele von dysfunktionalen Bewältigungsstrategien siehe Abschnitt 1.4).

Während einige Bewältigungsstrategien sehr offensichtlich sind (wie z. B. das Vermeiden von öffentlichen Verkehrsmitteln bei Patienten mit einer Panikstörung), sind andere nur bei einer genauen Verhaltensanalyse zu entdecken (wie z. B. ein freundliches und angepasstes Verhalten zur Vermeidung von Kritik und befürchteter Ausgrenzung bei einem Patienten mit einer selbstunsicheren Persönlichkeitsstörung). Im Rahmen therapeutischer Sitzungen sollten auch die eher unscheinbaren Bewältigungsstrategien identifiziert werden, die der Patient in der Gesprächssituation aktiviert, um sein emotionales Erleben zu vermeiden bzw. den Therapeuten davon abzulenken.

Fallbeispiel

Die Borderline-Patientin verfiel in den therapeutischen Gesprächen, die zunehmend ihre Mitarbeit erforderten, immer wieder in ein Schweigen bzw. gab auf Fragen nur einsilbig und ausweichend Antworten (z. B.: »Ich weiß nicht.«).

Th: »Ich habe Sie häufiger gefragt, wie Sie mit dem Problem Ihrer Einsamkeit umgehen wollen und ich denke, dass ich Ihnen einige Ideen gegeben habe und auch versucht habe, die Schwierigkeit zu würdigen, welche Sie mit diesem Thema haben. Wie wollen wir an dieser Stelle weitermachen?«

P: »Ich weiß nicht … sagen Sie etwas.«

Th: »Ich merke, dass Sie zum wiederholten Mal diesen Satz sagen und dann schweigen. Und ich frage mich, welche Gefühle dieses Thema bei Ihnen auslöst, welche so unangenehmen sind, dass Sie ein Gespräch durch Schweigen und diesen Satz ›Ich weiß nicht …‹ konstant vermeiden. Können Sie meine Wahrnehmung nachvollziehen?«

P: »Aber wenn ich doch nichts weiß? Was soll ich dann sagen?«

Th: »Ich habe das Gefühl, als ob für Sie dieses Thema bedrohlich ist, und Sie Angst haben, offen darüber zu sprechen, was Sie gerade bewegt. Ich frage mich, was das Thema Mitarbeit bei Ihnen für Gefühle auslöst? Vielleicht haben Sie Angst, etwas falsch zu machen oder sich zu blamieren? Ich würde mich freuen, wenn wir hierüber sprechen könnten, und Sie nicht in Ihrer Bewältigungsstrategie des Schweigens verharren.«

Es erforderte einen längeren empathisch-validierenden Prozess in der Therapiestunde bis die Patientin berichtete, dass sie sich für ihre »Lahmarschigkeit« schämen würde und der Gedanke »Ich kriege nichts gebacken« diese Scham und die Angst vor einer Kritik seitens des Therapeuten intensivieren würden.

Praktisches Vorgehen

Da die Kopplung zwischen der Problememotion und der Bewältigungsstrategie in der Regel automatisiert und sehr stark ist, muss an deren Unterbrechung gezielt gearbeitet werden. Nur so kann der Patient sich einen Freiraum für gezielte Verhaltensänderungen i. S. des Verfolgens von adaptiven Bedürfnissen und Zielen (Annäherungsschemata) schaffen.

Um sein dysfunktionales Verhalten wirksam zu unterbrechen, muss der Patient:

- seine dysfunktionalen Bewältigungsstrategien (und deren Funktionalität) kennen
- Techniken zur Reduktion seiner emotionalen Anspannung lernen (wie z. B. Achtsamkeit, Entspannungsstrategien, selbstberuhigende Sätze)
- Techniken lernen, wie er sein bisheriges Verhalten unterbrechen kann

Es geht hierbei um die Unterbrechung eines Vermeidungsverhaltens, welches hochautomatisiert ablaufen kann und nicht mit einer hohen emotionalen Erregung einhergeht. Wenn es sich um emotionale Ausnahmezustände handelt, sollten eher Techniken der Stressregulation zur Anwendung kommen.

Beispielaussage des Therapeuten

»Es ist vollkommen normal, dass Sie unangenehme Gefühle so schnell wie möglich beenden möchten. Wie wir bei der Psychoedukation gesehen haben, ist das ja eigentlich auch genau ihr Zweck, denn negative Gefühle zeigen ein Erleben an, welches die eigenen Bedürfnisse frustriert oder bedroht, und regen den Menschen an, sich entsprechend zu verhalten. Wir nennen dies auch Bewältigungsstrategien, denn ein Mensch versucht eine schwierige Situation und die damit einhergehenden Gefühle angemessen zu bewältigen. Wenn man jedoch negative Emotionen mit Strategien zu bewältigen versucht, welche zu einer unmittelbaren oder späteren Verschlimmerung der Problematik führen, dann sprechen wir von dysfunktionalen d. h. fehlerhaften Bewältigungsstrategien. Fehlerhaft, weil sie zwar unmittelbar die emotionale Belastung reduzieren, aber ihrerseits wiederum psychisches Leiden verursachen. Man kann diesen Umstand auch mit dem bekannten Spruch zum Ausdruck bringen, dass man den Teufel mit dem Beelzebub austreibt. Oder anders ausgedrückt: Das Löschwasser verursacht mehr Schaden als der eigentliche Brand. Deswegen geht es jetzt darum, Verhaltensweisen und Gedanken bei Ihnen bezüglich Ihrer Problemsituationen zu identifizieren, welche Ihnen letztlich schaden, und herauszufinden, welche Gefühle Sie damit in Schach zu halten versuchen.«

In Kapitel 7 zur Stressregulation sind eine Reihe von Interventionen aufgeführt, mit Hilfe derer der Patient den Automatismus seines bisherigen Verhaltens unterbrechen kann. An dieser Stelle sei die sog. STOP-Technik angeführt, welche aus den folgenden Schritten besteht:

(1) **S**topp. Der Patient bemerkt anhand von Frühwarnzeichen, dass er im Begriff ist, automatisch mit seiner Bewältigungsstrategie zu reagieren.
(2) **T**ake a Breath (Atementspannung). Der Patient konzentriert sich auf seinen Atem, stoppt sein automatisiertes Verhalten und konzentriert sich auf den Augenblick. Hier können auch andere Entspannungsstrategien bzw. Distanzierungsstrategien zum Einsatz kommen (z. B. positive Selbstinstruktion).
(3) **O**bserve the Situation (Beobachtung der Situation). Die Unterbrechung des automatisierten Verhaltens und die Fokussierung auf den gegenwärtigen Augenblick erlauben dem Patienten, sich mit der Situation distanzierter und objektiver auseinanderzusetzen.
(4) **P**roceed (Fortfahren). Nach Durchlaufen der vorherigen Schritte sollte der Patient gezielt sich für ein Verhalten entscheiden, das seiner maladaptiven Emotion entgegengesetzt ist, Teil eines Annäherungsschemas ist und somit langfristig mit positiven Emotionen einhergeht. Natürlich kann es situativ auch eine richtige Entscheidung sein, sich in dem Augenblick abwartend und beobachtend zu verhalten.

15.2 Aufbau von Annäherungsverhalten

Die Förderung von Annäherungsschemata und der damit einhergehenden positiven Emotionen ist neben der Reduktion von Vermeidungsschemata das wesentliche Ziel der Psychotherapie. Diese Annäherungsschemata bzw. -ziele ergeben sich aus den bewussten Zielen des Patienten bzw. aus bislang vermiedenen Bedürfnissen, welche im Verlauf der Therapie insbesondere durch die emotionsfokussierte Arbeit deutlich geworden sind.

Fallbeispiel

In der emotionsfokussierten Arbeit wurden die Einsamkeits- und Traurigkeitsgefühle der Patientin prozessiert, welche ihrem frustrierten Bedürfnis nach Geborgenheit und Sicherheit in Beziehungen entsprachen. Diese Emotionen und damit auch die Bedürfnisse nach Kontakt und Geborgenheit hatte sie ihr bisheriges Leben lang durch ein hohes Autonomie- und Kontrollverhalten vermieden. Bei der Verarbeitung dieser Emotionen wurden Gefühle von Zufriedenheit und Geborgenheit insbesondere durch die empathisch-validierende Beziehungsgestaltung des Therapeuten aktiviert. Es ergab sich hieraus das Ziel, häufiger die Erfahrung zu machen, dass nahestehende Menschen sich um sie kümmern und ihr Verständnis und Unterstützung entgegenbringen würden. Um sich jedoch dieser Erfahrung zu nähern, musste sie lernen, sowohl ihre dysfunktionalen Bewältigungsstrategien (Autonomie- und Kontrollverhalten) abzubauen als auch Bedürftigkeit aktiv erkennen zu geben. Die Patientin arbeitete diesbezüglich an ihrem Kontaktverhalten zu ihrer Familie, indem sie z. B. ihrem Mann gegenüber häufiger und deutlicher ihre Bedürfnisse äußerte. In der Arbeit bat sie Kollegen gezielt nach Unterstützung, welche ihr auch zuteil wurde. Diese Neuerfahrungen konnte sie nach anfänglichem Unbehagen mehr und mehr positiv erleben.

! Das Nichterreichen von Annäherungszielen geht mit dem Erleben von negativen Emotionen einher. Deshalb müssen die einzelnen veränderungsorientierten Schritte so kleinteilig wie nötig sein, damit der Patient durch viele kleine Erfolge positive Erfahrungen erleben kann.

Beispiel-Hausaufgabe

Der Patient soll die erarbeiteten Verhaltensänderungen im Alltag umsetzen.

Weiterführende Literatur

Hayes S., Strohsahl, K. D. & Wilson, K. G. (2014). Akzeptanz- und Commitment Therapie. Paderborn: Junfermann.

15.3 Einer Emotion entgegengesetzt handeln

Eine Technik zur Abschwächung und Veränderung einer maladaptiven Emotion ist das Training eines Verhaltens, welches der Emotion entgegengesetzt ist. Dieses entgegengesetzte Verhalten besteht z. B. darin, dass man sich bei Ärger dennoch freundlich und friedfertig gegenüber dem anderen Menschen gibt oder bei Scham im Kontakt mit dem anderen Menschen bleibt. Diese Verhaltensänderung bewirkt nicht nur einen gezielten Abbau der dysfunktionalen Bewältigungsstrategie, sondern führt auch zu neuen, häufig positiven Erlebnissen in der Problemsituation. So z. B. das Erleben von Akzeptanz und Verständnis der anderen Person, wenn man sich beim Erleben von Scham nicht sofort zurückzieht, oder die Klärung einer Beziehungsproblematik, wenn man bei Frustration und Ärger nicht sofort aggressiv reagiert. Außerdem wird durch die Imitation des Ausdrucks einer entgegengesetzten Emotion und die dazugehörige Handlung das Erleben dieser Emotion stimuliert, sodass der Ausdruck z. B. von Freundlichkeit und eine entsprechende Handlung dazu führt, dass ein Gefühl von Ärger nachlässt und der Betreffende sogar Freude empfinden kann.

So einfach aber diese Technik erscheinen mag, so schwierig ist deren Durchführung. Der Patient muss sich der Belastung durch das Erleben seiner Problememotion stellen und ein Handlungsmuster unterbrechen, welches sich als einzige Bewältigungsstrategie über Jahre hinweg fest etabliert hat.

Praktisches Vorgehen

Um diese Technik erfolgreich anwenden zu können, bedarf es der folgenden Schritte:

(1) Mit dem Patienten wird die Destruktivität seiner bisherigen Handlungsweise vor dem Hintergrund seiner Bedürfnisse herausgearbeitet, d. h. die Tatsache, dass er sich mit seinen emotionsgesteuerten Handlungen selbst schadet, da er hiermit zentrale Bedürfnisse frustriert (wie z. B. das Bedürfnis nach Kontakt).

(2) Die möglichen positiven Folgen eines entgegengesetzten Handelns werden verdeutlicht und hierfür eine positive Zielmotivation hergestellt.

(3) Um die problematische Emotion länger aushalten zu können, erlernt der Patient Techniken der Anspannungsreduktion, wie z. B. Akzeptanz, positive Selbstinstruktion und Entspannungstechniken.

(4) Die erwünschte Handlung wird zunächst *in sensu*, z. B. in Form der Imagination, und im Rollenspiel eingeübt.

(5) Der Patient wendet das neue Verhalten möglichst häufig im Alltag auch außerhalb von expliziten Problemsituationen an.

15.4 Rollenspiel

Eine weitere emotionsfokussierte Intervention und nach wie vor zentrale Technik der Verhaltenstherapie ist das Rollenspiel. Das Rollenspiel ist eine äußerst emotionsaktivierende Intervention (eben weil es mit einer Verhaltenserprobung und -änderung einhergeht) und es lässt sich auch sehr gut für die direkte emotionsfokussierte Arbeit einsetzen. Das Rollenspiel kann hierbei diagnostische und therapeutische Funktionen erfüllen. Im diagnostischen Rollenspiel wird eine spezifische Problemsituation nachgespielt, um die entsprechenden Emotionen besser als es im therapeutischen Gespräch möglich ist, zu aktivieren und zu explorieren. Der Patient wird zuvor instruiert, bei dem Rollenspiel genau auf seine inneren Erlebnisse und Körperempfindungen zu achten, um seine Emotionen auch wahrnehmen zu können. Somit dient das Rollenspiel zunächst nicht zum Erlernen einer Verhaltensänderung, sondern allein zur Aktivierung und Klärung der problematischen Emotionen des Patienten. Während des Rollenspiels kann und sollte der Therapeut in den Augenblicken, wo er Anzeichen einer emotionalen Reaktion oder eines Vermeidungsverhaltens bemerkt, dies sofort ansprechen.

Fallbeispiel

Der Patient will sich bei einer Buchhandlung für ein Praktikum vorstellen. Jedoch vermied er angeblich aufgrund seiner anhaltenden Erkältung bislang dort anzurufen, um einen Vorstellungstermin zu vereinbaren.

Th: »Ich würde vorschlagen, dass wir einmal die Situation eines Vorstellungsgesprächs spielen, um genauer herauszufinden, was für Gefühle und Gedanken in dem Augenblick auftreten. In Ordnung?«

P: »Hm, muss das sein?«

Th: »Wenn es weiterhin Ihr Ziel ist, eine Ausbildung zu beginnen, dann müssen wir daran arbeiten, dass Sie die wesentlichen Schritte hierfür auch gehen können. Und offenbar bereitet Ihnen ein solcher Vorstellungstermin Probleme. Vielleicht finden wir im Rollenspiel heraus, was genau für Sie so schwierig ist, dass Sie die Telefonanrufe vermieden haben?«

P: »OK.«

Es folgt eine kurze Vorbereitung des Rollenspiels.

Th: »Guten Tag! Sie wollen sich bei uns bewerben?«

P: (*läuft rot an und windet sich auf seinem Stuhl*) »Ja … äh … also ich wollte … also ich würde gerne … ach Mensch!« (*wendet sich ab und schaut hilflos in die Luft*)

Th: »Was ist jetzt gerade in Ihnen passiert? Was für ein Gefühl spüren Sie jetzt gerade?«

P: »Ich bin total angespannt und zittrig. Gedacht habe ich eigentlich kaum etwas, ich will dann nur am liebsten im Erdboden verschwinden.«

Th: »Also eine ganz schwierige Situation für Sie. Und ich konnte auch Ihre Anspannung selbst bei mir fühlen. Das muss für Sie schwer erträglich sein. Welche Gefühle spüren Sie gerade?«

P: »Angst, einfach nur Angst. Dass Sie mich im Gespräch zurückweisen würden oder meinen Lebenslauf kritisieren.«

Th: »Bleiben Sie mal bei dem Gedanken, ich könnte Sie zurückweisen und bei dem Wunsch, am liebsten im Erdboden zu verschwinden … Ist da noch ein anderes Gefühl?«

P: »Hmm … ja … das könnte ich nicht ertragen, wenn man mich zurückweist … dann fühle ich mich wie eine Ausgestoßener.«

Th: »Und was für ein Gefühl wäre das?«

P: »Ich würde mich dann minderwertig fühlen.«

Voraussetzungen. In einem therapeutischen Rollenspiel wird eine Problemsituation i. S. einer gewünschten Verhaltensänderung durchgespielt. Hierbei sollte der Patient durch ein erfolgreiches Verhalten eine positive emotionale Erfahrung machen, welche auch als Zielemotion zuvor benannt wurde. Vor dem Rollenspiel muss die genaue Problemsituation, das gewünschte Ergebnis und konkrete Verhaltensänderung thematisiert und eingeübt werden. Häufig tauchen dabei die irrationalen Bewertungen auf, die für eine kognitive Arbeit gesammelt oder direkt hinterfragt werden können. Darüber hinaus sind die Wiederholung einer erfolgreichen Übung und das positive Feedback des Therapeuten von Bedeutung (Hinsch & Wittmann, 2010). Therapeutische Rollenspiele sind in ihrer Bedeutung für die Veränderung eines Vermeidungsverhaltens und die Aktivierung und Einübung adaptiver Verhaltensweisen i. S. eines Annäherungsschemas eine zentrale Technik der KVT.

Fallbeispiel

Es geht um den Patienten aus dem letzten Fallbeispiel. Anhand der Problemsituation wurden zunächst sein Angst- und Schamgefühl kognitiv bearbeitet und sein Therapieziel, nämlich eine berufliche Ausbildung endlich erfolgreich zu absolvieren, noch einmal emotional und kognitiv aktiviert. Nach den üblichen Interventionen des SKT-Trainings erprobte er dann mit zunehmendem Erfolg im Rollenspiel sein neues Verhalten. Der Patient wurde für seine Bemühungen und Erfolge im Rollenspiel vom Therapeuten positiv verstärkt und seine positiven Emotionen (Stolz, Erleichterung) fokussiert. In Folge konnte er einen Vorstellungstermin bei einem Buchhandel erfolgreich durchführen und bekam den gewünschten Praktikumsplatz.

Beispiel-Hausaufgabe

Sämtliche in der Therapie erarbeiteten Verhaltensänderungen muss der Patient auch außerhalb der Therapie erproben (s. hierzu auch Helbig-Lang, 2015).

Weiterführende Literatur

Hinsch, R. & Wittmann, S. (2010). Soziale Kompetenz kann man lernen (2. Aufl.). Weinheim: Beltz.

16 Emotionsregulation durch Emotionen

Das Konzept der Emotionsfokussierten Therapie (Greenberg, 2006) verfolgt eine Veränderung von maladaptiven Emotionen durch deren erlebnisbasierte Prozessierung hin zu deren Überlagerung durch das Erleben von adaptiven Emotionen. Hierzu müssen zunächst die sekundären Emotionen und die assoziierten Bewältigungsstrategien geklärt und bearbeitet werden und der Patient in Kontakt mit seinen maladaptiven primären Emotionen sein. Ebenfalls muss er vor einer weiteren emotionalen Verarbeitung die primäre Emotion gemäß den Kriterien der Emotionsanalyse akzeptiert und verstanden haben und sich über seine Neuorientierung im Klaren sein.

Fallbeispiel

Der Patient entdeckte hinter der sekundären Emotion der Angst seine primäre maladaptive Emotion der Schuld. In engerem Kontakt zu anderen Menschen und den damit einhergehenden alltäglichen kleinen Auseinandersetzungen geriet er immer wieder in eine ängstliche Anspannung, welche er durch einen sozialen Rückzug und Alkohol zu vermeiden und unterdrücken versuchte. Dass er hierdurch das Erleben von Schuldgefühlen vermied, wurde in Sequenzen deutlich, in welchen der Therapeut ihn auf sein emotionales Erleben in diesen Problemsituationen fokussierte. Infolge wurde der Ursprung dieser Schuldgefühle in seiner Lerngeschichte erarbeitet, wo er u. a. unter einer dominanten und vorwurfsvollen Mutter zu leiden hatte. Außerdem wurde der Bedürfnishintergrund des Schuldgefühls geklärt, welches in einem Bedürfnis nach Sicherheit in Beziehungen bestand. Da sein Schuldgefühl in der Gegenwart in Situationen aktiviert wurde, welche keine objektive Bedrohung dieses Bedürfnisses darstellten, konnte dieses Gefühl als maladaptiv bewertet werden (Fortsetzung des Fallbeispiels s. u.).

Die Veränderung von Emotionen durch Emotionen hat seine Grundlage in dem Umstand, dass der Patient in den relevanten lerngeschichtlichen Situationen nicht nur die Emotion erlebt hat, welche in der gegenwärtigen Situation maladaptiv ist. Vielmehr hat er in der Regel durchaus auch eine adaptive Emotion erlebt, welche jedoch angesichts der Abwertung, Bedrohlichkeit etc. der Interaktionsperson in den Hintergrund getreten ist. Diese gewissermaßen verschüttete adaptive Emotion soll durch einen erlebnisorientierten Prozess reaktiviert und in Konkurrenz zu einer maladaptiven Emotion gebracht und damit die Bedürfnisstruktur verändert werden (s. Fortsetzung des Fallbeispiels).

Fallbeispiel

(Fortführung des Fallbeispiels von S. 163)
Anhand einer kürzlich erlebten Problemsituation wurde der Patient in das Erleben seines Schuldgefühls gebracht. Dann leitete der Therapeut einen Suchprozess nach einem weiteren emotionalen Erleben an.

Th: »Bleiben Sie bei diesem Gefühl ... atmen Sie ruhig ein und aus ... nehmen Sie wahr, was in Ihnen passiert ... welche Gefühle Sie noch erleben ...«
P: »Hm ..., ich spüre eine Unruhe im Bauch ...«

Es folgte eine längere Sequenz der Emotionsprozessierung mit Fokussierung auf das emotionale Erleben.

P: »Irgendwie merke ich gerade, dass ich genervt bin ... sauer ...«
Th: »Bleiben Sie mal bei diesem Gefühl ... was kommt da noch?«
P: »Ich spüre Ärger ... dass ich mich immer so klein mache ... als ob ich immer ein kleines Kind bleiben würde, was Angst vor einer Strafe hat.«
Th: »Genau ... diesen Ärger kann ich wirklich gut verstehen ... wie fühlt der sich an?«
P: »Irgendwie gut ... befreiend.«
Th: »Ja, es kann sich gut anfühlen, wenn man zu Recht auf Teile von sich selbst ärgerlich ist, welche einen belasten und daran hindern, sich gut zu fühlen. Bleiben Sie bitte bei diesem Ärger!«

! Häufig ist es ein Ärger, welcher als alternative adaptive Emotion erlebt wird. Dieser Ärger setzt insbesondere den bisherigen eigenen maladaptiven emotionalen Reaktionen und unpassenden Bedürfnissen eine Grenze.

Praktisches Vorgehen

Es wäre vermessen, auf wenigen Seiten das praktische Vorgehen der emotionsfokussierten Therapie hinsichtlich der Veränderung von Emotionen durch Emotionen skizzieren zu wollen. Deswegen seien an dieser Stelle nur die wichtigsten Aspekte dieser erlebnisorientierten Arbeit erwähnt, welche für die KVT von Interesse sind. Der Fokus der Veränderung von Emotionen durch Emotionen zielt, ganz im Sinne des humanistischen Therapieansatzes, auf das emotionale Erleben und die hierdurch sich ergebenden Veränderungen, ohne dass der Therapeut allzu direktiv in Erscheinung tritt. Der Patient soll durch die Aktivierung und Verarbeitung seines emotionalen Erlebens Zugang zu seinen eigenen Ressourcen und Lösungswegen bekommen. Dieser Zugang wird durch einen empathisch-validierenden Therapeuten ermöglicht, der dem Patienten durch seine Art der Beziehungsgestaltung das Erleben, Ertragen und die Verarbeitung seiner problematischen Emotionen ermöglicht. Hierzu dienen des Weiteren die emotionsfokussierende Gesprächstechniken, die Zwei-Stuhl-Technik und die Imagination. Mithilfe dieser Techniken soll der Patient in Kontakt mit seiner maladaptiven primären Emotion kommen, welche er hin zu einer adaptiven Emotion transformieren will. Die Transformation erfolgt nach dem Prinzip der Emotionsfokussierten Therapie, dass man einen Ort erst verlassen kann, wenn man ihn erreicht hat, d.h., dass für den Patienten der Ausgangspunkt der Veränderung das Erleben der maladaptiven Emotion ist. Der Therapeut leitet dann einen Suchprozess ein, der auf das Erleben anderer, adaptiver Emotion gerichtet ist. Greenberg (2006) schlägt für diesen Suchprozess die folgenden Interventionen vor:

- **Die Aufmerksamkeit verlagern.** Der Patient versucht seine Aufmerksamkeit auf sein emotionales Erleben zu richten, das sich zuvor im Hintergrund befand. Der Therapeut kann diesen Prozess mit Fragen unterstützen (z.B. »Was für Gefühle sind da noch?« oder »Nehmen Sie sich Zeit und nehmen Sie alles war, was in Ihnen gerade passiert.«), mit einer Lenkung der Aufmerksamkeit auf situative Aspekte (z.B. »Wenn Sie sich vorstellen, das Sie gerade jetzt diese abwertende Bemerkung Ihres Partners hören, was für ein Gefühl kommt da unmittelbar in Ihnen hoch?«), oder mit der Methode des Focusings (s. Abschn. 10.7).
- **Zugang zu Bedürfnissen und Zielen finden.** Während der Patient seine maladaptive Emotion erlebt, fragt der Therapeut ihn nach seinem Bedürfnis in dieser Situation (z.B. »Was würde Ihnen jetzt gut tun? Was brauchen Sie, um sich besser zu fühlen?«) und unterstützt ihn in der Suche nach einer aktiven und positiven Bewältigung dieser Emotion (z.B. »Was für eine Fähigkeit bräuchten Sie und welche Unterstützung von außen, um mit diesem Gefühl besser fertig zu werden?«). Schließlich kann der Therapeut im Sinne eines empathischen Prozesses diesbezüglich auch Anstöße geben (»An Ihrer Stelle würde ich beim Erleben dieses Gefühls einen guten Freund brauchen, der mir sagte, dass ich in Ordnung bin.«).
- **Positive Bilder finden.** Der Patient kann auch angeregt werden, sich Bilder oder Situationen vorzustellen, welche dem Erleben seiner maladaptiven Emotion entgegengesetzt sind und ihm helfen, Zugang zu adaptiven Emotionen zu finden (z.B. ein Patient, der gegen sein Schamerleben das Bild seines Therapeuten nutzt, wie dieser ihm aufmunternd zulächelt).
- **Emotionen ausdrücken.** Da das emotionale Erleben durch die Imitation des entsprechenden Ausdrucks stimuliert wird, kann der Patient lernen, einer adaptiven Emotion gezielt durch Gestik, Mimik und körperliche Haltung Ausdruck zu verleihen, um diese in Folge zu erleben.
- **Sich an eine frühere Emotion erinnern.** Der Therapeut hilft dem Patienten, sich an frühere Situationen zu erinnern, in welchen er die maladaptive Emotion erlebt hat und unterstützt einen Suchprozess nach einer gewünschten adaptiven Emotion (z.B. »Gehen Sie zurück in die Vergangenheit, zum Zeitpunkt, an dem Ihr Vater Sie angeschrien hat und Sie zum ersten Mal diese Angst erlebt haben. Gab es damals noch ein anderes Gefühl in dem Augenblick? Waren Sie vielleicht enttäuscht von Ihrem Vater oder einfach nur wütend?«). Auch können vergangene Situation in der Erinnerung aktiviert werden, in denen die gesuchte adaptive Emotion erlebt wurde.

- **Über eine Emotion sprechen.** Die emotionsaktivierende Gesprächsführung wurde bereits in Abschnitt 10.7 erläutert.
- **Eine Emotion stellvertretend für den Patienten ausdrücken.** Hat der Therapeut die richtige Emotion vermutet und diese zum Ausdruck ausgebracht, dann kann sich der Patient verstanden und unterstützt fühlen, was seinen eigenen Zugang zu dieser Emotion erleichtert. Der Therapeut wird dabei zum Modell hinsichtlich der Wahrnehmung und des Ausdrucks von Emotionen.

Wenn der Patient unter den genannten Interventionen Zugang zu einer adaptiven Emotion erhalten hat, dann wird diese im Erleben und Ausdruck fokussiert und aktiviert. Hierbei wird er nicht nur in deren situativem Erleben unterstützt. Vielmehr muss die neu erlebte adaptive Emotion im Rahmen einer kognitiv-behavioralen Arbeit in das Leben des Patienten integriert werden. Hierzu gehören Interventionen, welche bereits in anderen Abschnitten dieses Kapitels erläutert wurden:

- **Bedürfnisanalyse** (z. B. wenn die maladaptive Emotion der Hoffnungslosigkeit und Einsamkeit in die adaptive Emotion der Traurigkeit und Sehnsucht transformiert wurde. Durch diese Emotionen kommt das Bedürfnis nach Kontakt und Bindung zum Ausdruck).
- **Korrektur dysfunktionaler Kognitionen** (z. B. wenn der Patient seine maladaptive Emotion der Hoffnungslosigkeit und Einsamkeit bislang durch den Gedanken »Ich werde mein Leben lang alleine sein.« zum Ausdruck gebracht hat und jetzt für die adaptive Emotion des Ärgers auf sich selbst den hilfreichen Gedanken »So will ich nicht mein Leben verbringen!« entwickelt).
- **Erlernen neuer Verhaltensweisen** (z. B. wenn der Patient seine Sehnsucht nach Kontakt und Bindung dadurch zu befriedigen lernt, dass er seine sozialphobischen Verhaltensweisen korrigiert und aktiv positive interaktionelle Ziele verfolgt).

! Auch in der erlebnisorientierten Verarbeitung von Emotionen bedarf es einer aktiven Anleitung durch den Therapeuten, um einerseits ein Vermeidungsverhalten zu bearbeiten und andererseits das Erleben von adaptiven Emotionen zu fördern.

Weiterführende Literatur

Elliot R., Watson J. C., Goldman, R. N. & Greenberg, L. S. (2008). Praxishandbuch der emotionsfokussierten Therapie. München: CIP.

17 Selbstbezogenes Mitgefühl

Negative Emotionen, insbesondere maladaptive primäre Emotionen, sind häufig die Folge von negativen Selbstbewertungen des Patienten bzw. gehen mit diesen als aufrechterhaltender Faktor einher. Zumeist bestehen diese Selbstabwertungen in einer harschen und abwertenden Selbstkritik bzw. Selbstvorwürfen bis hin zu Selbstbeschimpfungen (z. B. »Wie kann man nur so dumm sein!«, »Du bist ein Nichts!«, »Du Arschloch!«), oder aber auch in einer weiteren Steigerung der selbstbezogenen Forderungen (z. B. »Streng dich mehr an!«, »Du hast keine Beachtung verdient, wenn du nichts geleistet hast!«). Auf die Arbeit an diesen Selbstvorwürfen und -abwertungen zielt die »Self-Compassion Therapie«, auf Deutsch »Therapie des selbstbezogenen Mitgefühls« genannt (Gilbert, 2009; Neff et al., 2007). Die Self-Compassion Therapie will eine verständnisvolle, nachsichtige und fürsorgliche Einstellung des Patienten gegenüber der eigenen Person insbesondere angesichts von Misserfolgen, Konflikten und eigenen Unzulänglichkeiten fördern. Diese mitfühlende Haltung ist analog zu dem empathisch-validierenden Beziehungsangebot des Therapeuten zu verstehen, welches dem Patienten eine seinen problematischen Emotionen gegenläufige Erfahrung vermittelt und ihm hierdurch ermöglicht, sie zu ertragen (achtsam und akzeptierend) und sich in Folge mit ihnen auseinanderzusetzen.

Beispielaussage des Therapeuten

»Für unser Befinden gerade angesichts von Problemen, Misserfolgen, Enttäuschungen u. v. m. ist die Art und Weise entscheidend, wie wir mit uns selbst umgehen. Gehen wir bei einem Misserfolg z. B. nachsichtig und beruhigend mit uns um oder beschimpfen wir uns innerlich? Können wir mit uns verständnisvoll und menschlich umgehen oder sind wir hart, fordernd und kritisch mit uns? Gerade für Menschen, die häufig Gefühle von Scham, Schuld, Angst, Einsamkeit oder Traurigkeit erleben, kann es sehr hilfreich sein, wenn sie lernen, sich gegenüber sich selbst so zu verhalten, wie sie es sich in solchen Situationen von einem anderen Menschen wünschen würden.«

Komponenten des selbstbezogenen Mitgefühls. Neff et al. (2007) zufolge umfasst das selbstbezogene Mitgefühl drei Basiskomponenten:

- **Die selbstbezogene Freundlichkeit (Self-Kindness).** Die Patienten lernen, die eigenen Fehler und Schwächen zu verstehen und zu akzeptieren und sich selbst im Falle von Leid oder Fehlschlägen mit Verständnis, Geduld und Fürsorge anstatt mit Selbstverurteilung oder quälerischer Selbstkritik zu begegnen.
- **Die Wahrnehmung der verbindenden Humanität (Common Humanity).** Negative Erfahrungen werden als normaler und nicht auszuschließender Bestandteil der

menschlichen Existenz betrachtet, sodass die eigene Person nicht von anderen Menschen getrennt und isoliert erlebt wird.

- **Achtsamkeit im Umgang mit negativen Gedanken und Emotionen (Mindfulness).** Negative mentale Zustände werden mit einer offenen und akzeptierenden Haltung wahrgenommen, ohne sie zu unterdrücken oder sich übermäßig mit ihnen zu beschäftigen.

Gilbert (2009) geht hierbei von drei fundamentalen emotionalen Systemen des Menschen aus:

- ein Anreiz- bzw. Belohnungssystem, welches den Menschen dazu verhilft, positive Ziele zu verfolgen
- ein Bedrohungssystem, welches auf mögliche Gefahren in der Umwelt sofort mit Angst reagiert und die Reaktionen Kampf, Flucht oder Erstarren initiiert
- ein emotionales System der Selbstberuhigung, welches auf Geborgenheit, menschliche Wärme und Sicherheit reagiert

Beim selbstbezogenen Mitgefühl sollen die Patienten einen besseren Zugang zu ihrem emotionalen System der Selbstberuhigung erlernen, um einer zu hohen Aktivität des Bedrohungssystems entgegen zu wirken.

In Untersuchungen zu Reaktionen auf erinnerte, aktuell induzierte oder vorgestellte negative Ereignisse, gelang es Personen mittels eines hohen selbstbezogenen Mitgefühls, Abstand zu unangenehmen Erfahrungen und eigenen Schwächen zu gewinnen. Diese Erfahrungen und Schwächen konnten ohne obsessive gedankliche Beschäftigung, defensive Abwehrreaktionen oder starke negative emotionale Reaktionen wahrgenommen und akzeptiert werden (Allen & Leary, 2010). Das selbstbezogene Mitgefühl kann auch erfolgreich als emotionsregulatorische Strategie bei depressiven Patienten angewendet werden (Diedrich et al., 2014). Des weiteren konnte gezeigt werden, dass ein selbstbezogenes Mitgefühl mit weniger negativen und mehr positiven Emotionen assoziiert ist, sowie mit einer geringeren Ausprägung an depressiven Beschwerden bei gesunden und psychisch kranken Menschen einhergeht (Neff et al., 2007).

Praktisches Vorgehen

Grundlegend für das Training des selbstbezogenen Mitgefühls ist zunächst die Erfassung von aggressiven und abwertenden selbstbezogenen Gedanken (bzw. inneren Stimmen), mit denen der Patient auf Probleme, Misserfolge oder Kritik reagiert. Diese Problematik wird dann kontrastiert mit unterstützenden, mitfühlenden und ermunternden Gedanken bezüglich der eigenen Persönlichkeit und den Bemühungen, sich positiv zu verändern. Hierbei kommen u. a. kognitive Strategien aus der KVT zum Einsatz, welche die Korrektur dysfunktionaler Kognitionen über sich selbst und die Umwelt zum Inhalt haben. Auch muss der Therapeut seine Beziehung so gestalten, dass er als Modell für das zu erlernende selbstbezogene Mitgefühl dienen kann (Empathie, Validierung, Akzeptanz, therapeutische Selbstenthüllung). Die empathisch-validierende therapeutische Beziehung ist auch bei einem Patienten entscheidend, welcher anfänglich auf das selbstfokussierte Mitgefühl mit Peinlichkeit und sogar Scham reagiert. Eine Möglichkeit, diese Haltung zu disputieren, ist die Frage, warum gute Eltern ihren Kindern zunächst immer erst liebevoll, mitfühlend und tröstend begegnen, wenn diese sich ängstlich, überfordert, verletzt usw. fühlen? Und was passieren würde, wenn die Eltern hierauf verzichten würden, und dem Kind in solchen Augenblicken sofort einen Ratschlag, Anweisung oder einen Vorwurf machen würden? Viele der Patienten, die Probleme mit dem selbstbezogenen Mitgefühl haben, können leider nicht auf die Erfahrung solcher Eltern zurückgreifen, und müssen deswegen den Sinn und die Notwendigkeit dessen erst vom Therapeuten erklärt bekommen. Dies gilt auch für Patienten, die diese Technik zunächst als lähmend und hinderlich bei ihrem Kampf gegen ihre Probleme erleben, da sie glauben, diese nur mit Kraft und Aktivitäten bewältigen zu können.

Vor diesem Hintergrund kommt eine Reihe von konkreten Techniken zur Anwendung:

- **Kognitive Umstrukturierung.** Die dysfunktionalen, selbstabwertenden Sätze werden identifiziert und nach den bekannten Techniken der KVT disputiert und korrigiert. Es sollte aber nicht bei der Korrektur von dysfunktionalen Sätzen bleiben, sondern auch Sätze erarbeitet werden, welche ein Mitgefühl mit sich selbst, nachsichtige Akzeptanz der Schwächen und Normalisierung von persönlichen Eigenschaften und Eigenarten zum Ausdruck bringen.
- **Aufmerksamkeitslenkung.** Wenn man in Konflikt mit einer anderen Person oder mit sich selbst ist, dann fokussiert man seine Aufmerksamkeit auf die Schwächen oder Fehler des anderen oder sich selbst. Diese Haltung ist Teil des Gefahrenabwehrsystems und sorgt für eine dauerhafte Anspannung und negative Emotionen. Der Therapeut hilft deswegen dem Patienten, seine Aufmerksamkeit auf seine Stärken, positiven Eigenschaften und Fähigkeiten, seinen Mut, seine erfolgreichen Lösungen für Probleme in der Vergangenheit und positive Verhaltensweisen gegenüber andere Menschen zu richten (Ressourcenaktivierung). Die Aufmerksamkeit kann aber auch auf positive Erlebnisse gelenkt werden, so z. B. auf die Unterstützung durch andere Menschen und angenehme Erlebnisse (wie Natur, Musik, Sinneswahrnehmungen).
- **Verhaltensänderung.** Das Erlernen des selbstbezogenen Mitgefühls sollte den Patienten nicht davon abhalten, sich mit seinen Problemsituationen auseinanderzusetzen, im Gegenteil. Er soll hierbei aber sich selbst und seine Bemühungen mit einer unterstützenden, warmherzigen und positiv wertschätzenden inneren Stimme begleiten. Hierdurch werden positive Emotionen stimuliert, wie z. B. Stolz, Interesse, ein Gefühl von Geborgenheit (»Ich bemühe mich wirklich intensiv, xyz zu verändern.«, oder »Es gehört Mut und Ausdauer dazu, wenn ich xyz mache.«). Dies gelingt nicht zuletzt wesentlich dadurch, dass der Patient sich auf seine Bemühungen fokussiert und nicht auf deren Resultat. Jeder kleine Schritt und jede kleine positive Veränderung wird hierbei wahrgenommen und positiv gewürdigt. Und auch wenn er einmal einen kleinen Schritt nicht schafft, dann sollte er dennoch seine Bemühungen mit seiner inneren Stimme positiv begleiten (»Es ist in Ord-

nung, dass ich xyz nicht geschafft habe, denn jeder Mensch hat Misserfolge. Aber ich habe mich zumindest bemüht und kann es noch einmal probieren.«).

- **Imagination.** Ein weiterer Ansatz ist die Imagination von Menschen oder Situationen, welche dem Patienten einen Zugang zu einem selbstbezogenen Mitgefühl ermöglicht. Er kann z. B. das Gesicht einer (bekannten) Person, deren Stimme, Gestik und Mimik imaginieren, wie diese ihm gegenüber ihr Mitgefühl, ihre Akzeptanz für Schwächen, Fehler und Misserfolge zum Ausdruck bringt. Er kann aber auch imaginieren, wie er in Problemsituationen sein selbstfokussiertes Mitgefühl praktiziert. Dies Mitgefühl sollte er dann auch durch eine entsprechende Körperhaltung, Gestik und Mimik zum Ausdruck bringen.
- **Zwei-Stuhl-Technik.** Die Zwei-Stuhl-Technik ist dafür geeignet, den inneren Kritiker erlebbar zu machen und in Folge an einer radikalen Veränderung des Verhaltens zu arbeiten. Anstatt den erlebenden, leidenden Selbstanteil abzuwerten, zu beschimpfen, sich über ihn lustig zu machen, soll ihm zunehmend Verständnis, Mitgefühl und Unterstützung entgegengebracht werden (s. Kap. 18).

Beispiel-Hausaufgabe

Audioaufnahmen. Die im Rahmen der kognitiven Umstrukturierung erarbeiteten Sätze soll der Patient sich notieren und im Alltag zunächst nur in entspannten Situationen immer wieder sagen und dabei auf seine emotionale Reaktion achten. Er kann sich diese Sätze aber auch auf sein Handy sprechen und immer wieder abhören. Mitunter ist es hilfreich, wenn der Therapeut zunächst diese Sätze auf das Handy spricht und erst in Folge der Patient selbst.

Das Schreiben eines selbstmitfühlenden Briefes. Der Patient soll zur nächsten Therapiestunde einen Brief an sich selbst schreiben, in welchem er sich selbst gegenüber Worte des Mitgefühls, des Verständnisses und der Tröstung zum Ausdruck bringt. Hilfreich hierzu sind die Fragen, was z. B. sein bester Freund bzw. Freundin oder sein Therapeut ihm sagen würde, wenn er Gefühle von Scham, Schuld, Angst u. a. empfindet. Der Brief sollte konkrete selbstbezogene Formulierungen enthalten, welche der Patient dann auch i. S. einer kognitiven Umstrukturierung erlernen und aktiv in eine positive Selbstverbalisierung umsetzen kann (z. B. »Ich habe es nicht verdient, mich so einsam und traurig zu fühlen.« oder »Ich bin in Ordnung, so wie ich bin, auch mit meinen Fehlern.«).

Weiterführende Literatur

Gilbert, P. (2013). Compassion focused therapy. Paderborn: Junfermann.

18 Stuhltechniken

Emotionen wie Schuld, Scham, Angst, Einsamkeit und Traurigkeit sind häufig Ausdruck von selbstabwertenden Konflikten. Diese Emotionen bzw. emotionalen Schemata stellen die Internalisierung von in der Lerngeschichte erfahrenen dysfunktionalen Interaktionen dar, in deren Rahmen der Patient bedroht, abgewertet, missbraucht, beschämt oder allein gelassen wurde. Mit der Zwei-Stuhl-Technik wird dieser selbstabwertende Konflikt unter einer starken emotionalen Aktivierung bearbeitet, welche bei der kognitiven Arbeit häufig nicht zu erreichen ist. Die Zwei-Stuhl-Technik ist ein Rollenspiel zwischen den inneren Anteilen der Selbstabwertung und des Erleidens dieser Selbstabwertungen (sog. dissoziierte Selbstrepräsentationen bzw. auch Arbeit mit inneren Teilen genannt). Elliott et al. (2008) sprechen in diesem Zusammenhang von einer selbstkritischen Teilung der Person (»Self-Evaluative Split« bzw. »Self-Critical Split«), die sich in Form der negativen Beurteilung des eigenen Selbst darstellt. Mit der Zwei-Stuhl-Technik lernt der Patient seine dissoziierten Selbstanteile in Form eines inneren Rollenspiels zu identifizieren, zum Erleben zu bringen und zu integrieren (Greenberg et al., 1993; Jacob & Arntz, 2011). Während die kognitive Verhaltenstherapie die Selbstabwertung in Form von Grundannahmen und selbstabwertenden Gedanken im therapeutischen Dialog erarbeitet, wird derselbe Konflikt mit dem Zwei-Stuhl-Dialog für den Patienten unmittelbar erlebbar und bearbeitbar gemacht.

Beispielaussage des Therapeuten

»Ihre problematische Emotion der Scham (Angst, Einsamkeit, Schuld etc.) ist die Folge von früheren belastenden Erlebnissen mit anderen Menschen, welche genau diese Emotion bei Ihnen hervorgerufen haben. In der Gegenwart wird die Scham dadurch aktiviert, dass es einen Teil in Ihnen gibt, der die früher erfahrenen Abwertungen und Beschämungen sich selbst wieder und wieder sagt. Diesen Teil Ihrer Person können wir als den inneren Kritiker bezeichnen. Auf diese abwertenden Sätze reagiert ein anderer Teil von Ihnen mit Schamgefühlen. Wir können diesen Teil, der die Schamgefühle erlebt, das innere Kind oder aber auch das Opfer nennen. Mit der Zwei-Stuhl-Technik können Sie diese beiden Teile zunächst einmal ganz genau erleben, d. h. erfahren, mit welchen Sätzen der innere Kritiker beim inneren Kind bzw. Opfer die Scham hervorruft. Und anschließend werden wir daran arbeiten, dass der beschämte Teil anfängt, sich gegenüber dem abwertenden Teil zu wehren, und ihn zur Rede stellt. Der beschämte Teil reagiert dann nicht mehr hilflos wie ein Kind, sondern wird erwachsen und kann sich gegen die Angriffe des inneren Kritikers zur Wehr setzen. Und wir werden auch am inneren Kritiker arbeiten und diesen in seinen Urteilen abmildern bzw. ihn zu einem konstruktiven Umgang mit dem anderen Teil bringen.«

Praktisches Vorgehen

Zunächst werden die selbstabwertenden Sätze identifiziert, damit diese dann bei der Zwei-Stuhl-Technik durch den inneren Kritiker zum Einsatz kommen können. Allerdings lassen sich diese Sätze auch im erlebnisorientierten Verlauf der Stuhltechnik identifizieren, wenn der Patient vorab mit der bewussten Suche nach diesen Sätzen überfordert ist. Dann werden zwei gegenüberstehende Stühle aufgestellt, die jeweils für einen der beiden Selbstanteile stehen. Gemeinsam sucht man nach einem passenden Namen für den jeweiligen Stuhl (so wählte z. B. ein Patient den Namen »Das reißende Tier« für den inneren Kritiker und »Das hilflose Kind« für das Opfer). Der Patient wird dann aufgefordert, sich auf den Stuhl des Opfers, also des sich schämenden Teils, zu setzen und sich dem Empfinden der Scham zu nähern. Dann wechselt er den Stuhl und sagt vom Stuhl des inneren Kritikers dem anderen Teil des Selbst (dem Opfer) die abwertenden Sätze, welche das Schamgefühl auslösen bzw. verstärken (die entsprechende Instruktion kann z. B. lauten: »Schauen Sie bitte den Teil von sich an, der Ihnen gegenüber sitzt und der sich schämt. Was würden Sie ihm sagen, um dieses Gefühl zu verstärken? Sagen Sie ihm bitte die Sätze, welche Ihnen in solchen Situationen automatisch durch den Kopf gehen.«). Dieser Prozess des Stuhlwechsels sollte mehrere Male durchgeführt werden, sodass die abwertenden Sätze und die damit verbundene Aggressivität als auch die Schamgefühle (bzw. Angst, Schuld, Einsamkeit, Traurigkeit) deutlich erlebbar werden. Diesen belastenden Prozess begleitet der Therapeut empathisch-validierend, wann immer der Patient auf dem Opferstuhl zum Sitzen kommt. Er initiiert dann eine konstruktive Diskussion und Veränderung der beiden Selbstanteile, indem er zunächst den Patienten auf dem Stuhl des Opfer-Selbst anfängt darin zu bestärken, sich gegen die Abwertungen zu wehren, diese in Frage zu stellen bzw. kritisch zu hinterfragen. In Folge soll dann die Position des inneren Kritikers hinterfragt und aufgeweicht werden, sodass er einen konstruktiven und hilfreichen Umgang mit dem Opfer-Selbst entwickelt. Häufig neigt das Opfer-Selbst dazu, dem Kritikerteil in seiner harschen, abwertenden Haltung allzu bereitwillig Recht zu geben bzw. zu kapitulieren. Der Therapeut sollte dann einerseits die selbstbewusste Haltung fördern (z. B. den Patienten auffordern, sich zu wehren, seine Rechte zu vertreten) und andererseits adaptive Emotionen (zumeist Ärger, Widerwille, Selbstwertgefühl, Stolz, Protestgefühl) zu aktivieren, um ihn aus seiner Passivität zu holen. Bei einem gelungenen Stuhldialog tritt beim Patienten auf dem Opferstuhl häufig ein adaptiver Ärger auf sich selbst auf, Ärger über die Tatsache, dass der beschämte (einsame, traurige, ängstliche u. a.) Teil sich so lange Zeit hat demütigen lassen und sich nicht gewehrt hat. Dieser adaptive Ärger sollte validiert und schrittweise gegen den inneren Kritiker gewendet werden.

Das Kritiker-Selbst kann sich im Verlauf auch dadurch verändern, dass bei ihm eine bislang nicht offenbare Unsicherheit, Ängstlichkeit, Befürchtung identifiziert werden kann. Dies bedeutet, dass die Kritik eine Form der Abwehr von Emotionen ist, die erkannt und verändert werden muss. So kann beispielsweise eine ständige Verunsicherung des Opfers durch die innere kritische Stimme (»Das schaffst du nie!« oder »Du bist zu schwach, um das hinzubekommen!«) dadurch zu erklären sein, dass der innere Kritiker eine große Angst vor den Konsequenzen eines Scheiterns hat. Außerdem sollte der Patient auf dem Stuhl des Opfers ermutigt werden, seine bislang vermiedenen adaptiven Bedürfnisse zu erleben, zu äußern und gegenüber dem Kritiker zunehmend selbstbewusster zu vertreten.

! Bereits die Ankündigung dieser therapeutischen Technik kann Auslöser für Peinlichkeits- und sogar Schamgefühle sein. Die erste Durchführung eines Stuhldialoges sollte daher gut vorbereitet und die Probleme des Patienten mit dieser Technik offen angesprochen werden. Dabei kann es hilfreich sein, wenn der Therapeut zunächst stellvertretend für den Patienten einen Zwei-Stuhl-Dialog durchführt, so wie er diesen thematisch bei ihm vermuten würde.

Fallbeispiel

Der Patient hat im Rahmen eines Telefonats seine Mutter genervt abgewertet, da er keine Lust zum Telefonieren hatte, er sich aber auch nicht traute, seiner Mutter dies sozial kompetent zu sagen. Wegen dieser Abwertungen hatte er im Nachhinein ein Gefühl von Scham und Traurigkeit, das mit dem Zwei-Stuhl-Dialog bearbeitet wurde. Auf dem Stuhl des Kritikers kamen unter der Erinnerung an das Telefonat diffuse Gefühle von Unwohlsein und ansatzweise auch Scham hoch. Der Patient wechselte auf den Stuhl des inneren Kritikers und bekam die Aufforderung, sein Opfer-Selbst anzuschauen und diesem seine typischen selbstabwertenden Sätze zu sagen. Sichtlich bewegt wollte er zunächst diese Sätze nicht laut sagen, doch unter einem entsprechenden Coaching fing er an, den anderen Teil mit den Worten zu beschimpfen: »Du Arschloch!« und »Du bist das Allerletzte!«. Auf dem Stuhl des Opfers sitzend kamen ihm daraufhin die Tränen und er fing an, sich für sein Verhalten (das Abwerten seiner Mutter) zu entschuldigen. Auf dem Stuhl des Kritikers nahm er diese Entschuldigungen zum Anlass, sein Opfer-Selbst weiter zu beschimpfen und zu beschämen. Der Veränderungsprozess wurde durch das Coaching des Therapeuten eingeleitet, der den Patienten auf dem Opfer-Stuhl aufforderte, sich gegen diese beleidigende Kritik zu wehren. Er sagte daraufhin seinem Kritiker, dass diese Beschimpfungen aufhören müssten. Außerdem forderte er den Kritiker auf, die Berechtigung zu solchen Beschimpfungen darzulegen. Auf dem Stuhl des inneren Kritikers wurde der Patient deutlich hilfloser angesichts dieses Protestes und nach anfänglichem Widerstand, der durch mehrfache Stuhlwechsel bearbeitet wurde, gab er zu, dass er Angst habe, dass beide Teile nach außen hin als hilflos, inkompetent und lächerlich erscheinen könnten; er versuche durch seine Kritik diesem drohenden Kontrollverlust entgegenzuwirken. Auf dem Stuhl des Opfer-Selbst fing er an, Lösungen für diesen Konflikt zu suchen. Im Verlauf wurde deutlich, dass er durch seine unsichere, unterwürfige und vermeidende Haltung diesen Konflikt wesentlich mit aufrechterhielt. Er traute sich aus Angst vor Kritik z. B. nicht, seiner Mutter zu sagen, dass er heute keine Lust zum Telefonieren habe. Der Zwei-Stuhl-Dialog mündete darin, dass die beiden Teile eine Vereinbarung schlossen: Das Opfer würde an seinem selbstbewussteren Verhalten arbeiten, während der innere Kritiker sich verpflichtete, seine Kritik zu überdenken und angemessener bzw. hilfreicher zu formulieren.

Der Patient gab mir ganz am Ende seiner Therapie an, dass er diese Therapiestunde nie vergessen habe und ihn dieser innere Dialog von da an immer begleitet habe. Er habe allerdings die Namen für die Personen in »Das kleine Kind« und »Das Monster« geändert und sich dann überlegt, dass da ein vernünftiger Erwachsener fehlen würde. Daran habe er viel für sich gearbeitet.

Man kann noch einen dritten Stuhl einführen, auf den der gesunde Erwachsenenanteil des Patienten platziert wird, welcher den Konflikt der beiden Selbstanteile beobachtet und aus dessen Sicht beurteilt. Da die Therapie der Scham letztlich auf einen erwachsenen Umgang mit der eigenen Person und der Umwelt abzielt, kann die Einführung dieses Erwachsenen-Selbst sehr hilfreich sein.

Häufig treten im Verlauf dieser Arbeit Erinnerungen an Bezugspersonen auf, von welchen die Patienten in früheren Zeiten beschämt, abgewertet, vernachlässigt, bestraft u. v. m. wurden. Die Selbstabwertung stellt demnach die verinnerlichte Stimme dieser kritischen Bezugsperson dar (sog. Introjekt). In diesem Fall kann man zur Technik des Leeren-Stuhl-Dialoges wechseln, in dem man den Patienten auffordert, sich die ehemals kritische, beschämende Bezugsperson auf einem gegenübergestellten Stuhl sitzend vorzustellen und ihr gegenüber seine Verletzungen, frustrierten Bedürfnisse u. ä. zum Ausdruck zu bringen.

Fallbeispiel

Der verstorbene Vater des Patienten hatte sich offenbar nie für seinen Sohn interessiert und sich auch nie mit ihm wirklich beschäftigt. Außerdem erinnerte der Patient sich daran, dass sein Vater eigentlich nur in Form von Sprüchen, Scherzen oder einer für ihn damals nicht verständlichen Ironie mit ihm geredet hatte, was ihn sehr verletzt habe. Seine Mutter sei leider auch keine Stütze für ihn gewesen, da sie eine merkwürdige Frau gewesen sei. Sie habe ihn nie umarmt, sei nie zärtlich und liebevoll mit ihm gewesen und wenn es Probleme in der Erziehung ihrer Kinder gab, sei sie zur Nachbarin gegangen, um sich von ihr sagen zu lassen, wie sie mit ihren Kindern umgehen solle. Zunächst wurde der Leere-Stuhl-Dialog angewendet, damit er gegenüber seinem Vater endlich die berechtigte Kritik formulieren konnte.

Patient: »Du hast dich nie um mich gekümmert! Und wenn ich dich sah, dann kamen immer deine Scherze. Kannst du dir eigentlich vorstellen, wie ich mich damals gefühlt habe? Nein, das kannst du nicht, denn du hast ja nie mit mir richtig geredet. Ich habe andere Jungen so beneidet, deren Vater mit ihnen was unternommen hat, mit ihnen Fußballspielen war, etwas gemeinsam gebastelt hat oder einfach nur mit ihnen geredet hat! Ich habe dich später echt gehasst für deine Art!«

Der Patient wurde dann vom Therapeuten bereits während des Stuhldialoges (der eigentlich ein Monolog war) in seiner Empörung, Verletztheit und Traurigkeit aktiv unterstützt und validiert. Insbesondere sein gesunder, adaptiver Ärger und dessen direkter Ausdruck wurden in den Mittelpunkt der Arbeit gestellt.

Grundlegend bei aller Stuhlarbeit ist die emotionale Aktivierung. Daher ist es immer wieder die Aufgabe des Therapeuten, den Patienten auf sein emotionales Erleben zu fokussieren. Hierzu gehört insbesondere die Förderung des Erlebens von adaptiven Emotionen wie Ärger, Traurigkeit, Stolz u.a.

! Ein adaptiver Ärger kann eine wichtige Ressource des Patienten sein und dementsprechend in der Psychotherapie genutzt werden. So kann für Angst eine alternative Emotion Ärger sein, Ärger auf die Tatsache, dass man sich aufgrund der Angst immer wieder zurückzieht und einem dadurch viele wichtige Begegnungen und Erlebnisse im Leben entgehen. Durch die Aktivierung des Ärgers bekommt der Patient dann Zugang zu weiteren Ressourcen, wie z.B. seine Fähigkeiten zu selbstbewusstem Verhalten oder zu einer positiven Selbstbewertung.

Weiterführende Literatur

Hedlund, S. (2011). Mit Stift und Stuhl. Heidelberg: Springer.

Faßbinder, E. & Jacob, G. (2014). Stuhldialoge in der Psychotherapie. Beltz Video-Learning. Weinheim: Beltz.

19 Expressives Schreiben

Die emotionale Problematik von Patienten zeigt sich häufig nicht nur darin, dass sie ihr emotionales Erleben vermeiden und bekämpfen, sondern dass sie dieses auch nicht in Gedanken fassen, d.h. verbalisieren können. Dass die Verbalisierung von Emotionen, ihren situativen Zusammenhängen und ihrer Bedeutung emotionsregulatorische Wirkung hat, wurde bereits in Kapitel 1 dargelegt. Um der Schwierigkeit der emotionalen Sprachlosigkeit zu begegnen, wurde von Pennebaker (2012) die Technik des expressiven Schreibens entwickelt. Das Niederschreiben der belastenden Gefühle und Gedanken samt der auslösenden Situation soll dem Patienten aus seiner emotionalen Vermeidungshaltung helfen, und ihm eine weiterführende Beschäftigung mit seinen Emotionen und seinen Problemen ermöglichen.

Für die Wirksamkeit des expressiven Schreibens gibt es eine Reihe von Erklärungen (Pennebaker, 2004).

- Das Niederschreiben führt kurzfristig zu einer Intensivierung des emotionalen Erlebens, da der Patient ja seine Vermeidungshaltung aufgibt, sich mit seinen belastenden Emotionen konfrontiert und auseinandersetzt. Somit stellt diese Technik auch eine Emotionsexposition mit Habituation dar.
- Auch wird der Patient durch das Schreiben dazu angehalten, seine Erlebnisse in eine konkrete und zusammenhängend sprachliche Struktur zu bringen. Hierdurch wir eine sprachliche Verknüpfung zwischen Emotionen und Gedanken geschaffen, welche die kognitive Regulation der Emotionen erleichtert.
- Durch das Schreiben reflektiert er auch seine emotionalen Erfahrungen und erschließt sich neue Bedeutungen und neue Erklärungen hierfür, welche ihm ein neues Sinngefüge für das Verständnis seiner Emotionen ermöglicht. Wenn ein Patient z. B. erkennt, dass er auf eine gegenwärtige Trennungssituation mit Angst, Verzweiflung und Panik reagiert, weil seine Mutter die Familie verlassen hat, als er noch ein Kind war, dann hat dies eine positive emotionsregulatorische Wirkung.
- Zudem gibt es Hinweise, dass das Schreiben zu einer Entlastung des Arbeitsgedächtnisses führt, und die Patienten weniger an das betreffende Problem denken müssen und mehr an positive Dinge denken können.
- Auch führt die Verschriftlichung trotz emotionaler Aktivierung gleichzeitig zu einer Sicherheit gebenden Distanzierung und gibt dem Patienten ein Gefühl von Kontrolle.

Praktisches Vorgehen

Der Therapeut gibt nicht vor, welchen Inhalt der geschriebenen Texte haben soll. Vielmehr wird nur das übergreifende Thema (Problem, Problemsituation, Emotion, belastende Gedanken) definiert und der mögliche positive Effekt dieser Intervention herausgestellt. Dann werden dem Patienten die Anweisungen zum expressiven Schreiben als Hausaufgabe gegeben.

Beispiel-Hausaufgabe

»Setzen Sie sich in der nächsten Zeit an mehreren Tagen für jeweils 15 Minuten an einen ungestörten Ort und schreiben Sie über das Problem bzw. Thema, welches Ihnen besonders wichtig ist, Sie emotional berührt, Sie beschäftigt oder Sie bedrückt. Geben Sie hierbei den gegenwärtigen Ereignissen gegenüber den vergangenen den Vorrang und schreiben Sie bitte in der ersten Person. Versuchen Sie möglichst ohne Unterbrechung zu schreiben und ohne eine allzu große Kontrolle über die Inhalte. Wenn Sie nicht mehr wissen, was Sie schreiben sollen, beginnen Sie einfach noch einmal von vorne. Dieser Text ist nur für Sie bestimmt und sollte keiner anderen Person gezeigt werden, damit Sie mit der größtmöglichen Ehrlichkeit schreiben können. Wenn Sie es für hilfreich oder notwendig halten, mit mir (dem Therapeuten) Inhalte des Textes zu teilen, dann steht Ihnen das frei. Sie sollten aber niemanden den Text vorlesen, sondern frei berichten (damit die Patienten die Möglichkeit haben, allzu intime oder schambesetzte Textstellen auszulassen).«

Diese Instruktion kann dahingehend abgewandelt werden, dass der Patient die Problemsituation und sein emotionales Erleben aus der Perspektive eines unbeteiligten Beobachters niederschreibt. Diese Perspektive einer dritten Person wurde bereits im Abschnitt Stressregulation erwähnt und ist eine hilfreiche Strategie der Selbstdistanzierung, mithilfe derer sich der Patient auch sehr problematischen und intensiven Emotionen nähern kann (Kross et al., 2014). Diese Strategie findet insbesondere dann Anwendung, wenn das Schreiben in der ersten Person zu emotional aufwühlend und aversiv ist. Besteht diese Problematik auch nach dem Wechsel zur dritten Person fort, dann sollte das Schreiben vorübergehend unterbrochen werden.

Es kann vorkommen, dass Patienten Texte schreiben, welche eine schriftliche Form des problematischen kognitiven Ruminierens sind bzw. sich ausschließlich um negative Emotionen drehen. Die Möglichkeit dieses Problems sollte zuvor besprochen werden. In Folge ist darauf zu achten, dass auch positive Emotionen in den Aufzeichnungen Platz finden. Diese Entwicklung kann vom Therapeuten unterstützt werden, indem er die Aufmerksamkeit auf mögliche positive Seiten des negativen Erlebens lenkt. Auch sollte der Patient sich nicht unmittelbar nach einem emotional aufwühlenden Ereignis i. S. insbesondere eines Traumas zum Schreiben hinsetzen, sondern vielmehr zunächst Abstand von dem Ereignis gewinnen, um sich zu stabilisieren. Es gibt auch Patienten, bei denen aufgrund ihrer schwach ausgeprägten Fähigkeiten zur Emotionsregulation (z. B. Borderline-Patientinnen, Patienten mit einer schweren Depression oder einer Psychose) von dieser Intervention eher abzuraten ist.

Weiterführende Literatur

Pennebaker, J. W. (2009). Heilung durch Schreiben. Bern: Huber.

Anhang

Arbeitsblätter

Prüfungsfragen

Hinweise zum Arbeitsmaterial

Literaturverzeichnis

Sachwortverzeichnis

Arbeitsblatt 1 Fallkonzept

Verhalten

⇧

Sekundäre Emotion

⇧

Automatischer Gedanke

⇧

Situation

⇧

Bewältigungsstrategien

⇧

Konditionale Annahmen (Einstellungen, Regeln)

⇧

Grundüberzeugungen bzw. primäre Emotionen

⇧

Negative Erfahrungen in der Lerngeschichte

⇧

Bedürfnisse

Arbeitsblatt 2 Emotionsplan (nach Lammers, 2011)

Emotionale Erregung, Körperempfindung

⇩

Entspannung, positive Selbstverbalisierung

⇩

Achtsamkeit, Emotionstoleranz

⇩

(Radikale) Akzeptanz

⇩

Emotionsanalyse

⇩

Kognitive Neubewertung und Verhaltensänderung

Arbeitsblatt 3 Emotionsanalyse (nach Lammers, 2011)

1. Name der Emotion: Intensität (0–100):

2. Auslösendes Ereignis für meine Emotion: (Wer, was, wann, wo?)

3. Mit welchen Gedanken habe ich die Emotion hervorgerufen bzw. beeinflusst?

4. Welche Körperwahrnehmung und körperliche Veränderung gehören zu dieser Emotion?

5. Was habe ich in der Situation getan bzw. was für einen Handlungsimpuls hatte ich?

6. Was für ein Bedürfnis drückt sich durch diese Emotion aus?

7. Ist diese Emotion adaptiv oder maladaptiv?

8. Handelt es sich um eine primäre, sekundäre oder eine instrumentelle Emotion?

9. Was wäre ein angemessener, hilfreicher Umgang mit dieser Emotion gewesen?

Situation	Emotion	Bedürfnis	Funktion der Emotion	Handlung	Positives Ergebnis
	Ärger				
	Schuld				
	Freude				
	Angst				
	Scham				
	Überraschung				
	Traurigkeit				
	Einsamkeit				
	Unsicherheit				

Arbeitsblatt 5 Emotionsthermometer (nach Lammers, 2011)

Damit Sie die richtigen Strategien zum Umgang mit Ihren problematischen Gefühlen einsetzen können, ist Ihre Einschätzung des Grades Ihrer Anspannung bzw. Ihres Stresses entscheidend. Bitte notieren Sie sich für jede Anspannungsstufe Ihre individuelle Strategie des Umgangs hiermit.

100 % (unerträgliche Anspannung, Kontrollverlust)
70 % (sehr angespannt, Konzentrationsschwierigkeiten, starke körperliche Beschwerden)
50 % (etwas angespannt, genervt, gereizt, unzufrieden, unruhig)
30 % (ruhig, gelassen, zufrieden)

Stresstoleranz-Skills für Anspannung über 70 %:

(1)

(2)

(3)

Emotionsregulations-Skills für Anspannung unter 70 %:

(1)

(2)

(3)

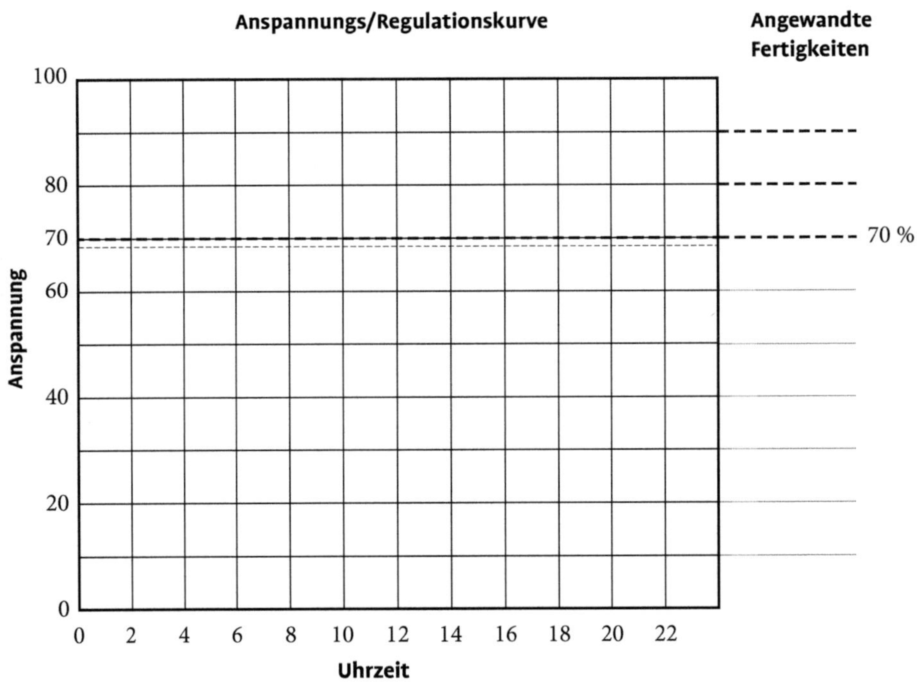

Arbeitsblatt 7 Bedürfnisanalyse

Situation: ____

____

Emotion: ____

____

Bedürfnis: ____

____

Ist dieses Bedürfnis in der Situation wirklich angemessen?

angemessen [____________________________________] unangemessen

Gibt es eine realistische Aussicht auf Befriedigung dieses Bedürfnisses?

realistisch [____________________________________] unrealistisch

Ist die Frustration für mich erträglich oder ist sie unerträglich?

erträglich [____________________________________] unerträglich

Gibt es Bedürfnisse, die miteinander im Widerspruch stehen und die es auszubalancieren gilt?

Bedürfnis 1: ____

schwach [____________________________________] sehr stark

Bedürfnis 2: ____

schwach [____________________________________] sehr stark

Wie will ich in Zukunft mit ähnlichen Situationen angemessener umgehen?

____

____

A Situation/ Ereignis	B Automatische Bewertung bzw. Gedanke	C Gefühl	Alternative, hilfreiche Gedanken	Alternative, hilfreiche Gefühle

Prüfungsfragen

(1) Welche Verfahren gehören zur sog. dritten Welle der Verhaltenstherapie?
(4 richtige Antworten)
a) Schematherapie
b) Akzeptanz- und Commitment-Therapie
c) Bonding-Therapie
d) Achtsamkeitsbasierte Kognitive Therapie
e) Dialektisch-Behaviorale Therapie

(2) Wodurch wird eine Emotion in der Psychologie nicht definiert?
(1 richtige Antwort)
a) Kognition
b) Handlungsimpuls
c) lebensgeschichtlicher Hintergrund
d) Gestik und Mimik
e) Gefühl

(3) Welcher Faktor gehört nicht zum Emotionsalgorithmus bzw. Emotionsplan?
(1 richtige Antwort)
a) Stressregulation bzw. Entspannung
b) bewertungsfreie, achtsame Wahrnehmung der Emotion/Emotionstoleranz
c) (radikale) Akzeptanz und Emotionstoleranz
d) Emotionsanalyse
e) medikamentöse Behandlung

(4) Welche Faktoren gehören zur Emotionsanalyse? (2 richtige Antworten)
a) biologische Einflüsse
b) kognitive Prozesse
c) Bedürfnisse bzw. die motivationale Bedeutung einer Emotion
d) Stressanalyse
e) Familienanamnese

(5) Was gehört nicht zu den Grundbedürfnissen nach Epstein?
(1 richtige Antwort)
a) Bindung
b) Orientierung und Kontrolle
c) Spiritualität
d) Lustgewinn/Unlustvermeidung
e) Selbstwerterhöhung/-schutz

(6) Was gehört nicht zur Definition der Emotionsregulation nach Gross?
(1 richtige Antwort)
a) Situationswahl
b) Veränderung der Situation
c) Aufmerksamkeitslenkung
d) Emotionssynthese
e) Kognitive Prozesse

(7) Welche Aussagen bezüglich der emotionsfokussierten Arbeit sind richtig?
(4 richtige Antworten)
a) Sie sollte weitgehend auf behaviorale Veränderungen verzichten.
b) Techniken der emotionsfokussierten Arbeit kommen u. a. aus der Gestalttherapie.
c) Die Akzeptanz von Emotionen ist ein zentrales Element der Therapie.
d) Die direkte Arbeit an Emotionen ist nicht bei jedem Patienten erfolgreich.
e) Im Rahmen der Verfahren der dritten Welle der Verhaltenstherapie finden emotionsfokussierte Techniken eine besondere Beachtung.

(8) Welche Aussagen sind falsch? (3 richtige Antworten)
a) Zu den emotionsfokussierten Techniken gehört auch die Veränderung von Emotionen durch Emotionen.
b) Die Unterdrückung von Emotionen führt zu einer Deaktivierung des Sympathikus.
c) Die kognitive Beeinflussung von Emotionen ist eher wenig erfolgreich.
d) Die neueren emotionsfokussierten Techniken haben weitgehend die Standardtechniken der KVT abgelöst.
e) Die therapeutische Beziehung spielt für emotionsfokussierte Techniken eine große Rolle.

(9) Welche Aussagen sind richtig? (3 richtige Antworten)
a) Bei den meisten psychischen Erkrankungen gehören dysregulierte Emotionen zu den bedingenden Faktoren.
b) Zu den emotionsfokussierten Techniken gehört auch die Bedürfnisanalyse.
c) Bis dato gibt es kaum empirische Belege für die Wirksamkeit der emotionsfokussierten Arbeit.
d) Bei älteren Patienten ist ein emotionsfokussiertes Vorgehen nicht mehr indiziert.
e) Ein häufiger Fehler ist die einseitige Fokussierung auf problematische Emotionen und die Vernachlässigung von ressourcenorientierten Interventionen.

(10) Welche Aussagen sind richtig? (2 richtige Antworten)
a) Primäre Emotionen stehen im Vordergrund des Erlebens der Patienten.
b) Die Emotion Schuld ist immer maladaptiv.
c) Bei der Arbeit an der Emotion Scham ist die therapeutische Beziehung von zentraler Bedeutung.
d) Negative Emotionen stehen im Mittelpunkt von Vermeidungsschemata.
e) Studien zeigen, dass weibliche Patienten mehr von emotionsfokussierten Techniken profitieren als Männer.

Hinweise zum Arbeitsmaterial

Sie können zusätzlich die Antworten der Prüfungsfragen sowie die im Anhang enthaltenen Arbeitsblätter über unsere Internetseite (http://www.beltz.de) herunterladen und ausdrucken. Sie kommen zu den Materialien, indem Sie auf die Seite des Titels gehen, den Link zu den Materialien anklicken und dann folgendes Passwort eingeben: XUtvUAC3 (Groß- und Kleinschreibung beachten).

Dann können Sie die gewünschten Arbeitsmaterialien öffnen und die pdf-Dateien über die Druckfunktion des Browsers ausdrucken. Wenn Sie die Seite schließen, kommen Sie zurück zur Inhaltsübersicht. Da die Online-Materialien nur so lange zur Verfügung stehen, wie das Buch lieferbar ist, empfehlen wir Ihnen, sich die gesamten Materialien herunterzuladen und auf dem eigenen Rechner zu speichern.

Außerdem können Sie auf unserer Internetseite (http://www.beltz.de) einen Videoclip zum Thema »Emotionsfokussierte Techniken« ansehen. Weitere ausführliche Fallvideos zu emotionsfokussiertem Vorgehen und auch zu anderen verhaltenstherapeutischen Techniken finden Sie außerdem in Neudeck, P. (2015). Techniken der Verhaltenstherapie. Beltz Video-Learning. DVD (240 Min.),
ISBN 978-3-621-28218-5.

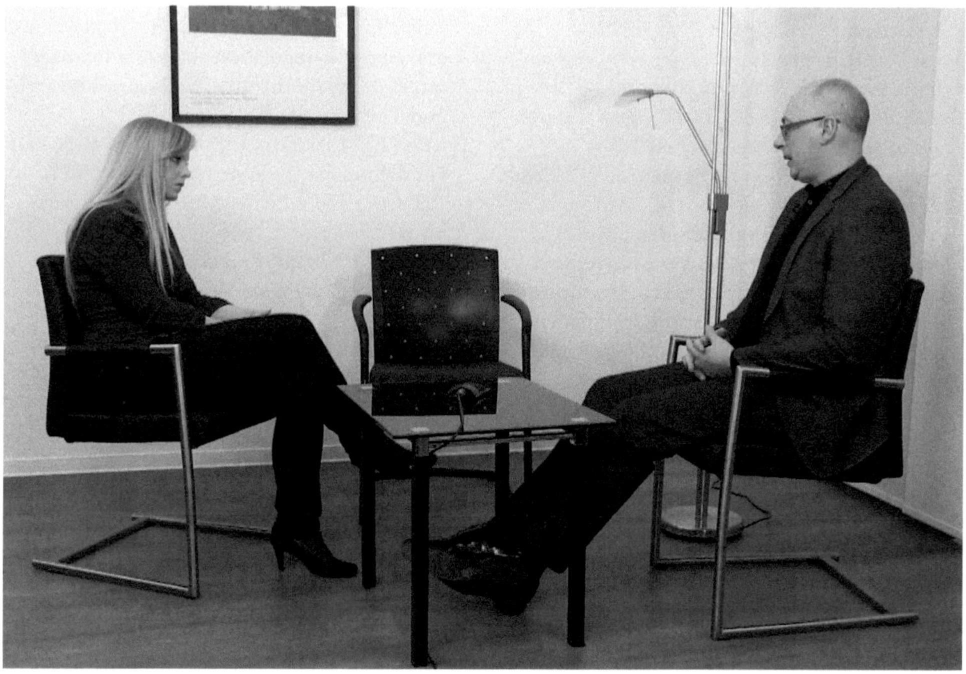

Literaturverzeichnis

Aldao, A., Nolen-Hoeksema, S. & Schweizer, S. (2010). Emotion-regulation strategies across psychopathology: A meta-analytic review. Clinical Psychology Review, 30, 217–237.

Allen, A. B. & Leary, M. R. (2010). Self-compassion, stress and coping. Social and Personality Psychology Compass, 4, 107–118.

Arntz, A. & van Genderen, H. (2010). Schematherapie bei Borderline-Persönlichkeitsstörung. Weinheim: Beltz.

Baker, T. B., Piper, M. E., McCarthy, D. E., Majeskie, M. R. & Fiore, M. C. (2004). Addiction motivation reformulated: An affective processing model of negative reinforcement. Psychological Review, 111, 33–51.

Barnow, S. (2012). Emotionsregulation und Psychopathologie. Psychologische Rundschau, 63, 11–124.

Beck, A. T. (1976). Cognitive therapy and the emotional disorders. New York: International University.

Beck, J. (2013). Praxis der kognitiven Verhaltenstherapie (2. Aufl.). Weinheim: Beltz.

Becker, E. & Margraf, J. (2002). Generalisierte Angststörung. Weinheim: Beltz.

van den Berg, D. P. G., de Bont, P. A. J. M., van der Vleugel, B. M., de Roos, C., de Jongh, A., Van Minnen, A. & van der Gaag, M. (2015). Prolonged exposure versus eye movement desensitization and reprocessing vs waiting list for posttraumatic stress disorder in patients with a psychotic disorder. JAMA Psychiatry, 72 (3), 259–267.

Berking, M. (2015). Training emotionaler Kompetenzen (3. Aufl.). Heidelberg: Springer.

Berking, M., Ebert, D., Cuijpers, P. & Hofmann, S. G. (2013). Emotion-regulation skills training enhances the efficacy of cognitive behavioral therapy for major depressive disorder. Psychotherapy and Psychosomatics, 82, 234–245.

Berking, M., Margraf, M., Ebert, D., Wupperman, P., Hofmann, S. G. & Junghanns, K. (2011). Deficits in emotion-regulation skills predict alcohol use during and after cognitive behavioral therapy for alcohol dependence. Journal of Consulting and Clinical Psychology, 79, 307–318.

Berking, M., Poppe, C., Luhmann, M., Wupperman, P., Jaggi, V. & Seifritz, E. (2012). Is the association between various emotion-regulation skills and mental health mediated by the ability to modify emotions? Results from two cross-sectional studies. Journal of Behavior Therapy and Experimental Psychiatry, 43, 931–937.

Berking, M. & Schwarz, J. (2014). Affect regulation training. In J. J. Gross (Ed.), Handbook of Emotion Regulation (pp. 529–547). New York: Guilford.

Berking, M. & Wupperman, P. (2012). Emotion regulation and mental health: Recent findings, current challenges and future directions. Current Opinion in Psychiatry, 25, 128–134.

Berking, M., Wupperman, P., Reichardt, A., Pejic, T., Dippel, A. & Znoj, H. (2008). General emotion-regulation skills as a treatment target in psychotherapy. Behaviour Research and Therapy, 46, 1230–1237.

Beutler, L. E., Clarkin, J. F. & Bongar, B. (2000). Guidelines for the systematic treatment of the depressed patients. New York: Oxford University.

Bischkopf, J. (2013). Emotionsfokussierte Therapie. Göttingen: Hogrefe.

Bleichardt, G., Gottschalck, J. M. & Rief W. (2014). Emotionsregulationstraining zur Optimierung der KVT bei unklaren Körperbeschwerden. Verhaltenstherapie & Verhaltensmedizin, 35, 43–56.

Bohus, M. & Arehult, M. (2014). Interaktives Skillstraining für Borderline-Patienten. Stuttgart: Schattauer.

Bohus, M., Dyer, A. S., Priebe, K., Krüger, A. & Steil, R. (2011). Dialektisch Behaviorale Therapie für posttraumatische Belastungsstörung nach sexualisierter Gewalt in der Kindheit und Jugend (DBT-PTSD). Psychotherapie, Psy-

chosomatik und Medizinische Psychologie, 61, 140–147.
Boswell, J. F., Thompson-Hollands, J., Farchiene, T. J. & Barlow, D. H. (2013). Intolerance of uncertainty: A common factor in treatment of emotional disorders. Journal of Clinical Psychology, 69, 1–16.
Bushman, B. J., Baumeister, R. F. & Phillips, C. M. (2001). Do people aggress to improve their mood? Catharsis beliefs, affect regulation opportunity, and aggressive responding. Journal of Personality and Social Psychology, 81, 17–32.

Campbell-Sills, L., Barlow, D. H., Brown, T. A. & Hofmann, S. G. (2006). Effects of emotional suppression and acceptance in anxiety and mood disorders. Behavior Research and Therapy, 44, 1251–1263.
Campbell-Sills, L., Ellard, K. K. & Barlow, D. H. (2014). Emotion regulation in anxiety disorders. In J. J. Gross (Ed.), Handbook of Emotion Regulation (pp. 393–412). New York: Guilford.
Castonguay, L. G., Goldfried, M. R., Wiser, S., Raue, P. J. & Hayes, A. M. (1996). Predicting the effect of cognitive therapy for depression: A study of unique and common factors. Journal of Consulting and Clinical Psychology, 64, 497–504.
Clark, A. (2012). Working with shame and guilt. Advances in Psychiatric Treatment, 18, 137–143.
Coelho, K. R. (2012). Emotional intelligence: An untapped resource for alcohol and other drug related prevention among adolescents and adults. depression research and treatment, Artikel ID 281 019, 1–6.
Constaninou, E., van den Houte, M., Bogaerts, K., van Diest, I. & van den Bergh, O. (2014). Can words heal? Using affect labeling to reduce the effects of unpleasent cues on symptom reporting. Frontiers in Psychology, 5, 1–11.
Coombs, M. M., Coleman, D. & Jones, E. E. (2002). Working with feelings: The importance of emotion in both cognitive-behavioral and interpersonal therapy in the NIMH treatment of depression collaborative research program. Psychotherapy: Theory, Practice, Research, Training, 39, 233–244.
Crits-Christoph, P., Gibbons, M. B. C. & Mukherjee, D. (2013). Psychotherapy process-outcome research. In M. J. Lambert (Ed.), Handbook of psychotherapy and behavior change (pp. 298–340). New York: Wiley.

Damasio, A. (2004). Decartes' Irrtum: Fühlen, Denken und das menschliche Gehirn. Berlin: List.
Diedrich, A., Grant, M., Hofmann, S. G., Hiller, W. & Berking, M. (2014). Self-compassion as an emotion regulation strategy in major depressive disorder. Behaviour Research and Therapy, 58, 43–51.

Ebner-Priemer, U. W., Welch, S. S., Grossman, P., Risch, T., Linehan, M. M. & Bohus, M. (2007). Psychophysiological ambulatory assessment of affective dysregulation in borderline personality disorder. Psychiatry Research, 150, 265–275.
Eckert, J., Biermann-Rathjen, E. M. & Höger, D. (2012). Gesprächspsychotherapie (2. Aufl.). Heidelberg: Springer.
Eifert, G. H. (2011). Akzeptanz und Commitment Therapie (ACT). Göttingen: Hogrefe.
Ekman, P. (1999). Basic Emotions. In T. Dalgleish & M. Power (Eds.), Handbook of Cognition and Emotion (pp. 45–60). Sussex: Wiley.
Elliott, R., Greenberg, L. S., Watson, J., Timulak, L. & Freire, E. (2013). Research on humanistic-experiental psychotherapies. In M. J. Lambert (Ed.), Handbook of psychotherapy and behavior change (pp. 298–340). New York: Wiley.
Elliot, R., Watson, J. C., Goldman, R. N. & Greenberg, L. S. (2008). Praxishandbuch der emotionsfokussierten Therapie. München: CIP.
Ellis, A. (1962). Reasons and emotions in psychotherapy. New Jersey: Lyle Stuart.
Epstein, S. (1993). Implications of cognitive-experiential self-theory for personality and developmental psychology. In D. C. Funder, R. D. Parke, C. Tomlinson-Keasy & K. Widaman (Eds.), Studying lives through time: Personality and development (pp. 399–438). Washington, DC: Psychological Association.

Fairburn, C. G., Cooper, Z. & Shafran, R. (2003). Cognitive behaviour therapy for eating disorders: A transdiagnostic theory and treatment. Behavior Research and Therapy, 41, 509–528.

Falkenberg, I., McGhee, P. & Wild, B. (2013). Humorfähigkeiten trainieren. Stuttgart: Schattauer.

Faßbinder, E. & Jacob, G. (2014). Stuhldialoge in der Psychotherapie. Beltz Video Learning. Weinheim: Beltz.

Fava, G. A., Ruini, C., Rafanelli, C., Finos, L., Salmaso, L., Mangelli, L. & Sirigatti, S. (2005). Well-being therapy of generalized anxiety disorder. Psychotherapy and Psychosomatics, 74, 26–30.

Feuerstein, H. J. & Müller, D. (2000). Focusing im Prozess. Köln: GwG.

Foa, E. B. & Kozak, M. (1986). Emotional processing of fear: Exposure to corrective information. Psychological Bulletin, 99, 20–35.

Fresco, D. M., Mennin, D. S., Heimberg, R. G. & Ritter, M. (2013). Emotion regulation therapy for generalized anxiety disorder. Cognitive and Behavioral Practice, 20, 282–300.

Gassmann, D. & Grawe, K. (2006). General change mechanisms: The relation between problem activation and ressource activation in successful and unsuccessful therapeutic interactions. Clinical Psychology and Psychotherapy, 13: 1–11.

Gendlin, E. T. (1998). Focusing-orientierte Psychotherapie. München: J. Pfeiffer.

Germer, K. D. & Neff, K. D. (2013). Self-compassion in clinical practice. Journal of Clinical Psychology, 69 (8), 1–12.

Gilbert, P. (2009). Introducing compassion-focused therapy. Advances in psychiatric treatment, 15, 199–208.

Gilbert, P. (2013). Compassion Focused Therapy. Paderborn: Junfermann.

Goldfried, M. R. (2013). Evidence-based treatment and cognitive-affective-relational-behavior-therapy. Psychotherapy, 50, 376–380.

Gollwitzer, P. M. & Oettinger, G. (2012). Goal pursuit. In R. M. Ryan (Ed.), The Oxford Handbook of Motivation (pp. 208–231). New York: Oxford University.

Gratz, K. L. (2007). Targeting emotion dysregulation in treatment of self-injury. Journal of Clinical Psychology, 63, 1091–1103.

Gratz, K. L., Levy, R. & Tull, M. T. (2012). Emotion regulation as a mechanism of change in acceptance-based emotion regulation group therapy for deliberate self-harm among women with borderline personality pathology. Journal of Cognitive Psychotherapy, 26, 365–380.

Grawe, K. (1995). Grundriss einer Allgemeinen Psychotherapie. Psychotherapeut, 40, 130–145.

Grawe, K. (2004). Neuropsychotherapie. Göttingen: Hogrefe.

Grawe, K. & Grawe-Gerber, M. (1999). Ressourcenaktivierung. Psychotherapeut, 44, 63–73.

Greenberg, L. S. (2006). Emotionsfokussierte Therapie. Tübingen: DGVT.

Greenberg, L. S. (2007). Emotion coming of age. Clinical Psychology: Science and Practice, 14, 414–421.

Greenberg, L. S., Rice, L. N. & Safran, J. D. (1993). Facilitating emotional change: The moment-by-moment process. New York: Guilford.

Gross, J. J. (2002). Emotion regulation: Affective, cognitive, and social consequences. Psychophysiology, 39, 281–291.

Gupta, S., Zacharay-Rosenthal M., Mancini A. D., Cheavens J. S. & Lynch T. R. (2008). Emotion regulation skills mediate the effects of shame in eating disorder symptoms in women. Eating Disorders, 16, 405–417.

Hackmann, A., Bennett-Levy, J. & Holmes, E. A. (2012). Imaginationstechniken in der kognitiven Verhaltenstherapie. Weinheim: Beltz.

Hagena, S. & Gebauer, M. (2014). Therapie-Tools Angststörungen. Weinheim: Beltz.

Hand, I. (2011). Exposition und Konfrontation. In M. Linden & M. Hautzinger (Hrsg.), Verhaltenstherapiemanual (S. 139–148). Berlin: Springer.

Hayes, A. M & Feldman, G. (2004). Clarifying the construct of mindfulness in the context of emotion regulation and the process of change in psychotherapy. Clinical Psychology: Science and Practice, 255–262.

Hayes, A. M. & Strauss, J. L. (1998). Dynamic system theory as a paradigm for the study of change in psychotherapy: An application of cognitive therapy of depression. Journal of Consulting and Clinical Psychology, 66, 939–947.

Hayes, S. D., Strohsahl, K. D. & Wilson, K. G. (2014). Akzeptanz- und Commitment Therapie. Paderborn: Junfermann.

Hedlund, S. (2011). Mit Stift und Stuhl. Heidelberg: Springer.

Heidenreich, T. & Michalak, J. (2103). Die dritte Welle der Verhaltenstherapie. Weinheim: Beltz.

Helbig-Lang, S. (2015). Psychotherapeutische Hausaufgaben. Weinheim: Beltz.

Hinsch, R. & Wittmann, S. (2010). Soziale Kompetenz kann man lernen. Weinheim: Beltz.

Hofer, T., Auszra, L. & Hermann, J. (2013). Emotionsfokussierte Therapie: Eine neue Therapie der Depression. Psychiatrie & Neurologie, 3, 9–14.

Hofmann, S. G., Sawyer, A. T., Fang, A. & Asnaani, A. (2012). Emotion dysregulation model of mood and anxiety disorders. Depression and Anxiety, 29, 409–416.

Jacob, G. & Arntz, A. (2015). Schematherapie in der Praxis (2. Aufl.). Weinheim: Beltz.

Jacob, G. & Tuschen-Caffier, B. (2011). Imaginative Techniken in der Verhaltenstherapie. Psychotherapeutenjournal, 10, 139–145.

John, O. O. & Gross, J. J. (2004). Healthy and unhealthy emotion regulation: Personality processes, individual differences, and life span development. Journal of Personality, 72, 1301–1334.

Kabat-Zinn, J. (2006). Gesund durch Meditation. Frankfurt: Fischer.

Kashdan, T. B. (2007). Social anxiety spectrum and diminished positive experiences: Theoretical synthesis and meta-analysis. Clinical Psychology Review, 27, 348–365.

Kennedy-Moore, E. & Watson, J. C. (2001). How and when does emotional expression help? Review of General Psychology, 5, 187–212.

Kleinginna, P. R. & Kleinginna, A. M. (1981). A categorized list of emotion definitions, with suggestions for a consensual definition. Motivation and Emotion, 5, 345–379.

Klonsky, E. D. (2007). The functions of deliberate self-injury: A review of evidence. Clinical Psychology Review, 27, 226–239.

Knuf, A. (2013). Ruhe Ihr Quälgeister: Wie wir den Kampf gegen unsere Gefühle beenden können. München: Arkana.

Kross, E. & Ayduk, O. (2011). Making meaning out of negative experiences by self-distancing. Current Directions in Psychological Science, 20, 187–191.

Kross, E., Bruehlmann-Senecal, E., Park, J., Burson, A., Dougherty, A., Shablack, H., Bremner, R., Moser, J. & Ayduk, O. (2014). Self-talk as a regulatory mechanism: How you do it matters. Journal of Personality and Social Psychology, 106, 304–324.

Lammers, C.-H. (2011). Emotionsbezogene Psychotherapie (2. Aufl.). Stuttgart: Schattauer.

Lammers, C.-H. (2014). Psychotherapie narzisstisch gestörter Patienten. Stuttgart: Schattauer.

Lazarus, R. S. & Folkman, S. (1984). Stress, appraisal and coping. New York: Springer.

Leahy, R. L., Tirch, D. & Napolitano, L. A. (2014). Emotion regulation in psychotherapy. New York: Guilford.

LeDoux, J. (2001). Das Netz der Gefühle. München: DTV.

Lindemann, H. & Rosenbohm, C. (2012). Die Metaphern-Schatzkiste. Göttingen: Vandenhoeck & Ruprecht.

Linehan, M. M. (1996). Dialektisch-behaviorale Therapie der Borderline-Persönlichkeitsstörung. München: CIP.

Lohmann, B. & Annies, S. (2013). Achtsamkeit in der Verhaltenstherapie. Köln: Deutscher Ärzte-Verlag.

Mahoney, M. J. (1996). Emotionality and health: Lessons from and for psychotherapy. In J. W. Pennebaker (Ed.), Emotion, disclosure, and health (pp. 241–253). Washington, DC: American Psychological Association.

Mayer, J. D. & Salovey, P. (1997). What is emotional intelligence? In P. Salovey & D. Sluyter (Eds.), Emotional development and

emotional intelligence: Implications for educators (pp. 3–31). New York: Basic Books.
McCoullough, J. P. (2011). Therapeutisch Beziehung und die Behandlung chronischer Depressionen. Heidelberg: Springer.
McCoullough, L., Kuhn, N., Andrews, S., Kaplan, A., Wolf, J. & Hurley, C. L. (2003). Treating affect phobia. New York: Guilford.
Meichenbaum, D. H. (1991). Intervention bei Stress. Anwendung und Wirkung des Stressimpfungstrainings. Bern: Huber.
Mennin, D. C., Heimberg, R. G., Turk, C. L. & Fresco, D. M. (2002). Applying an emotion regulation framework to integrative apporaches to generalized anxiety disorder. Clinical Psychology Science and Practice, 9, 85–90.
Mennin, D. S. & Fresco, D. M. (2014). Emotion Regulation Therapy. In J. J. Gross (Ed.), Handbook of Emotion Regulation (pp. 469–490). New York: Guilford.
Michalak, J., Heidenreich, T. & Williams, J. M. G. (2012). Achtsamkeit. Göttingen: Hogrefe.
Mohr, D. C. (1995). Negative outcome in psychotherapy: A critical review. Clinical Psychology: Science and Practice, 2, 1–27.

Neacsiu, A. D., Bohus, M. & Linehan, M. M. (2014). Dialectic Behavior Therapy: An intervention for emotion dysregulation. In J. J. Gross (Ed.), Handbook of Emotion Regulation (pp. 491–507). New York: Guilford.
Neff, K. D., Rude, S. S. & Kirkpatrick, K. L. (2007). An examination of self-compassion in relation to positive psychological functioning and personality traits. Journal of Research in Personality, 41, 908–916.
Neudeck, P. (2015). Expositionsverfahren. Weinheim: Beltz.
Neudeck, P. & Wittchen, H.U. (2004). Konfrontationsstrategien bei psychischen Störungen. Göttingen: Hogrefe.
Nolen-Hoeksema, S., Wisco, B. & Lyubomirsky, S. (2008). Rethinking rumination. Perspectices on Psychological Science, 3, 400–424.
Novaco, R. W. (1979). The cognitive regulation of anger and stress. In P. Kendall & S. Hollon (Eds.), Cognitive behavioral interventions: Theory, research, and procedures (pp. 241–285). New York: Academic.

Ochsner, K. N. & Gross, J. J. (2008). Cognitive emotion regulation. Current Directions in Psychological Science, 17, 153–158.

Parrot, W. G. (2014). The positive side of negative emotions. New York: Guilford.
Pennebaker, J. W. (2004). Theories, Therapies, and Taxpayers: On the complexities of the expressive writing paradigm. Clinical Psychology: Science and Practice, 11, 138–142.
Pennebaker, J. W. (2009). Heilung durch Schreiben. Bern: Huber.
Pennebaker, J. W. (2012). Opening up: The healing power of expressing emotions. New York: Guilford.

Radkovsky, A., McArdle, J. J., Bockting, C. L. & Berking, M. (2014). Successful emotion regulation skills application predicts subsequent reduction of symptom severity during treatment of major depressive disorder. Journal of Consulting and Clinical Psychology, 82, 248–262.
Rice, L. N. & Saperia, E. (1984). Task analysis of the resolution of problematic reaction. In L. N. Rice & L. S. Greenberg (Eds.), Patterns of change: Intensive analysis of psychotherapy process (pp. 29–66). New York: Guilford.
Rothbaum, B. O. & Schwartz, A. C. (2002). Exposure therapy for posttraumatic stress disorder. American Journal of Psychotherapy, 56, 59–75.
Rottenberg, J., Bylsma, L. M. & Vingerhoets, A. J. J. M. (2008). Is crying beneficial? Current Directions in Psychological Science, 17, 400–404.
Rüsch, N., Lieb, K., Göttler, I., Hermann, C., Schramm, E., Richter, H., Jacob, G., Corrigan, P. & Bohus, M. (2007). Shame and implicit self-concept in women with borderline personality disorder. American Journal of Psychiatry, 164, 1–9.

Samoilov, A. & Goldfried, M. R. (2000). Role of emotion in cognitive-behavioral therapy. Clinical Psychology: Science and Practice, 7, 373–385.
Schweiger, U. & Sipos, V. (2011). Therapie der Essstörungen durch Emotionsregulation. Stuttgart: Kohlhammer.

Segal, Z. V., Williams, J. M. G. & Teasdale, J. E. (2008). Die achtsamkeitsbasierte kognitive Therapie der Depression. Tübingen: DGVT.
Seligman, M. E. P., Rashid, T. & Parks, A. C. (2006). Positive Psychotherapy. American Psychologist, 61, 774–788.
Silberschatz, G., Fretter, P. B. & Curtis, J. T. (1986). How do interpretations influence the process of psychotherapy? Journal of Consulting and Clinical Psychology, 54, 646–652.
Smith, C. A. & Lazarus, R. S. (1993). Appraisal components, core relational themese, and the emotions. Cognition and Emotion, 7, 233–269.
Smucker, M., Reschke, K. & Kögel, B. (2006). Imagery rescripting & reprocessing therapy. Aachen: Shaker.
Stavemann, H. H. (2015). Sokratische Gesprächsführung in Therapie und Beratung (3. Aufl.). Weinheim: Beltz.
Stavemann, H. H. (2014). Integrative KVT: Therapie emotionaler Turbulenzen. Weinheim: Beltz.
Steil, R., Dittmann, D., Matulis, S., Müller-Engelmann, M. & Priebe, K. (2015). Dialektisch-behaviorale Therapie der PTBS bei Patientinnen mit schwerer Störung der Emotionsregulation. PSYCH up-2–date, 9, 33–48.

Tamir, A. (2009). What do people want to feel and why? Current Directions in Psychological Science, 18, 101–105.
Tangney, J. P. & Tracy, J. L. (2012). Self-conscious emotions. In M. Leary & J. P. Tangney (Eds.), Handbook of Self an Identity (pp. 446–478). New York: Guilford.
Taylor, G. J., Bagby, R. M. & Parker, J. D. A. (1997). Disorders of affect regulation: Alexityhmia in medical and psychiatric illness. New York: Cambridge University.
Teasdale, J. D., Segal, Z. V., Williams, J. M. G., Ridgeway, V. A., Soulsby, J. M., Mark, A. & Lau, M. A. (2000). Prevention of relapse/recurrence in major depression by mindfulness-based cognitive therapy. Journal of Consulting and Clinical Psychology, 68, 615–623.
Tooby, J. & Cosmides, L. (1990). The past explains the present: Emotional adaption and the structure of ancestral environments. Ethology and Sociobiology, 11, 375–424.

Waller, E. & Scheidt, C. E. (2004). Somatoform disorders as disorders of affect regulation: A study comparing the TAS-20 with non-self-report measures of alexithymia. Journal of Psychosomatic Research, 56, 1–9.
Watson, D. (2000). Mood and temperament. New York: Guilford.
Wilken, B. (2012). Methoden der kognitiven Umstrukturierung. Stuttgart: Kohlhammer.
Willutzki, U. & Teismann, T. (2013). Ressourcenaktivierung in der Psychotherapie. Göttingen: Hogrefe.
Wilson, G. T. (1982). Psychotherapy process and procedure: The behaviorale mandate. Behavior Therapy, 13, 291–312.
Wirtz, C. M., Hofmann, S. G., Riper, H. & Berking, M. (2013). Emotion regulation predicts anxiety over a five-year interval: A cross-lagged panel analysis. Depression and Anxiety, 31, 87–95.
Wiser, S. & Arnow, B. (2001). Emotional experiencing: To facilitate or regulate. In Session: Psychotherapy in Practice, 57, 157–168.
Wolpe, J. (1977). Praxis der Verhaltenstherapie. Bern: Huber.

Young, J. E., Klosko, J. S. & Weishaar, M. E. (2005). Schematherapie. Ein praxisorientiertes Handbuch. Paderborn: Jungfermann.

Zimmer, D. (1983). Die Therapeut-Klient-Beziehung in der Verhaltenstherapie. In D. Zimmer (Hrsg.), Die therapeutische Beziehung (S. 29–47). Weinheim: Edition Psychologie.

Quellennachweis

Die Arbeitsblätter 2, 3, 5 und 6 stammen aus: Lammers, C. H. (2011). Emotionsbezogene Psychotherapie (2. Aufl., S. 345, S. 347, S. 350). Stuttgart: Schattauer.

Sachwortverzeichnis

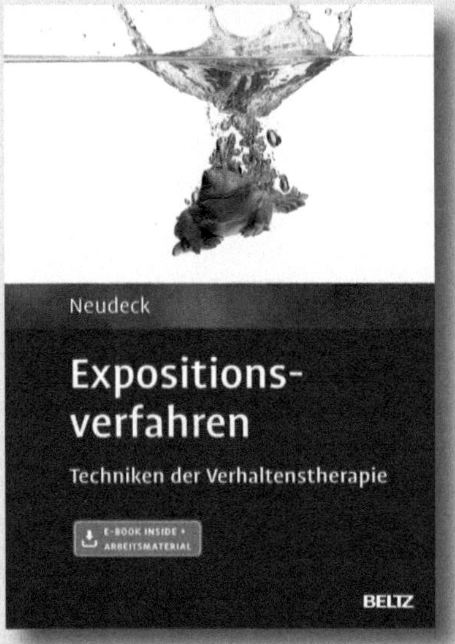
Neudeck
Expositions-
verfahren
Techniken der Verhaltenstherapie
E-BOOK INSIDE + ARBEITSMATERIAL
BELTZ

Nicht nur wissen, sondern können

Am Anfang der therapeutischen Tätigkeit hat man sich viel Wissen angelesen – jetzt geht es an die praktische Umsetzung! Und das heißt: üben, üben, üben. Die Reihe »Therapie-Kompetenzen« basiert auf dem Ansatz des »Deliberate Practice« und fördert anhand konkreter und alltagsnaher Übungen die Sicherheit im therapeutischen Vorgehen.

Psychodynamische Psychotherapie kompetent einsetzen lernen

- 20 umfangreiche Übungen für Therapeut:innen
- Mit konkreten Hilfestellungen und Beispiellösungen
- Sattelfest in den Berufsalltag starten

Mit Übertragung und Gegenübertragung arbeiten, Abwehrmechanismen erkennen oder Klären und Deuten: Zentrale psychodynamische Konzepte und Kompetenzen werden kurz und verständlich vorgestellt und durch praxisnahe Übungen vertieft. Die zuvor vermittelten Inhalte werden auf konkrete Fallbeispiele angewendet. Durch diese eigene Übungspraxis und zahlreiche Beispiele für ein effektives Behandlungsvorgehen werden die psychotherapeutischen Kompetenzen erlernt und verankert. So entsteht Routine im Umgang mit Patient:innen!

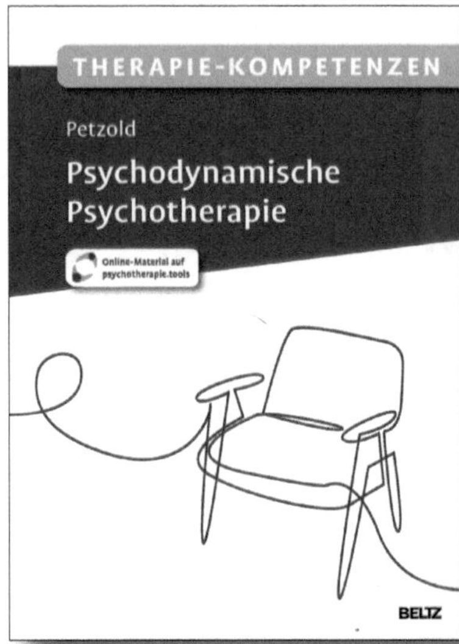

Petzold
Therapie-Kompetenzen
Psychodynamische Psychotherapie
Mit Online-Material
1. Auflage 2025. 212 Seiten.
Broschiert.
ISBN 978-3-621-29290-6
ISBN 978-3-621-29291-7 (PDF)

www.beltz.de BELTZ